普通高等教育"十一五"国家级规划教材

高等医学院校卫生事业管理专业教材

医学伦理学

（第2版）

主　编　李本富

编　者　丛亚丽　北京大学医学部
　　　　李本富　北京大学医学部
　　　　李传俊　卫生部干部培训中心
　　　　尹秀云　北京大学医学部
　　　　尹瑞法　泰山医学院

U0257305

北京大学医学出版社

YIXUE LUNLIXUE

图书在版编目（CIP）数据

医学伦理学/李本富主编. —2 版. —北京：北京大学
医学出版社，2010.5（2025.4 重印）

ISBN 978-7-81116-912-6

Ⅰ.①医⋯　Ⅱ.①李⋯　Ⅲ.①医学伦理学－医学院校
－教材　Ⅳ.①R－052

中国版本图书馆 CIP 数据核字（2010）第 065259 号

医学伦理学（第 2 版）

主　　编：李本富
出版发行：北京大学医学出版社
地　　址：（100191）北京市海淀区学院路 38 号　北京大学医学部院内
电　　话：发行部 010 - 82802230；图书邮购 010 - 82802495
网　　址：http://www.pumpress.com.cn
E - mail：booksale@bjmu.edu.cn
印　　刷：北京溢漾印刷有限公司
经　　销：新华书店
责任编辑：暴海燕　　责任校对：杜　悦　　责任印制：罗德刚
开　　本：787 mm×1092 mm　1/16　印张：14.5　字数：378 千字
版　　次：2010 年 6 月第 2 版　2025 年 4 月第 16 次印刷
书　　号：ISBN 978-7-81116-912-6
定　　价：23.80 元

第2版　前言

　　2002 年，我和我的同事为高等医药院校学生和中央广播电视大学的卫生事业管理专业学生等编写的《医学伦理学》第 1 版教材，截止至今已印刷 10 次、近十万册。随着社会、医学的进步，以及医学伦理学或生命伦理学的发展，我们对该教材进行了修改、充实和完善，并将原来的配套教材《学习指导》中的测试题和参考答案经修改和补充附在每章后而成为一本教材，从而省略了篇幅，也便于同学复习。另外，在使用该教材时，也可根据学生的专业特点、要求和学时多少适当选择其中的内容进行教学，以达到有的放矢。

　　这本第 2 版的《医学伦理学》教材，第三章由尹秀云编写，第十章由丛亚丽与李本富共同编写，第十一章由李传俊编写，第十七章由尹瑞法与李本富共同编写，其余各章由李本富编写。由于我们的水平有限和时间仓促，本教材难免有错漏之处，敬请专家、同行等批评指正。

李本富

2010 年 1 月 27 日

目　录

第一章 绪 论

学习目标 •————————————————————

通过本章学习，掌握医学道德的特点以及医学伦理学的研究对象、内容和学习它的意义；熟悉道德、伦理学和职业道德的内容；了解医学伦理学与相关学科的关系以及学习医学伦理学的方法。

————————————————————•

医学伦理学（medical ethics）是研究医学道德的一门科学，医学道德与医学相伴而生、共同发展，两者都是为了维护和增进人类健康服务的。因此，医学生在学习医学、医务人员在医学实践过程中，应该同时重视培养和提高医学道德水平，以便更好地为人民群众的健康服务。

第一节 道德与伦理学

一、道德

（一）道德的含义

在历史的演变过程中，人们对道德的概念有不同的解释，迄今伦理学家的意见也不一致。综合各家之长，给道德定义为：道德是人们在社会生活实践中形成并由经济基础决定的，用善恶作为评价标准，依靠社会舆论、内心信念和传统习俗为指导的人格完善及调节人与人、人与自然关系的行为规范体系。上述定义的具体理解是：

1. 道德的起源

道德是人们社会生活实践的产物，因为社会生活实践把人与人联系起来而形成社会关系，这是道德产生的客观条件；在社会生活实践中，人的思维和语言的形成以及个性、自我意识的产生，这是道德产生的主观条件。特别是在生产力发展基础上的劳动分工导致社会生活实践的扩大和复杂化，是道德从萌芽到形成的重要条件。由于人们的社会生活实践是不断变化的，因而人们的道德观念和标准也是不断改变的。

2. 道德的本质

道德属于上层建筑，因而它是由经济基础决定的，这是道德的一般本质。由此引发出道德的基本问题，即个人利益与他人、集体、社会利益的关系。道德的特殊本质是它的特殊规范性和实践精神。道德的特殊规范性表现在：道德规范不同于政治、法律规范，它是一种非制度化的规范，也是一种内化的规范，并且没有、也不使用强制性手段为自己的实现开辟道路。道德作为一种精神也不同于科学、艺术等其他精神，而是一种以指导行为为目的，以形成人们正确的行为方式为内容的精神，因此它又是实践的。这种实践精神也是区别于其他社会意识的特征。

3. 道德的评价标准

道德评价以善恶作标准。善，即利于他人、社会幸福的行为，也称道德行为；恶，是危害他人、社会幸福的行为，也称不道德行为。善恶是道德评价的特有标准，它有别于政治、法律的评价标准。政治评价是以一定的政治原则、阶级利益为标准；法律评价是以法律条文为标准。

4. 道德的评价方式

道德的评价方式有社会舆论、内心信念和传统习俗，都是非强制性的力量，它有别于政治、法律的评价方式。政治评价一般采用组织鉴定或作出文字结论形成决议等形式，法律评价通常按起诉、调查、审讯、定案、宣判等程序进行，并且两者皆具有一定的强制性。

5. 道德的功能

道德的主要功能是调节人与人、人与自然的关系，以使个人利益与他人利益、社会利益协调一致，并保持人类生存环境的动态平衡。道德与法律都有调节功能，但两者有明显的不同：一是道德调节必须在人们内心接受或部分接受的情况下才能发挥作用，而法律调节具有明显的外在强制性；二是道德调节的范围深入到社会生活的一切方面，适用于所有社会，而法律调节的范围仅限触犯法律者且只存在阶级社会。此外，道德还具有教育功能、认识功能等。教育功能，即通过道德评价、激励等方式，造成社会舆论，形成社会风尚，树立道德典范，塑造理想人格，培养人的道德意识、道德行为和道德品质，从而提高人的道德境界。认识功能，即通过道德判断、道德标准和道德理想等特有形式，使人们正确认识自己与他人、社会的关系，正确认识自己对家庭、社会、民族、国家应负的责任和义务，正确认识社会生活中的道德原则和规范，正确认识生活的意义等，从而正确地选择自己的行为和生活道路，以提高人们做有道德的人的自觉性。

6. 道德的作用

道德是做人的规矩，可以促进自身发展而达到人格完善，同时也是统治阶级维持社会秩序和保护社会成员利益的工具，从而有利于生产力的发展、经济基础的巩固及社会的安定等。

（二）道德现象的构成要素

道德现象是由道德意识现象、道德活动现象和道德规范现象构成的有机整体。

道德意识现象，是指在道德活动中形成并影响道德活动的各种具有善恶价值的思想、观点和理论体系，如道德观念、道德情感、道德理论观点、道德原则等；道德活动现象，是指在道德意识的支配下，围绕善恶进行的，可以用善恶评价的群体活动和个人行为的实际表现，如道德教育、道德修养、道德评价等；道德规范现象，是指在一定社会条件下评价和指导人们行为的准则，如道德戒律、道德格言、道德规范、道德要求等。

在以上三者之间，道德活动是形成一定道德意识的基础，并能使已经形成的道德意识巩固、深化和提高。道德意识一旦形成，又起着指导和制约道德活动的作用。道德规范是人们在一定的道德活动和道德意识的基础上形成和概括出来的，同时作为一种社会的特殊规范又约束和制约着人们的道德意识和道德活动，因而它集中体现了道德意识和道德活动的统一。

（三）道德的类型

1. 依社会关系分型

人们的社会关系可分为三大类，即婚姻家庭关系、社会公共与职业关系以及人与自然的关系。相对应地，道德也分为婚姻家庭道德、社会公德、职业道德和自然道德。婚姻家庭道德是指夫妻间、家庭成员间应确立的关系及反映这些关系的道德行为准则或规范；社会公德是指人们在公共生活中处理人际关系所应遵循的最一般、最起码的道德行为准则或规范；职业道德是指人们在职业生活中，协调职业活动与社会需求、不同职业之间以及职业内部活动的人际关系所应遵循的道德行为准则或规范；自然道德也称环境道德或生态道德，是指人们在利用、改造自然的过程中如何处理人与自然的关系及调节这种关系的道德行为准则或规范。

2. 依经济关系分型

依照不同经济关系性质的演变，道德可以划分为原始社会的道德、奴隶社会的道德、封建社会的道德、资本主义社会的道德和共产主义社会的道德（含社会主义的道德）。目前，我国处于社会主义的初级阶段，总的道德要求是以为人民服务为核心，以集体主义为原则和以五爱为基本要求（即爱祖国、爱人民、爱劳动、爱科学、爱社会主义），以社会公德、职业道德、家庭美德为着力点。但是，由于社会主义社会是公有制经济占主导地位、多种经济形式并存的社会制度，所以道德也有层次性。其中，社会公德属于低层次，适用于全体人民；社会主义道德属于中层次，适用于热爱社会主义事业和要求进步的人们；共产主义道德属于最高层次，适用一切愿意为共产主义事业奋斗终生的人们。实际上，我国广大人民群众都应以社会公德和社会主义道德要求自己，并积极弘扬共产主义道德，特别是共产党员、国家干部应以共产主义道德要求自己，以推动社会主义建设的发展和最终实现共产主义。

（四）道德的特征

1. 阶级性与全民性的统一

在阶级社会中，由于各个阶级具有不同的经济地位和阶级利益，于是就有不同的道德意识和行为规范，以便为本阶级的利益服务，这就是道德的阶级性。同时，无论从历史的纵向或横向过程看，不同时代或同一时代的不同阶级、不同民族之间也存在着道德的共同性或一致性，如都用扶老携幼、见义勇为、不偷盗、遵守公共秩序等道德规范来调节人们的社会公共生活，所以道德又具有全民性。但是，在阶级社会中，阶级的道德与全民的道德不是并行的两个独立现象，共同的道德渗入到阶级道德之中，并通过阶级的道德表现出来。也就是说，道德总是阶级的道德，不过阶级道德中或多或少包含着全民道德的成分，即道德的阶级性与全民性是统一的。

2. 变动性与稳定性的统一

不同的历史时代，经济关系的性质不同，生产力发展的水平、文化背景及社会的具体条件也不同，因而具有不同性质的道德，这是道德的变动性。道德除了随人类社会的发展而变化，还有继承性和保守性，这又使道德具有相对的稳定性。但是，道德的变动性与稳定性不是矛盾的，道德变动性中蕴含着相对的稳定性；继承中又有发展和完善，保守性随着社会的变迁迟早也要改变，即稳定性中又孕育着变动性。因此，道德的变动性与稳定性是统一的。

3. 自律性与他律性的统一

所谓道德的自律性，则是指一个人通过自我道德教育、自我道德修养、自我道德评价等方式，将外在的社会道德原则规范化为自己的信念，促使自己向道德高峰攀登。道德的他律性，则是指通过外部的道德教育或道德影响，客观的道德评价标准等形式，来提高人们道德素质的过程。对于一个人来说，道德的养成和水平的提高，道德自律是基础，道德他律是条件，缺一不行。因此，道德的自律性与他律性是统一的。

4. 现实性与理想性的统一

道德是从社会生活实践中产生的，并受现实经济关系的制约和政治、法律、宗教、文化等意识形态的影响。所以，道德要适应社会现实的需要和大多数人的觉悟程度。否则，就会变成脱离实际的空洞说教而难以被人们接受，这就是道德的现实性。然而，道德还反映社会的发展趋向，引导人们积极向上并达到人格完善，这是道德的理想性。因此，道德从现实生活中来，而又高于现实生活，或者说道德的现实性是道德理想性的基础，而道德的理想性又是道德现实性的升华，两者是统一的。

5. 协调性与进取性的统一

道德调节人与人、人与自然的关系，达到人们之间和睦相处。社会安定和生态保持平衡，这就是道德的协调性。同时，道德还激励人们改造主观世界和客观世界，使自身和社会更加完善并日趋达到理想的境界，这是道德的进取性。道德协调性中有进取，道德进取中也要求协调，两者也是统一的。

二、伦理学

（一）伦理学的含义

"伦"是指人与人之间的关系，"理"是指道理或规则，而伦理就是指人与人之间关系的道理或规则。有些人把道德与伦理作为同义词，其实两者还是有区别的。道德一般指道德现象，而伦理是道德现象的系统化和理论化。因此，现今人们一致认为伦理学（ethics）是以道德现象作为研究客体的科学，即研究道德的起源、本质、作用及其发展规律的科学，或者说它是对道德现象的哲学思考，所以伦理学又称道德哲学。

（二）伦理学的类型

综合国内外的研究成果和多数伦理学家的意见，伦理学可分为三大类型。

1. 描述伦理学（descriptive ethics）

它是 20 世纪 60～70 年代逐渐纳入伦理学范围的，主要对道德进行经验性描述和再现，又称记述伦理学。描述伦理学虽然不研究行为的善恶标准，也不制定行为准则或规范，但是它作为经验基础性学科，多少可以弥补伦理学过于抽象和乏味的缺陷，避免伦理学流于单纯的范畴分析和规范罗列，增强了伦理学的科学性和客观性。同时，它还从具体的科学角度，对道德进行分析和研究，可以作为规范伦理学对道德品质进行分析和研究的一种补充。

2. 元伦理学（meta-ethics）

又称分析伦理学（analytic ethics），它是 20 世纪初英国的 G. E. 摩尔（1873－1958）首创的，主要对道德语言即道德概念和判断进行研究。元伦理学虽然只对道德进行逻辑分析，不制定任何道德规范和价值标准，而且对任何道德规范、价值都采取"中立"立场，使伦理学丧失了实践性。但是，它毕竟是一门基础性学科，它对于道德概念的语言揭示，对道德判断功能的分析，对道德逻辑规则的设立，对伦理学高度的科学性、逻辑性的追求与确证等，使它在伦理学中占据一定的地位，并与描述伦理学、规范伦理学相互补充，从而丰富和深化了伦理学的研究内容。

3. 规范伦理学（normative ethics）

它是由古希腊伟大思想家亚里士多德首创的，因此亚里士多德被人们称之为"伦理学之父"。实际上，我国孔子的《论语》是世界上最早的伦理学著作。规范伦理学一直是伦理学的代表，它围绕着道德价值、道德义务和道德品质展开其理论形式。它是伦理学体系中的主体与核心，描述伦理学和元伦理学都必须依靠它提供的理论做指导才能成为伦理学有用的理论分支，反过来规范伦理学也从描述伦理学和元伦理学中吸取一些营养，三者相得益彰，共同构成完整的伦理学体系。

第二节 职业道德与医学伦理学

一、职业道德

（一）职业道德的含义

职业是人们由于社会分工和生产内部的劳动分工，而长期从事的具有专门业务和特定职责，并以此作为主要生活来源的社会劳动。随着社会的发展，社会的分工和生产内部的分工愈来愈精细，职业的种类也越来越繁多。为适应各种职业的要求，而产生了职业道德。所谓职业道德，就是社会占主导地位的道德或阶级道德在职业生活中的具体体现，是人们在履行本职工作过程中所应遵循的行为准则和规范的总和。医学道德和护理道德都属于职业道德。

（二）职业道德的特点

1. 在范围上，职业道德具有专业性

虽然各种职业道德的内容也有些共同性，但就某种职业道德的核心内容而言是在特定的职业生活中形成的，并在一定的范围内发挥调节作用。每一种职业道德只能对从事该职业的人们起调节和约束作用，对不属本职业、无职业或者本职业的人在该职业之外的行为活动，它往往发挥不了调节和约束作用。因此，职业道德的适用范围不是普遍的、无边的，而是特殊的和有限的。

2. 在内容上，职业道德具有稳定性

职业道德与相应职业的要求和职业生活相结合，在职业实践中形成比较稳定的职业心理、职业习惯。因而，它往往表现某一职业的人们特有的道德心理、道德习惯和道德品质，并区别于其他职业。同时，职业道德在不同的社会形态中，也都包含相对稳定的因素，并被一代一代的新人继承和完善。上述都表明，职业道德的内容具有稳定性。

3. 在形式上，职业道德具有多样性

职业道德适应各种职业活动的内容、交往形式的要求、职业活动的环境和具体条件而形成原则性的规定或具体要求，表现在制度、规章、守则、公约、须知、誓词、条例等之中，这种形式的多样性显得具体灵活，使从业人员易于接受、践行和形成习惯。

4. 在功效上，职业道德具有适用性

由于职业道德适用范围的特定规定性，它与本行业的具体任务和人们的实际状况相适应，从而广泛地适用和作用于从业人员的思想和行为，并塑造一代一代的职业新人。

（三）医学道德的特殊性

医学道德作为一种职业道德除了具有上述职业道德的特点外，还有自身的特殊性，具体表现在：

1. 全人类性与人道性

医学需要是全人类性的，那么医学也应该面向全人类，其本身没有国界和阶级性，因此医务人员应具有为人类服务的道德观念，不应受国籍、种族、肤色、年龄、政治或社会地位的限制。但是，在阶级社会里，医学道德也打上了阶级烙印，医务人员良好的愿望难以在医学活动中实现，只有消灭了剥削和压迫，医学道德的全人类性才能彻底实现。另外，医学的本质是尊重人的生命、尊严和权利，这体现了医学的人道主义，而人道主义也是医学道德原则的重要内容。因此，医学道德具有全人类性与人道性。

2. 继承性与时代性

由于医学职业的性质和服务对象的相对稳定性，致使医学道德的很多内容超越时代而得以继承，因此弘扬医学道德的传统是医学道德进步的基本条件和重要标志。但是，医学道德的内容也不是一成不变的，随着社会的进步和医学的发展，医学道德的内容也在不断修正、丰富和完善，与所处的时代相适应，以满足社会对医学的需求和为医学的发展作导向。从上看出，医学道德具有继承性与时代性的特点。

3. 规范性与可操作性

研究医学道德的医学伦理学属于应用规范伦理学，医学道德规范是其重要内容，而且这些规范遍布在医学的各个领域、部门、科室和特殊病人，指导和规范着医务人员的行为。同时，医学道德的各种规范都十分明确和具体，有些渗入到医学规章制度和操作规程之中，具有较强的可操作性。所以，医学道德具有规范性与可操作性的特点。

二、医学伦理学

（一）医学伦理学的含义

医学伦理学是一般伦理学原理在医学实践中的具体运用，即运用一般伦理学的原理来解决医学实践和医学科学发展中人们相互之间、医学团体与社会之间关系的一门学科。因此，它是医学与伦理学相交叉形成的一门边缘学科，既是规范伦理学的一个分支，又是医学的有机组成部分。简言之，医学伦理学实际上是研究医学职业道德的一门学问。

（二）医学伦理学的研究对象

医学伦理学是以医学领域中的道德现象和道德关系为研究对象，而道德现象又是道德关系的具体体现。因此，医学伦理学的研究对象主要包括以下几方面：

1. 医务人员与患者之间的关系

在临床工作中，医务人员与患者（包括家属）之间的关系是最大量的、首要的关系。这种关系是否密切、和谐、协调一致，将直接关系到医疗质量的高低和患者的安危，影响到医院的医护秩序和社会精神文明等。因此，医务人员与患者的关系，是医学伦理学的核心问题和主要研究对象。

2. 医务人员相互之间的关系

医务人员相互之间的关系包括医生、护士、医技人员、行政管理人员及后勤人员本身之间与相互之间的关系。在临床工作中，医务人员相互之间有着广泛的联系，彼此间是否相互信任、尊重、支持和密切协作，也将直接影响临床工作的开展，直接关系到集体力量的发挥和医护质量的提高，进而影响到良好医、护、患关系的建立。因此，医学伦理学把医务人员相互之间的关系作为重要的研究对象。

3. 医务人员与社会之间的关系

医学的职业活动总是在一定的社会关系下进行的，临床工作与社会有着千丝万缕的联系。在医学实践中，医务人员对许多问题的处理不仅要考虑对某个患者或局部的利益，而且还要顾及到对他人、社会、后代的责任。诸如计划生育、严重缺陷新生儿的处理、卫生资源的分配、医药卫生改革等，如果不从国家、社会的公益着想，就很难确定医务人员的行为是否道德。同时，由于医学的社会化和社会的要求，医务人员还要履行一系列的社会义务。因此，医务人员与社会的关系也必然成为医学伦理学研究的对象。

4. 医务人员与医学科学发展之间的关系

随着医学科学的迅速发展以及医学高技术在临床中的应用，在医护领域中出现了很多道德难题，如人类辅助生殖技术、基因的诊断和治疗、器官移植、死亡的控制等，都涉及医务人员如何对待、何种情况下参与是道德或不道德的一系列问题等。因此，医务人员与医学科学发展之间的关系，也成为医学伦理学研究的课题和对象。

（三）医学伦理学的研究内容

医学伦理学的研究内容，可概括为四部分：

1. 医学道德的基本理论

这部分内容包括医学道德的产生及发展规律；医学道德的本质、特点和社会作用；医学道德的理论基础；医学道德与医学模式转变、卫生事业发展的关系等等。

2. 医学道德的规范体系

医学道德的原则、规范和范畴构成了医学道德的规范体系，它们是医学伦理学的重要研究内容。其中，医学道德规范又包括基本规范、不同医学领域或部门（临床医疗、医学教育、医学科研、疾病预防、医院管理等）的规范、不同科室的规范等等。

3. 医学道德的基本实践

它包括医学道德教育、医学道德修养和医学道德评价等。

4. 医学道德难题

系指在医学实践中，在实现新的道德观念和实践新的技术中产生的难以解决的道德问题，如实施人类辅助生殖技术、器官移植等遇到的一些左右为难的医学道德问题。

（四）医学伦理学与相关学科的关系

1. 医学伦理学与医学心理学的关系

医学心理学是研究心理因素在人类健康与疾病相互转化过程中的作用规律，据此医务人员可实施有效的心理治疗与护理，以促进患者尽快康复。尽管它与医学伦理学研究的侧重点不同，然而医学心理学对病人心理的研究，必须以良好的医患关系为前提，而良好医患关系的建立又有赖于从事医学心理研究的医务人员的高尚医学道德，而且医学伦理学的发展又不断向医学心理学提出新的课题。所以，医学心理学离不开医学伦理学。但医学心理学的研究和发展也不断向医学伦理学提供重要的心理依据，因此医学伦理学也需要医学心理学的支持和补充。

2. 医学伦理学与法学的关系

医学伦理学与法学的关系非常密切。两者都是用规范调节人们的行为，而且相互渗透、彼此互含，即法学研究的法律（特别是卫生法）包含着医学道德，医学道德规范也有法律的内容。同时，医学道德与法律还互相作用、彼此补充，即医学道德为某些法律的实施鸣锣开道，而法律是医学道德的靠山。因此，医学伦理学与法学在内容上相互吸收，在功能上相互补充，共同来调节人们的关系。

3. 医学伦理学与医学美学的关系

医学伦理学与医学美学分别探讨医学实践中的善与恶、美与丑。但是，两者也有相通和联系之处：医学道德认为善的，一般总是美的；医学道德认为恶的，一般也总是丑的。故而，医学伦理学对医学道德规范体系的确定和医务人员行为的评价，都离不开审美判断和审美观念的理解。医学伦理学要求医务人员履行医学道德义务时，力求从医学美学的角度去体验和满足患者的需要，以提高医疗效果和质量。而医学美学也以医学伦理学的善作为基础，以科学的真为依据，从而实现医学实践中真、善、美的统一，并批判恶或丑的东西。

第三节　学习医学伦理学的意义和方法

一、学习医学伦理学的意义

（一）学习医学伦理学可以提高医务人员的道德水平及使之成为德才兼备的医学人才

学习医学伦理学可以提高医务人员的医学道德认识，提供可借鉴的榜样和行为导向，激发医务人员的义务感和责任感，从而提高医务人员的道德水平和刻苦钻研、奋发进取的事业感，使之成为德才兼备的医学人才。

（二）学习医学伦理学有利于实现医学技术与伦理的统一，提高医疗质量

医学是一门艺术，而不是单纯的技术。诊疗病人固然需要医务人员精良的技术，但是病人是有思想、有感情的，还需要医务人员高尚的道德情操，况且医学技术的发挥也与医学道德水平有关。因此，单纯的技术观点难以提高医疗质量，只有将医学技术与伦理统一起来才能达到。学习医学伦理学可以提高医务人员的伦理水平，激发掌握和提高医学知识和技术的热情，从而有利于实现技术和伦理的统一，使其提高医疗质量。

（三）学习医学伦理学有利于医院及社会的精神文明建设

医院是社会精神文明的窗口，医院的精神文明对社会的道德风尚有着重要影响。因为，任何人都有生老病死，都要求得到医院的帮助，而良好的医德医风不仅能促进病人的康复，并且患者及其家属可以从中受到启迪和感染，然后又会通过他们传递到家庭、单位和社会，从而促进社会的精神文明。同时，学习医学伦理学有助于医院的医学职业道德建设和改善医德医风，故而也有利于医院的精神文明建设。

（四）学习医学伦理学有利于医务人员解决医学道德难题，促进医学科学的发展

随着生物医学的进步，医学高技术迅速发展，过去医学未曾涉及的领域现在成了医务人员活动的舞台，这既给人类带来了福音，同时又出现了道德选择上的困难。如人类辅助生殖技术，既给不孕不育症男女带来获得子女的机会，又产生了婚姻、家庭的道德难题。如果这些难题不解决，既影响医护人员采取行动，也会影响医学科学的进一步发展。学习医学伦理学，尤其是生命伦理学会给医务人员提供解决难题的思路和方向，从而有利于医学道德难题的解决和医学科学的发展。

二、学习医学伦理学的方法

（一）理论联系实际的方法

理论联系实际是学习医学伦理学的正确方法。为此，首先必须认真学习医学伦理学的基本知识、理论及相关学科的知识；同时要注意了解和掌握医学的发展动态。这样才具备理论联系实际的前提条件，才能对现实提出的各种医学道德问题作出科学的说明，从而避免临时应急而热衷于只言片语的实用主义和以干带学或凭经验处理道德问题的倾向。其次，学习医学伦理学不要满足于一些抽象概念的探讨，或者把理论变成僵死的教条或形成知行不一的倾向，要密切联系我国医学界的道德状况、先进人物及本单位和个人的思想实际，注意调查研

究医学领域中产生的新道德问题，并用所掌握的道德理论进行解释，加深认识，逐步改变不适宜的道德观念和指导自己的行动，从而推动医学道德的进步。

（二）历史分析的方法

医学道德是一定历史条件的产物，它同当时的社会经济、医学状况有着密切的联系，受当时社会政治、法律、文化、宗教等社会意识形态的影响。因此，学习医学伦理学，一定要坚持历史分析的方法，对医学道德现象及道德关系的研究同一定的社会经济关系、意识形态、政治和法律制度以及医学发展状况等联系起来，深入研究医学道德产生和发展的基础，探求其产生、发展的根源和条件。只有这样，才能对医学道德作出科学的说明，揭示其产生和发展的规律。

（三）比较的方法

比较法是探求和论证某一事物与其他事物的共同点和不同点的一种方法。常用的比较方法有纵比、横比、同比、异比等，而学习医学伦理学最起码要掌握纵比和横比的方法。纵比是从时间上比较古今医学道德观念的演变，以批判分析的态度借鉴历史和了解现今医德观念的渊源。横比是从空间上比较不同地域、不同社会条件和文化背景下的医学道德观念、习俗的异同，并考察其原因，以借鉴国外有益的经验等。

（四）系统的方法

学习医学伦理学要把医学道德现象作为一个系统对待，应用系统的方法。医学道德现象包括医学道德意识、医学道德活动和医学道德规范三个子系统，三个子系统是相互关联、相互促进、相互制约的有机整体，而且这个整体与外界不断地进行信息交换，从而促进医学道德的发展。因此，学习医学伦理学要应用系统的方法。为此，首先，要坚持整体性和关联性原则。其次，要坚持有序的原则，如根据医学道德现象的结构层次进行医学道德教育和修养。最后，还要坚持动态原则，即随着历史的变化来观察、研究医学道德的变化和发展。

（五）案例分析的方法

将医务人员在临床实践中见到或经历的事例或病例进行陈述，从中找出蕴含的伦理问题，然后再用学习过的伦理知识和理论去分析、解决伦理问题。这样，自然而然地将伦理知识和理论带入医学实践，不但体现了理论联系实际的学习方法，而且也可以提高医务人员对伦理问题的敏感性和对医学伦理学的兴趣。它既是一个学习方法，也是一个教学方法。

测试题

一、名词解释题

1. 道德
2. 道德意识现象
3. 道德活动现象
4. 道德规范现象
5. 伦理学
6. 职业道德
7. 医学伦理学
8. 医德难题

二、单选题

1. 决定道德的根本因素是
   A. 政治制度
   B. 经济基础
   C. 法律规范

D. 文化习俗

E. 社会舆论

2. 道德的评价标准是

  A. 真假

  B. 美丑

  C. 善恶

  D. 荣辱

  E. 好坏

3. 人们的道德源于

  A. 社会实践

  B. 上帝的意志

  C. 动物的本能

  D. 先天遗传

  E. 内心的理念

4. 在下列各项中，属于道德意识现象的是

  A. 道德教育

  B. 道德评价

  C. 道德信念

  D. 道德修养

  E. 道德行为

5. 在下列各项中，属于道德活动现象的是

  A. 道德情感

  B. 道德意志

  C. 道德修养

  D. 道德理论

  E. 道德戒律

6. 在下列各项中，属于道德规范现象的是

  A. 道德理想

  B. 道德认识

  C. 道德誓言

  D. 道德评价

  E. 道德教育

7. 目前，我国处于社会主义初级阶段，总的道德要求的核心是

  A. 为人民服务

  B. 集体主义

  C. 爱祖国

D. 爱人民

E. 爱社会主义

8. 道德的特征不应包括

  A. 阶级性与全民性的统一

  B. 变动性与稳定性的统一

  C. 自律性与他律性的统一

  D. 现实性与理想性的统一

  E. 协调性与和谐性的统一

9. 在下列各项中，集中体现道德意识和道德活动统一的是

  A. 道德规范

  B. 道德发展

  C. 道德精神

  D. 道德类型

  E. 道德良心

10. 道德规范是一种

  A. 政治性规范

  B. 法律性规范

  C. 强制性规范

  D. 制度化的规范

  E. 非制度化的规范

11. 道德精神是一种特殊的

  A. 科学精神

  B. 艺术精神

  C. 宗教精神

  D. 实践精神

  E. 理论精神

12. 道德的教育功能不可能

  A. 造成社会舆论

  B. 培养人的道德意识

  C. 树立良好的道德典型

  D. 替代自身的道德修养

  E. 提高人们的道德境界

13. 现在，我国职业道德的特点不应包括

  A. 专业性

  B. 稳定性

  C. 多样性

  D. 适用性

  E. 阶级性

14. 在下列关于医学伦理学的提法中，错误的是
  A. 医学伦理学是一门边缘学科
  B. 医学伦理学是规范伦理学的分支
  C. 医学伦理学是应用规范伦理学
  D. 医学伦理学是研究医学职业道德的一门学问
  E. 医学伦理学与医学没有直接关系

15. 在下列医学伦理学与卫生法学的提法中，错误的是
  A. 两者相互渗透、彼此互含
  B. 两者互相作用、彼此补充
  C. 两者有不同的规范
  D. 两者都能调节医疗卫生保健人员的行为
  E. 两者都适用于任何时代、社会，包括未来的共产主义社会

三、问答题

1. 简述道德的特殊本质。
2. 医学道德有什么特点？
3. 简述医学伦理学的研究对象。
4. 简述学习医学伦理学的意义。

四、案例题

患者，男，5 岁，经儿科医生检查确诊为肺炎，医生给开了住院单。但是患儿的父母拒绝让孩子住院，坚持让医生门诊治疗，并让医生保障患儿的安全。此时，医生感到很为难。请指出上述案例中的医学问题与蕴含的伦理问题。

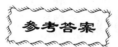

参考答案

一、名词解释题

答案略。

二、单选题

1. B 2. C 3. A 4. C 5. C 6. C 7. A 8. E 9. A 10. E 11. D 12. D 13. E 14. E 15. E

三、问答题

1. 答：道德的特殊本质是它的特殊规范性和实践精神。这是因为道德规范与政治、法律规范不同，它是一种非制度化的规范，也是一种内化的规范，并且没有、也不使用强制手段为自己的实现开辟道路。同时，道德作为一种精神也不同于科学、艺术等其他精神，它是一种以指导行为为目的，以形成人们的正确行为方式为内容的精神，因而又是实践的，这种实践精神也是区别于其他社会意识的特征。

2. 答：医学道德属于职业道德的范畴，不过由于医学职业的特殊性决定了医学道德具有全人类性与人道性、继承性与时代性以及规范性与可操作性等特点。

3. 答：医学伦理学是以医学领域中的道德现象和道德关系为自己的研究对象，而道德

现象又是道德关系的反映，因此医学伦理学主要是研究医学道德关系的一门学科。其中：医务人员与患者的关系是主要研究对象；医务人员相互之间的关系是重要的研究对象；医务人员与社会之间的关系也是其研究对象；医务人员与医学科学发展之间的关系已成为生命伦理学的主要研究对象。

4. 答：学习医学伦理学，可以提高医学生和医务人员的医德水平，从而有利于促进其自我素质完善及培养德才兼备的医学人才；有利于在医疗卫生保健实践中实现技术与伦理的统一及提高医疗、教学、科研、管理的质量；有利于解决不断出现的医德难题及促进医学科学的发展；也利于促进医疗卫生单位及社会的精神文明建设等。因此，学习医学伦理学有非常重要的意义。

四、案例题

案例分析：该案例中5岁的男孩经医生确诊为肺炎，这是一个不争的医学事实或医学问题。儿科医生根据医学常规开了住院单，但患儿父母拒绝让孩子住院，按其患者父母的意见治疗对患儿有一定风险，而这时患儿父母又让医生保障安全，所以医生感到为难。这种医患双方对一个医学问题，应不应该行动以及如何行动更有益，这就是伦理问题。

第二章　医学伦理学的历史发展

学习目标 ●━━━━━━━━━━━━━━━━━━━━━━━━━━━

通过本章学习，掌握我国古代医德学的内容和特点；熟悉生命伦理学的概念、研究范围和问题；了解古希腊、古阿拉伯和古印度医德的状况。

医学伦理学伴随着社会和医学的进步以及伦理观念的改变而发展，它大体经历了古代的医德学、近现代的传统医学伦理学和生命伦理学三个阶段。了解医学伦理学的历史发展脉络，有利于从整体上认识这门学科，也有助于继承和发扬国内外的医德传统，并吸取国外的医德建设经验，以促进我国的医德建设和医学伦理学学科的发展。

第一节　东方国家医学伦理学的历史发展

一、我国医学伦理学的历史发展

（一）我国古代的医德学

1. 我国古代医德学的内容

我国古代医德学的内容非常丰富，它们散载于医学或其他著作之中，可以整理归纳为：（1）生命珍贵，医德重要：《黄帝内经》中写到："天覆地载，万物备悉，莫贵于人"；孙思邈在《千金要方》中提出："人命之重，有贵千金，一方济之，德愈于此"。上述的论述或观点，强调人和人的生命具有至高无上的价值，进而说明医生的医德重要性。（2）任用医生，品德优先：由于古代认识到医德的重要性，因此强调任用医生要品德优先。如：晋代杨泉在《物理论》中说："夫医者，非仁爱之士不可托也；非聪明理达不可任也；非廉洁淳良不可信也"；宋代林逋在他的著作《省心录·论医》中也提到"无恒德者，不可以做医，人命生死所系……"。（3）先知儒理，方知医理：我国古代儒家强调"仁"，把医作为"仁术"，因此要求医生必须先知儒理，这样才能明医理。如：宋代寇宗奭著的《本草演义》中有"医不可不慈仁"篇，该篇将"仁"与"医"密切结合起来；明代龚廷贤在《万病回春》中的"医家十要"篇中说："一存仁心，……二通儒道，……三精脉理，……十勿重利，……"；明代陈实功著的《外科正宗》中的"五戒十要"篇中，第一"要"就是"先知儒理，然后方知医理。"其实，"医乃仁术"就反映了儒家的仁义与医学的完美结合，体现了医学的本质。（4）精勤不倦，博极医源：我国古代认为医生"非精不能明其理，非博不能至其约"，因此要求医生精勤不倦、博极医源。如《黄帝内经》提出了："上知天文，下知地理，中知人事"。在这方面很多医生做出了榜样：相传战国时期有一名医扁鹊周游于晋、赵、齐、秦等国，吸取了许多民间医学经验，精通各科，并同巫医进行坚决斗争；明代李时珍为编写《本草纲目》，参考了 800 多种书籍，采访的足迹遍及湖北、江苏、安徽、河南等省，向良医、药师、农民、渔民、樵夫请教，广泛收集民间验方，历经 30 年之久，三易其稿。（5）谨慎认真，精益求精：我国古代要求医生要有谨慎认真的医疗态度和精益求精的科学精神。如：孙思邈指出，虽然救病如救火，但"须临事不惑"，要审慎分析思考，不能草菅人命、唯利是图；《本草类方》一书中提出："夫用药如用刑，误即便隔死生，……盖人命一死不可复生，故须如此详谨，用药亦然"；《医镜》载名医王琢章，……每开处方，反复推敲，有时为了告诉病人处方加减一味药，虽半夜也要找到病家，认真检讨缺点，修改处方，……。（6）不为名利，廉洁正直：我国古代要求医生具有不为名利、廉洁正直的医德品质。如：孙思邈说："医人不得持己所长，专心经略财物，但作救苦之心"；"凡大医治病，必当安神定志，无欲无求"；医者，"救人心，做不得谋生计"。李梴认为："治病既愈，亦医家分内事也"，不可"过取重索"。三国时期的医生董奉"日为人治病，亦不取钱，病愈者，使栽杏一株，重者五株，如此数年，计数十万余株，郁然成一杏林。"后来，他又用所收获的杏子换成粮食，接济贫民，至今人们还用"杏林春暖"来称道医德高尚的医生。宋代医生庞安时，对远道来求治的重病患者，主动腾出房间，在家里开设临时病房，亲自护理病人，给患者煮粥煎药，一定等病人痊愈之后才发他们回去。（7）普同一等，关爱贫者：我国古代要求医生对待病人一视同仁，而对贫苦患者给予特别关爱。如：孙思邈要求医家："若有疾厄来求救者，不得问其贵贱贫富，长幼妍媸，冤亲善友，华夷愚智，普同一等，皆如至亲之想。"明代陈实功也曾指出："每遇贫难者，当量力微赠，方为仁术。不然有药而无伙食者，命也难保也"。（8）尊重同道，不耻下问：我国古代强调医生与医生之间要互相尊重，并且要具有不耻下问的治学精神。如：孙思貌在"大医精诚"篇中论述："夫为医之法，不得多语调笑，谈谑喧哗，道说是非，议论人物，炫耀声名，訾毁诸医，自矜己德。"据载元代朱震亨医生一次治一妇女痨病，病已基本痊愈，但面颊上有两红点不褪，经再三揣摩无法，毅然邀请比他年轻、名声小的葛可火来治疗，果然诊治得愈。

2. 我国古代医德学的特点

（1）我国古代有较完善的医德规范论述，但缺少伦理学的理论；（2）我国奴隶社会的巫医不分，汉代以后的儒医同道，这使我国古代的医德打上了历史、阶级的烙印，尤其儒家的最高道德标准"仁"一直是古代医德的核心。同时，佛教、道教对我国古代医德也有较大的影响；（3）重义轻利的道德观也是我国古代医德的特点之一；（4）家庭的自主性代替了病人本身的自主性，即在医疗决策上，往往是病人家庭做主，以代替病人本人的知情同意。

（二）我国近现代的医学伦理学

鸦片战争后，西医连同西方文化一起进入我国，这使我国进入近代后既存在中国传统的医德，也存在半殖民地半封建社会的医德。1926 年中华医学会在《中国医学》上刊出了学会制定的《医学伦理法典》，是世界上少有的医德规范。1933 年 6 月上海出版了宋国宾主编的《医业伦理学》，表明中国古代的医德学已进入近现代医学伦理学阶段。20 世纪 30 年代末，我国学者翻译介绍了《希波克拉底誓言》。1939 年毛泽东发表的《纪念白求恩》一文和 1941 年他为延安中国医大的题词"救死扶伤，实行革命人道主义"，对当时解放区的广大医药卫生人员产生了巨大影响，对新中国的医德建设也起了重大作用。新中国成立后，我国开始未开设医学伦理学课程，以政治思想教育课、共产主义道德课、德育课等代替，强调全心全意为人民服务的理念和集体主义的价值观。直到 20 世纪 80 年代，我国才比较系统地开展医学伦理学的教学和科研。如：1980 年《医学与哲学》创刊，第二期就开设了"医学伦理学"专栏；1981 年召开了全国第一届医学伦理学研讨会；1985 年杜治政的《医学伦理学纲要》是我国较早的医学伦理学著作。1986 年和 1987 年我国分别发生了安乐死和人工授精案并展开讨论，特别是邱仁宗发表的我国第一本《生命伦理学》著作对我国生命伦理学的讨论和发展起了较大的促进作用。1988 年《中国医学伦理学》杂志创刊，同年天津医科大学成立了临终关怀研究中心、卫生部也颁布了《医务人员医德规范及实施办法》，并且年底又在上海召开了安乐死的社会、伦理和法律研讨会等，都促进了我国医学伦理学的发展。1991年国家教委、卫生部、国家医药管理局、国家中药药管理局制定了《高等医学院校教师职业道德规范》、《高等医药院校学生行为规范》、《医学生誓言》。1999 年国家颁布实施《中华人民共和国执业医师法》。2005 年中国医师协会正式推行《医师誓言》活动，并发表了推行新世纪医师职业精神——医师宣言的倡议书。2006 年在我国北京召开了第八次国际生命伦理学学术大会。近十来年，我国有关生命伦理学的讨论以及与国际交流都陆续开展起来，并陆续制定了一些具体领域中医学伦理学的指导原则或准则，高、中等医药院校和专科学校也都开设了医学伦理学或生命伦理学课程。我国多数人认为，生命伦理学是医学伦理学发展的新阶段。

二、印度医学伦理学的历史发展

（一）印度古代的医德学

印度古代的医德学可追溯至公元前 15 世纪～公元前 10 世纪，因为在此期间成书的《梨俱吠陀》已有较明显的医德思想。公元前 5 世纪～公元 1 世纪，两部医学著作《妙闻集》（Susruta Samhita）和《阇罗迦集》（Caraka Samhita）具有更加丰富的医德思想。公元前 5世纪的《妙闻集》的医德思想可以归纳为：（1）医生应有四德，即正确的知识、广博的经验、聪敏的知觉及对患者的同情；（2）医生要尽一切力量为患者服务，甚至不惜牺牲自己的生命；（3）医生要有好的仪表、习惯和作风；（4）医生要全面掌握医学知识和技术；（5）在外科治疗中，医生要和助手密切配合，挑选助手要选那些聪明能干、乐于助人、能够忍让的人；（6）军医除了学识应高深外，还应兼有高尚道德，并为神明所喜悦。公元 1 世纪的《阇罗迦集》中提出了一系列的医德标准，要求一个医学生在开始接受行医培养的时候，就应学习这些规范。这些规范要求：医生全心全意为病人，不能伤害病人；医生"应该仪容端庄，一不酗酒，二不害人，三不教唆别人犯罪"；行医的目的是为人类谋福利；医生拒诊是不道德的；医院要有优良的治疗环境。从公元 8 世纪开始，阿拉伯军队不断侵入印度，同时也带来了乌纳尼（yunani）医学（或者称希腊—阿拉伯医学系统），并与印度的传统医学共存，它们也都基于宗教信仰为穷人免费治病。

（二）印度近现代的医学伦理学

公元 14 世纪英国开始向印度渗透，最终演变成殖民统治，使印度医学迎来了欧洲的医学和医德变化，因而也促使医德学向医学伦理学的转化。1947 年印度独立后，全国广大地区的医疗卫生状况得到了改善，人们的健康意识也发生了改变，逐步废除了以前把不卫生看做礼节的观念。1956 年印度医学会制定了《医生行为法典》，与 1948 年的《日内瓦宣言》类似，说明印度近现代医学伦理学已与西方国家渐渐接轨。近十多年来，印度的医学取得了令人注目的进步，但随着医学的发展和观念的变化，对人工授精、胚胎研究、产前诊断、器官移植、基因疗法、安乐死等的实施和讨论，也都引起广泛的争论，促使印度生命伦理学的形成和发展，而且由于印度特殊的医学体系和伦理观，使其生命伦理学独具特色。

第二节　西方国家医学伦理学的历史发展

一、西方国家古代与中世纪的医德学

（一）古希腊、古罗马的医德学

在古希腊被称为医学之父的希波克拉底（Hippocrates，公元前460年～公元前377年），不但是西医之父，而且也是西方国家医德的奠基人，他在《希波克拉底全集》中很多篇章都有医德的论述，对后世影响较大，尤其《希波克拉底誓言》成为西方医学道德的规范，其中提到的不伤害原则、为病人利益原则、保密原则已成为西方医学道德传统的核心。虽然在当时《希波克拉底誓言》不是社会的主流观点，但却能流传至今，这与后来兴起的基督教基本观点一致有关。在古罗马著名的医学天才盖伦（C·Galen，约公元130～200年），他的医德观念大多与现代医学伦理观念不同，甚至相反。如：他认为最理想的医患关系不是双方合作，而是病人必须把医生当做上帝来崇拜；等等。所以，他的医德观点对后世影响较小。

（二）欧洲中世纪的医德观

欧洲中世纪的最初几个世纪，由于天灾、传染病大流行使医学显得无能为力，使人们对医学失去了信任，而由于基督教的教义、基本纲领以及教徒们不顾自己的生死去照顾病人，使民众对基督教无比信任，也使医德依附于基督教道德。因此，中世纪欧洲的医德观便以基督教的医德观表现出来。

从公元四世纪开始，教会陆续建立起照顾病人的医院、接受弃儿和孤儿的收容院、收容穷人的济贫院、妇婴院及为旅客、流浪者提供的医院等，教会的神父以无限的热情和怜悯之情献身于护理患者的事业，教士即医生是上帝的工具，通过他们可把病魔除去。因此，照顾、看望、安慰并为病人祈祷等已成为中世纪医德的突出表现。而中世纪具体的医德观可以归纳为：（1）对医生的行为要求：公平对待病人，尊重病人，保守病人的秘密；虽然阻止病人在你的治疗期间另请他人，但你应在不确定时与同事商讨，不应在外人面前贬低其他医生；应在为病人看病之前建议他先向神父忏悔；医生也应有好的性格、气质，不应冒犯病人的女家眷或女病人；等等。（2）对人工流产的态度：早期的基督教文献和教会对流产都一律予以谴责，后来根据胚胎的发展不同阶段予以不同程度的谴责，即在灵魂进入胎儿之前的流产不算谋杀，否则就算谋杀。（3）对安乐死的态度：一般说来，基督教反对自杀，也反对为病人开具毒药和实施安乐死。

欧洲的文艺复兴运动冲破了中世纪封建宗教的统治，先进的思想家提出了人道主义的口号以及随医疗卫生事业的社会化发展出现了医院。在此背景下德国医生胡佛兰德（Haffland，公元1762～1836年）提出了救死扶伤、治病救人的《医德十二篇》，在西方医学界广为流传。

二、西方国家近现代的医学伦理学

1803年英国爱丁堡医生托马斯·帕茨瓦尔（T·Percival）的《医学伦理学》一书出版，标志着古代和中世纪的医德学向近现代医学伦理学的转变。这本书的出现与英国的特殊社会背景和约翰·格里高瑞（J·Gregory）等人共同努力有关。1847 年，美国医学会（AMA）制定了伦理准则。1864 年，瑞士、法国、比利时、荷兰、葡萄牙等 12 国在日内瓦签订了《日内瓦公约》，公约规定军队医院和医务人员的中立地位和伤病军人不论国籍应受到接待和照顾，这是近现代医学人道主义的第一次规范性表述，此后又进行两次修改，并将公约扩充和补充。

进入 20 世纪，特别是 20 世纪中叶，由西方国家为主导、国际社会参与的近现代医学伦理学无论在理论基础还是规范体系都较为完善，其标志是 1948 年国际医学大会讨论和修订的《希波克拉底誓言》为《医学伦理学日内瓦协议法》和 1949 年制定的《世界医学会国际医德守则》。同时，还针对人体实验和医疗的具体领域制定了一系列的医学伦理的法典、宣言、守则、原则、法案等以规范医务人员和医学科研人员的行为，表明医学伦理学的成熟和受到的关注。1963 年英国成立了医学伦理学会和医学伦理学研究所，后者还创办了《医学伦理学杂志》（Journal of Medical Ethics）和《医学伦理学简报》（Bulletin of Medical Ethics）。

20 世纪 60 年代末或 70 年代初，随着生物技术的迅猛发展和应用，一方面增加了医务人员的知识和力量；另一方面也出现了大量的医学道德难题，即实现新的道德观念和实施新的技术中产生的难以解决的伦理问题。为迎接医学道德难题的挑战，1969 年美国著名的黑斯廷斯中心（The Hastings Center）成立，1971 年 6 月该中心出版了《黑斯廷斯报告》，其宗旨是"促进对医疗和医学科学领域的社会伦理问题进行深刻而全面的反思"。1971 年美国的范·伦塞勒·波特（Van Rensselaer Potter）在其出版的《生命伦理学：通往未来的桥梁》一书中，首创了"生命伦理学"（Bioethics）这一概念；1978 年，美国肯尼迪伦理研究所出版的《生命伦理学百科全书》给生命伦理学下的定义为："根据道德价值和原则对生命科学和卫生保健领域内人类行为进行系统研究"的一门科学。根据上述定义，生命伦理学扩大了医学伦理学研究的范围，即由医疗职业扩大到整个卫生保健领域，由维护人的生命扩大到维护人类生命之外的生命。生命伦理学具体研究的问题包括：卫生服务人员与被服务人员之间的关系；生与死的问题；病人的利益与其他人的利益；分配公正问题；概念问题（即各术语的含义）；医学科学实践中的伦理学问题；生命伦理学、科学技术和社会；环境伦理学。从而使生命伦理学比医学伦理学的任务更广泛、更复杂，它使医学伦理学发展到一个崭新阶段。从此，西方国家对生命伦理学的研究和在医学高技术中的应用愈来愈重视。1992 年国际生命伦理学会成立，并两年召开一次世界生命伦理学大会，使生命伦理学的研究和教育在世界范围内普及和发展。

第三节　阿拉伯地区医学伦理学的历史发展

大约在公元前 1900 年古巴比伦制定的《汉穆拉比法典》（Code of Hammurabi）是世界上第一部法典，该法典记述了医生如何经常施行外科手术，同时还保留了最早规定医生的刑事和民事责任的文献。公元 3－7 世纪，《阿萨福誓词》（Oath of Asaph）是阿拉伯最古老的医德文献。誓词由阿萨福的门徒写成，载于《阿萨福医生文集》之末，也是用于门徒毕业后宣誓。该誓词内容为：要注意你不得做庸医害死任何人；不得给私通怀孕的女人服药打胎；不得勾引有姿色的女子；不得泄露病人隐私；不得受贿伤害人命；对贫穷人要赠医，不得拒之门外；不得自称是善良的犯罪或犯罪的善良，用巫术画符念咒，……。公元 12 世纪，出生于西班牙而定居于埃及的迈蒙尼提斯（Maimonides，1135～1204年）是著名的医学家，以他名字命名的"祷文"可与《希波克拉底誓言》相媲美。此祷文可概述为：

> 事功艰且巨，愿神全我功。
>
> 若无神佑助，人力每有穷。
>
> 启我爱医术，复爱世间人。
>
> 存心好名利，真理日沉沦。
>
> 愿绝名利心，服务一念诚。
>
> 神清求体健，尽力医病人。
>
> 无分爱和憎，不问富与贫。
>
> 凡诸疾病者，一视如同仁。

阿拉伯地区信奉伊斯兰教，该教对人们的观念影响较大。例如该教使人们认为后世幸福比今世幸福更长久，因而既不重今世也不弃今世。对待今世的生活不应过分，既要治疗疾病又不要不惜一切代价延长生命。即使在施舍上，也不用过分。生命神圣是伊斯兰教基本的价值观，《古兰经》中说：不杀害你自己，因为真主对你一直是非常仁慈的。因此，那些为了预防或减轻痛苦而进行安乐死在伊斯兰教是不被接受的，正像1981年召开的伊斯兰医学会议上通过的《伊斯兰医学伦理学法典》中所指出的：仁慈杀死和自杀一样找不到任何支持。仁慈杀死那些毫无希望的痛苦病人也同样被反对，因为任何人的痛苦都可以被药物控制或通过适宜的手术解除。一般说来，伊斯兰教允许穆斯林人工流产，尤其是医疗需要。但是，穆斯林认为胚胎120天已成为人，所以120天后人工流产是被禁止的。现在穆斯林社会面临人口增长而资源有限的境况，除少数人口稀少的国家外计划生育也受到重视；对待不孕不育症实施人工辅助生殖技术的基本价值观是避免使家庭和社会的遗传物质不纯洁，因而开展较少。1975年，允许器官移植和尸体解剖的法案出台，但实施数量有限。由于外来文化的冲击，现代的伊斯兰教开始提倡对新生事物的开放精神，同时大力提倡复兴自身的精华，以建立自己特色的生命伦理学。

测试题

一、名词解释题

1. 医学道德难题

2. 生命伦理学

二、单选题

1. 提出："夫医者，非仁爱之士不可托也；非聪明理达不可任也；非廉洁淳良不可信也。"名言的是我国
   A. 东汉张仲景
   B. 晋代杨泉
   C. 宋代林逋
   D. 明代龚信
   E. 清代喻昌

2. 提出："人命至重，有贵千金，一方济之，德逾于此。"名言是我国医学家
   A. 孙思邈
   B. 杨泉
   C. 龚廷贤
   D. 陈实功
   E. 张石顽

3. 表明中国古代医德学进入近现代医学伦理学阶段的是宋国宾主编的
   A. 《普通伦理学》
   B. 《生态伦理学》
   C. 《医业伦理学》
   D. 《护理伦理学》
   E. 《生命伦理学》

4. 公元前 5 世纪印度的《妙闻集》中提出的医生应有四德不包括
   A. 正确的知识
   B. 高超的手术
   C. 广博的经验
   D. 聪敏的知觉
   E. 对患者同情

5. 西方国家古代医德的奠基人是
   A. 盖伦
   B. 希波克拉底
   C. 白求恩
   D. 亚里士多德
   E. 胡佛兰德

6. 在西方国家，标志着古代和中世纪的医德学向近现代医学伦理学转变的第一本《医学伦理学》著作的作者是
   A. 胡佛兰德
   B. 康德
   C. 帕茨瓦尔
   D. 白求恩
   E. 边沁

7. 国际生命伦理学学会成立于
   A. 1990 年
   B. 1991 年
   C. 1992 年
   D. 1993 年
   E. 1994 年

8. 下列医德文献中，能与《希波克拉底誓言》相媲美的是
   A. 《阿萨福誓词》
   B. 《医德十二篇》
   C. 《医学生誓言》
   D. 《迈蒙尼提斯祷文》
   E. 《伊斯兰医学伦理学法典》

三、问答题

1. 我国古代医德学有哪些内容和特点？
2. 何谓生命伦理学，它研究的范围是什么？

四、案例题

相传张仲景在 50 岁左右的时候，曾担任湖南长沙的太守。在担任太守期间，他始终没有忘记自己是一个医生，仍然积极为百姓诊治疾病。按照当时的封建制度的规定，太守是不允许进入民间屋舍的，更不能私下随便给病人看病。为了能给百姓看病，他想出了一个办法，每逢初一和十五两天，便大开衙门，不问政事，让有病的群众进来，他坐在公堂上给病人诊治疾病。时间长了，形成了惯例，每逢初一、十五的日子，各方病人都聚集在衙门前候诊，因此被人称为"坐堂大夫"。以后中药铺皆以"堂"为名，据说原因就在这里。张仲景去世后，长沙百姓在迎盘街修建了张公四祠，以表达人们对他的爱戴和怀念。

请对上述案例进行分析，该案例反映了张仲景什么样的医德思想？

参考答案

一、名词解释题

答案略。

二、单选题

1. B　2. A　3. C　4. B　5. B　6. C　7. C　8. D

三、问答题

1. 答：我国古代医德学的内容有：生命珍贵，医德重要；任用医生，品德优先；先知儒理，方知医理；精勤不倦，博极医源；谨慎认真，精益求精；不为名利，廉洁正直；普同一等，关爱贫者；尊重同道，不耻下问；等等。

我国古代医德学的特点：有较完善的医德规范，缺少伦理学理论；儒家道德是医德的核心，佛教、道教对医德也有较大影响；重义轻利的道德观；家庭自主代替病人本身的自主性。

2. 答：生命伦理学是根据道德价值和原则对生命科学和卫生保健领域内人类行为进行系统研究的一门科学。根据该定义生命伦理学研究的范围包括整个卫生保健领域和人类生命与人类生命之外的生命的伦理问题。

生命伦理学研究的具体问题包括：卫生服务人员与被服务人员之间的关系；生与死的问题；病人的利益与其他人的利益问题；分配公正问题；概念问题；医学科学实践中伦理学问题；生命伦理学、科学技术和社会问题；环境伦理学。

四、案例题

案例分析：该案例主要表明张仲景忠于医学事业的医德思想以及他关爱病人的高贵医德品质。

第三章 医学伦理学的理论基础

学习目标 •————————————

通过本章学习，掌握医学伦理学的三种基本理论的内涵；熟悉医学伦理学的基本理论在进行道德判断时存在的理论局限性以及其在医学实践中是如何被具体应用的、并尝试运用其对医疗实践行为或活动进行道德评价；了解医学伦理学的基本理论的演变。

医学伦理学既是伦理学的分支学科，又是医学与伦理学的交叉学科。作为伦理学的分支学科，医学伦理学的理论基础与伦理学的基本理论一脉相承；作为医学与伦理学的交叉学科，医学伦理学的理论基础实际上是利用伦理学的基本理论为现代卫生保健领域中的各种"行为选择和道德判断提供道德确证"。由此可知，医学伦理学的理论基础是建立在伦理学的基本理论之上，去分析和解决卫生保健实践中的道德问题，并且能够或多或少为这种道德追问提供答案或思考的方向，且凸显医学职业的本质与核心价值。但是无论是医学伦理学家，还是卫生保健从业者似乎无论何时都应当清楚地牢记：医学伦理学的理论"不是来自于那些整日地思考着善的哲学家，而是源于那些整天战战兢兢地工作着的医生们"。

自古希腊人开创了伦理学研究的先河以来一直到现在人们所生活其中的时代，尽管人类社会生活场景已经发生了急剧的变化、面临的问题也大不相同，但是人们在其生活中自觉或不自觉地运用的或曰接受程度最高的伦理学基本理论依然是：目的论（teleology）、义务论（deontology）和德性论（virtue ethics）。目的论和义务论的道德论证体系关注的是行为本身的道德价值判断问题，而德性论的道德论证思路则着眼于对行为者本身的道德价值予以考察。

第一节 目的论

现在的医学伦理学界在表述"目的论"这一伦理学基本理论时，更多的是使用"效果论/结果论（consequentialism）"或"功利论（utilitarianism）"（抑或功利主义）来替代它，美国学者彼得·辛格即认为目的论可为更直接的术语"效果论"取代。这或许部分地应当归因于对于目的论伦理学理论演化的历史脉络简化或片面的理解，因为仅仅是近现代以来，目的论才被一些学者主要地表述为结果论或功利论。德国伦理学家弗里德里希·包尔生在其《伦理学体系》一书中特别说明自己坚持用"目的论"而不是"功利主义"一词，以强调二者之间存在的明显差异。

一、目的论的基本内涵与历史演变

目的论是最早产生的伦理学理论，这一伦理学理论形式的一般世界观基础是"柏拉图—亚里士多德哲学。这一哲学的基本观念就是每种存在（因而也包括人）都在宇宙中有其目的。"在西方哲学史上，目的论可以看做是始于古希腊哲人苏格拉底的，其后经过柏拉图的"理念"思辨，最终由其学生亚里士多德将之系统化。一般认为目的论的哲学观念可以分为神学的外在目的论和理性的内在目的论。前者是宗教神学的重要理论内容和证明上帝存在的重要论证；后者为伦理学和科学所接受，成为确证人类行为的道德价值的重要理论依据以及环境哲学的理论基础。亚里士多德的目的学说由自然目的、技术目的和理性目的三部分构成，其内容丰富、论证充分，是一种与神学目的论有本质区别的理性内在目的论。他在《尼各马克伦理学》一书的开篇言道："一切技术、一切研究以及一切实践和选择，都以某种善为目标。……但目的的表现却是各不相同的，有时候它就是实现活动本身，有时候它是活动之外的成果，在目的是实践之外的成果时，其成果自然比活动更高贵。由于实践是多种多样的，技术和科学是多种多样的，所以目的也有多种多样。"当然目的不仅多种多样，而且有等级次第差别，统摄一切目的的那个目的即目的的目的或最高的目的就是"那个人所共知的最高善"，这就是为什么亚里士多德坚持认为每种技艺与研究以及人的每种实践与选择都以某种善为目的。由此可以推论，在目的论的理论体系中，善或曰"好"与目的等同，但只有最高善（亦曰至善）或最根本的"好"才是最终的目的，是进行道德判断的最终尺度，其方具有最高的道德价值。但是对于生活于人类社会不同时代的人们和伦理学家们来说，他们所坚信和秉持的、用于指导人们行为和选择的最终的目的和最高的善并不是全然相同或可以达成共识的，基于此形成了各不相同的目的论伦理学。

一些目的论伦理学把某种超验的目的看作最高的善，如中国传统文化中先秦儒家的"道"、宋明理学家的"理"；西方古希腊哲学家柏拉图的"理念或理型"、基督教哲学中的上帝的观念等。这一类基本都可以归纳为超验目的论伦理学。另一些目的论伦理学则把人的生活的完善或完好看作目的，并将人的生活的完善或完好具体地表述为诸如幸福、德性、快乐、安康等。如古希腊哲学家德谟克利特最早提出将幸福作为人的生活的目的，并认为人的本性就在于追求幸福，这一点在很大程度上人们也完全可以通过经验或常识获得。但是作为一般人而言，人们通常地会把幸福等同于那些外在的善如财富、权力、名誉、健康等这些具体而微的东西，而伦理学家则洞见到："幸福并不在于对那些在人之外的善事物的占有，幸福包含肉体生活和灵魂生活两方面的内涵，并且更在于灵魂或心灵上的愉悦和满足，只有过有节制的、有德性的生活才能够获得幸福。"在德谟克利特之后亚里士多德将这种幸福论的目的论进一步完善，他认为"人的特殊功能就是一种符合理性或依赖理性的灵魂活动。同样，人类的善也就是一种符合德性的灵魂活动，或者如有不止一种德性的话，就是符合最好、最完善的德性的灵魂活动。"人的灵魂的活动即沉思的生活是人的特殊功能，也是人之为人应当引为目的所追求的。亚里士多德的幸福论坚持立足现实生活而有不满足于人的现有状态，他区分了伦理的生活和沉思的生活，对于一般人来说过伦理的生活即德性的生活足以，但是只有灵魂的活动即沉思的生活才是最好、最完善，因为"在所有活动中沉思是最持久和最不依赖于生活必需品的……只有它是自足的，只有它是有它自身的目的的。"在亚里士多德之后，关注至善、讨论幸福的哲学家形成两种明显的立场：斯多葛学派基本上延续了亚里士多德的幸福论，把幸福确定为人的灵魂的一种客观状态；但伊壁鸠鲁学派则把人类

"生活所产生的快乐的情感作为至善本身。"尽管当人们诉诸伊壁鸠鲁的生活方式本身与思想深处时，会发现他与前者的某些会通之处，因为伊壁鸠鲁明确告诫他的门徒他所说的快乐并不是一般人所理解的那种放荡的生活或感官享受的快乐，而是指"身体无痛苦、心灵无纷扰。"但是伊壁鸠鲁学派在目的论的理论体系中确实开辟了一条先河，正是沿着这条支流演化出了现代人所熟知的、甚至几乎替代目的论的后果论或功利论的伦理学。

伊壁鸠鲁学派的快乐主义幸福观念在中世纪禁欲主义哲学的环境中难以延续，直至文艺复兴运动方始重见天日，这主要地应当归因于工业革命在西方世界的展开。在 17、18 世纪以霍布斯为首的英国经验利己主义和休谟、斯密为代表的"合理利己主义"是效用主义或功利论的雏形，而 19 世纪的英国哲学家杰里米·边沁（Jeremy Bentham）与约翰·斯图亚特·密尔（John Stuart Mill）则通过系统、严格的论证确立了功利论伦理学理论，并被公认为"功利主义之父"。边沁以人具有"趋乐避苦"本性作为其功利主义理论的论证始点，他在《道德与立法原理》一书中写道："自然把人类置于两个至上的主人'苦'与'乐'的统治之下，只有它们两个才能指出我们应该做些什么，以及决定我们将要怎样做。在它们的宝座上紧紧系着的，一边是是非的标准，一边是因果的链条。"在功利主义来说所谓"善或好的东西"就是那些能够最大程度地促进人的快乐和减少痛苦的行为或事物，因为快乐是唯一被人们所追求的本性，故而追求快乐是人的一切行为的最终目的。虽然边沁为功利主义规定了一个"最大多数人的最大幸福"原则，但是仍然不免被有些人看做是"猪的哲学"，因为按照边沁的理论推论猪或傻子应当是最幸福的。密尔对边沁的功利主义进行了修正和批判，强调快乐不仅有量上的区别，也有质上的区别；不仅有肉体感官上的快乐，而且还有精神上的追求，而且后者较前者更为高尚。实际上密尔是以幸福论修正了边沁的快乐主义学说。

功利主义在边沁、密尔之后经西季威克、斯马特、布兰特等人延传承袭更加趋于系统和完善并形成了许多流派，最主要和最具影响力的是行为功利主义和规则功利主义。行为功利主义者主张，行为的道德价值必须根据最后的实际效果来评价，道德判断应该是以具体情况下的个人行为之经验效果为标准，而不是以它是否符合某种道德准则为标准。每个人都必须估量自己的处境作出判断，以使自己的行为给其所影响的人带来最大好处，但没有什么可以遵循的规则；规则功利主义者则认为，人类行为具有某种共同特性，其道德价值以它与某相关的共同准则之一致性来判断。道德判断不是以某一特殊行为的功利效果为标准，而是以相关准则的功利效果为标准，每个人都应当始终遵循会给一切有关者带来最大好处的规则。尽管存在着很多流派，作为目的论在现代社会中的最流行的形式，功利论的核心内涵是以人们行为的功利效果作为道德价值之基础或基本的评价标准、作为对人们的行为进行善恶评价的依据，离开行为的效果就不可能有道德上的善恶。

二、对功利主义目的论的批评与医学目的

目的论从古代社会的幸福、德性等演化到近现代社会具体化为行为的结果，将行为的目的与行为的结果等同。仅仅以行为的结果作为道德价值判断的依据使得功利论遭到诸多的批评：比如功利主义可能会导致不公平行为的"合理性存在"或对人的权利的侵犯；对结果的唯一关注使得功利主义目的论在某种程度上没有给人以足够的尊重；在功利主义目的论的框架下，家长主义式的行为被认为是正当的；更为根本的是按照功利主义的逻辑计算人们所有行动的可能后果甚至不行动的后果似乎都是不可能的。从当前人类的现实生活看，功利主义目的论的盛行确实导致了人们对物质层面的利益的偏重，而在很大程度上舍弃了对道德生活

的重视和追求。那些对功利主义目的论的批评和质疑认为"功利主义似乎允许一个人把他人仅仅作为达成目的的方式而不是让他们自身成为目的"，功利主义目的论的捍卫者也予以积极的回应并不断地修正其理论自身存在的局限性，并不断地融汇其他伦理学理论的精华。尽管功利主义目的论并不尽善尽美，但是目的论伦理学理论对于人类的实践活动确实有指导作用，更主要的是它作为一种人类反思其生活以及行为活动的一种比较成熟的理论框架，能够为解决现代人类社会生活中不断涌现的诸多道德问题与道德困境提供思路和方向，特别是在现代医学职业活动中。

在现代医学职业的实践中，有两个甚为关键的问题值得现代人在目的论的理论框架中去思考。首先是医学的目的。现代医学的发展与医学高技术的研究及应用，在部分地解决人们的许多疾病的同时，也带来了数不清的道德疑难和道德争端。曾被人们赋予健康捍卫者的医学职业积聚起"巨大力量"并在运用这一力量时深深地伤害着人类自身的道德生活。正如美国研究医学史的学者罗伊·波特在《剑桥医学史》开篇导言中写到的："人们从来没有像今天这样如此健康、长寿，医学的成就也从来没有像今天这样如此巨大。然而，具有讽刺意味的是，人们也从来没有像今天这样如此强烈地对医学产生疑惑和提出批评。"对此现代人必须思考的一个问题即是医学的目的何在？ 美国学者 L. R. 卡斯认为"应该限定现代医学的目的，使医学成为一个更自然的科学：尊重自然的能力，敬畏自然的神秘，感激自然的恩赐。……医学不应该无节制、无限度地满足个人的欲望和要求。医学无所不包、无所不管是一种医学帝国主义的行径，同医学的本来目的相去甚远；……不管医学的能力如何扩大，至少有一件事情是医学无法真正突破的，这就是人终究是要死的。认识到人的有限性和死亡的不可避免性，医学就不应该不惜一切代价去延长生命。"1993 年 7 月 23～24 日，美国著名医学伦理研究机构海斯汀斯中心（Hastings center）在捷克首都布拉格主办召开"医学的目的"计划国际讨论会，美、英、法、德、中等 9 个国家的该计划负责人参加了此次会议，从理论和实际两方面讨论现代社会背景下谁来确定医学的目的？ 这些思考与反思虽然不能给出一个所有人都认同的唯一答案，但毕竟是现代人更加深入地了解和认识了医学的本质。

其次是医学职业的目的。疾病伴随着人类文明而来，医生职业随着疾病而出现并不断发展。在古代关于医学职业或医生事迹的记载中，各国、各民族的历史中都不乏对许多"没有将职业和慈悲相互隔离"的医生的记录，他们不以钱财作为职业行为的目的。但这可能与全部的医学职业发展的历史并不完全相符，因为人们同时在许多历史学家、回忆录作家和大量的讽刺诗中看到的医生"往往是以贪婪、妒忌、品行不轨、狡诈、谋财害命的形象出现的。"在古代医疗行业里，"大医"、"明医"实为少数，而绝大部分从医者都是以行医作为谋生手段，无论其掌握医术的水平如何，其行医目的很明确——获取报酬，似乎这才是全部医学职业发展的实况，但是如果医学职业将谋利作为职业的目的显然不可能走得很远。医学就其本质而言，正像柏拉图所说的"医生所寻求的不是医术自己的利益，而是对人体的利益。……一个真正的医生是支配人体的，而不是赚钱的"，在中国传统医学中亦有"医乃仁术"的说法，这些观点并不否认医学职业应当获得报酬，但却明确指出医学职业不应该以谋利作为行为的目的。获得报酬只是医学职业行为所产生的结果，如果将行为结果作为行为的目的来追求，对医学职业及其发展来说则是不幸的。正像汉代医学家、医圣张仲景在《伤寒论·自序》所批评的"当今居世之士，曾不留神医药，精究方术，上以疗君亲之疾，下以救贫贱之厄，中以保身长全，以养其生，而但竞逐荣势，企踵权豪孜孜汲汲，唯名利是务，崇饰其末而忽弃其本。欲华其外而悴其内，皮之不存，毛将焉附…"。在现代医学职业的发展中，其各个领域中存在的利益冲突问题值得人们去反思医学职业的目的问题。

第二节　义务论

伦理思考的首要出发点是"从道德上区别善恶的根本基础是什么?"对这一问题的回答引出了两个根本对立的伦理学理论:一是前文所述的功利主义目的论,二是下文要介绍的义务论(亦曰"形式论"或"道义论")伦理学。提到义务论,人们必然地都直接地回溯到18世纪后半期德国古典主义哲学家伊曼纽尔·康德(I. Kant,1724~1804),但是从伦理思想的历史源流来看,义务论并不是康德的学术专利。但是作为义务论的详细论证者以及绝对的义务论的持有者,康德则是当之无愧的典型代表。

一、义务论的基本内涵与历史源流

在伦理学的概念体系里,有两种或两组不同的主要伦理学范畴,一组是"义务"或"责任"(duty)、"正当"(right)、应当(ought)等;另一组则是"好"或"善"(good)、"价值"(value)等等。后者是目的论通常所使用的范畴,在人类的社会生活实践和伦理学思想发展的早期,"好"或"善"与"义务"或"正当"并不各自独立,没有不依赖于目的善的正当和应当概念。但是随着人类社会生活复杂性与多元性的不断呈现,"好"的行为并不必然的就是"正当"的,而"正当"的行为也不一定就是"好"的。这样就从目的论伦理学中分离出来义务论伦理学,它是关于正当性行为和正当性概念的伦理学。秉持义务论的伦理学家坚持行为的对错与是非或曰道德与否取决于行动的内在性质,而不是行为的结果,行为的结果从本质上来说与行为的对错、是非无关。

义务与责任、使命同义。处于特定社会关系和经济生活条件下的人们,作为社会成员总是对与自己有关的他人和社会负有一定的责任,承担着一定的使命、职责和任务,这就是义务存在的社会基础。而最早提出义务范畴的亦是古希腊哲学家德谟克利特,他把按公正原则去做自己应该做的事理解为义务,并把道德义务和行为的内在动机联系起来。中世纪的基督教神学家把道德义务看成是上帝的意志,但是从康德开始方形成了以正当概念为核心范畴的义务论伦理学。康德的义务论也被称为先验责任论,因其道德哲学基于人是理性的生物的重要事实。他认为"道德源自理性而不是经验,义务不是来自人性或所处环境,而是来自纯粹推理。"义务是人的"善良意志"发出的"绝对命令",而"'善良意志'之所以善良,并不是因为它引起或产生好的结果,或者因为它能达到所追求的目标。确切地说,它之所以是善良,只是因为它自身就是善良的,或者因为它的活动是努力于善的,它比任何别的爱好,都有着不可估量的重大价值"。康德将他的义务论归纳为三个主要的命题:"只有出于责任的行为才具有道德价值。一个出于责任的行为,其道德价值不取决于它要实现的意图,而依赖于行为所遵循的意愿原则,与任何欲望对象无关。责任就是由于尊重规律而产生的行为必要性"。康德的伦理学以坚持行为的动机作为判断道德价值的唯一根据,而反对以行为结果为依据的功利主义目的论,从而高扬了人的地位和尊严,他期望每个国家的每个人"本身都将被作为绝对的目的而受到尊敬。……把任何人仅仅当做达到目的的手段,是一种践踏人的尊严的罪行"。在康德的义务论伦理学之后,还有契约论、程序论伦理学,他们都是要回答义务或正当性的"原则是如何来的"这一问题。有些人认为义务或责任来自于自然法则,宗教哲学家认为来自于宗教戒律,还有人认为来自于自觉或常识,契约论的回答是来自社会契约，康德则坚持责任来自于人的理性或纯粹推理。自 20 世纪 70 年代以来，约翰·罗尔斯（John Rawls）因其《正义论》一书的发表而成为现代社会中坚持义务论立场的代表人物之一。罗尔斯的论证同样地也是基于人是理性的个体，当其被放置在一个他不知道自身在该环境中的地位、角色等社会要素时，如果要他对这个未知社会环境进行价值选择的话，那么他必然会希望或选择支持或有利于这个环境中的"最少受惠者"即处于最不利地位的人。罗尔斯以"无知之幕"作设，提出确保社会制度被公正地设计的两个基本原则：公平机会平等原则与差别原则。这两个原则要求坚持各种职务和地位平等地向所有人开放，只允许那种能给最少受惠者带来最大补偿利益的不平等分配的存在，任何人或团体除非以一种有利于最少受惠者的方式谋利，否则就没有充分的道德理由享受一种比他人更好的生活。

义务论伦理学从总体上来说就是关于责任、应当的理论，具体研究的是准则和规范，即社会和人们根据哪些标准来判断行为者的某个行为的是非以及行为者的道德责任。其具体表达形式是人们应该做什么和不应该做什么，以及如何做才是道德的。纵观历史上的义务论理论，虽然他们都不关心行为的结果，但在具体论证上略有区别，大致可以分为两种类型：规则义务论（形式的义务论）和行为义务论（或实质的义务论、义务直觉主义）。规则义务论者认为，作为道德的唯一基础的规则是存在的，遵循这些规则就是道德的，与行为的结果无关。康德的义务论即是规则义务论伦理学的典型，在现代以英国的尤因为代表。他们对于表示义务道德的判断，都从分析其逻辑的必然关系入手。康德诉诸一致性，即求不自相矛盾；尤因诉诸贯通性，二者都以"可普遍化"的原则为中心。康德把各种经过普遍化的而不自相矛盾的道德规范或规则视为"绝对命令"，是一切有理性者必须遵守的规范。行为义务论者认为没有任何普遍的道德规则或理论，只有我们不能加以普遍化的特殊的行为、情况和人，人们在某一特殊情况下所作出的决定基于自己所相信或感觉应当采取的正确行为。行为义务论伦理学不以理性为基础，而是诉诸人的直觉，所以又称义务直觉主义，其主要代表人物是牛津大学的哲学家普理查德和罗斯。

二、对义务论伦理学的批评与医生的责任

传统社会的绝大部分时期内，无论是在东方社会还是西方文化中，基本上都是强调责任的义务论伦理学主导的。工业社会的开始使义务论传统发生了转向，而康德的义务论论证实则是对这一道德世俗化转向的拒绝。但康德的道德哲学因其绝对化即"不存在例外情况"的特征而显得过于严格以至于不适合现实生活，因为现实生活是复杂多变的，人们不可能做到完全不考虑后果的行动。人尽管是理性的生物但同时又是充盈着情感、欲望的感性动物，纯粹地出于理性的人类行为并不多见。义务论通常强调行为的动机，而否认行为的结果在道德判断中的作用。一般而言，好的动机常常对应着好的结果，坏的动机导致不道德的、具有恶的结果的行为。但是由于社会生活的复杂性，这种动机与效果的对应并不总是一致的。而且，动机存在于人们的思想意识中，不具有可直观性，因此仅仅根据动机判断一个人的行为是否道德是比较困难的。动机与效果是辩证统一的关系，义务论则割裂了二者之间的联系。在现代社会中，每一个体都承担着多重角色，不同角色负有各不相同的责任，现代人比以往时代更多地面临着不同义务相互冲突的困境，特别是对个人尽义务与对社会尽义务之间的矛盾。义务论强调道德规范的普遍性，道德义务的绝对性，否定道德义务的层次性。当对他人的义务与对社会的义务相矛盾时，义务论伦理学常常难以给出有说服力的答案。

尽管对义务论伦理学的批评之声从未停止过，但是近现代以来的西方伦理思想对康德义

务论的重视却是显而易见的。康德以及后来的义务论伦理学者的主要观点对西方的社会生活和社会制度设计以及某些学科的发展均有影响。这似乎也部分地说明了义务论伦理学在解决人类道德生活问题中的决定性的作用。义务论作为一种道德判断的依据其表达形式是应当做什么，不应当做什么，比较容易为人们所理解和接受，其所包含的道德义务是经过历史检验的，证明对调节人际关系、社会关系非常有用的道德原则和规范。因此，义务论对指导人们进行道德活动发挥着重要的作用，特别是在人们的道德品质形成过程中有重要作用。在人们的道德活动中，一旦道德义务升华为人们的道德责任感，道德主体即具有积极向善的推动力，自觉履行道德义务不断提高自己、完善自我。

对于医学职业的发展来说，义务论伦理学更是具有特别的意义，因为在现代医学的发展中，医师的义务与职责何为已经成为非常突出的问题。正像 2002 年美国内科学基金、ACP基金和欧洲内科医学联盟共同发起和倡议，并首次发表于《美国内科医学年刊》和《柳叶刀》杂志上的《新世纪的医师职业精神——医师宣言》所写："医学界面临着科技爆炸、市场力量介入医疗体系、医疗卫生实施中存在的问题、生物恐怖主义以及全球化所带来的压力。结果，医师发现越来越难以承担他们对患者和社会所肩负的责任。"该《医师宣言》为当代医师提出了三项基本原则（将患者利益放在首位的原则、患者自主的原则和社会公平的原则）以及一系列明确的职业责任（提高业务能力的责任、对患者诚实的责任、为患者保密的责任、促进享有医疗的责任等十项责任），并指出"医学界和社会必须清楚地了解医师职业精神的这些原则和责任"，因为"医学与社会达成承诺的本质是公众对医师的信任"，而公众对医师信任是建立在医师个人以及医学行业整体对其职责的遵从。由于文化的差异，对于中国医学界和社会公众来说理解和实践这些原则与责任存在着一定的困难或误读，但是医师宣言并非没有注意到这一情况，"医学虽然根植于不同的文化和民族传统之中，但是医学工作者扮演的都是治病救人的角色，……医学界必须和错综复杂的政治力量、法律力量以及市场力量相抗争。"今天一旦人们从义务论伦理学的角度来思考医学职业的责任问题，就能够比较容易理解这些原则与职责的普遍性。

第三节　德性论

义务论与功利主义目的论因其观点对立而各执道德判断依据之一端，由于二者"都缺乏一种令人信服并能克服对它们的主要批评的表述形式，因此在过去 30 年中，出现了对伦理学的一种新探索，一种不把伦理学理解为一套指导行动的规则，而是将其理解为一种角色义务或职责的特征。"这一对伦理学的"新探索"就是美德伦理学，但事实上美德伦理学实际上是对基于德性的伦理学传统的回归，德性伦理学的传统几乎可一直追溯到古希腊时期的塔城哲人亚里士多德甚或更早。

一、德性论的基本内涵与历史演变

德性论又称品德论或美德伦理学。德性论主要研究作为人所应该具备的品德、品格等。具体而言，德性论或美德伦理学探讨什么是道德上的完人亦即道德完人所具备的品质，以及告诉人们如何成为道德上的完人。德性论关注的问题不是"我应该做什么"而是"我应该是哪一种人？"或"如果我想生活的好，那么我应该怎么实现我的生活"，其以行为者为中心而不是以人的行为为中心，它"关注人之所'在（being）'的状态，而不是'行（doing）'的规范。……德性论将特定的德性概念而不是义务作为基本范畴并拒绝将伦理学视为提供特殊行为指导规则或原则的教条汇编。"因此，德性论是从行为者的内在特质、动机，而不是用义务或功利的概念来评价人们的行为的道德价值，它的目的在于描述在一定的文化或社会之中受到敬重的品格类型。（aretaic）一词来自古希腊语 arete，其可翻译为优点、美德或卓越。在德性论来说，人就其本性来讲，应当追求卓越、高尚和美德。

德性论伦理学与义务论伦理学一样，也是从目的论伦理学中产生出来的，这在很大程度上可以归因于早期伦理学研究和认识道德生活实践的简单化的事实。中国的儒家学说在伦理学的层面是德性论，其所说的道德上的完人就是"君子"、"贤人"以至"圣人"，并提出成为道德上完人应当具备的一些重要品行，但从伦理学学理的角度看中国儒家学说缺少充分的论证。始于古希腊的德性论则发展出了比较清晰的历史演变的脉络、成就了较为成熟的伦理学谱系。西方的德性论传统始自古希腊时期，在柏拉图所记载的大多数的苏格拉底的对话中都不同程度地考察了德性的概念，并提出"知识即德性"或"美德即知识"的观点。在柏拉图的《理想国》一书中更是着重讨论了古希腊时期的四种主要德性：节制、勇敢、公正和智慧。亚里士多德的《尼各马可伦理学》是德性论伦理学的最具代表性的著作，他将德性看做是"我们追寻善目的或幸福的活动或实践不可须臾分离的东西：它使我们的理智得以保全，使理智在追寻善理念或爱智慧的生活中健全发展并得到发展。"在亚里士多德这里德性是与人的功能和目的相连接的，是为实践理性所规定的相对于人的过度与缺失之间的中道。亚里士多德之后德性论分为两派：一派是以伊壁鸠鲁为代表的快乐主义，另一派是秉承着亚里士多德的德性论的斯多葛派，他们强调德性与自然的一致，有德的生活就是自足的生活。在中世纪德性论伦理学得以继续发展，但随着文艺复兴运动和英国工业革命的开始，德性论伦理学开始为功利主义目的论和康德的义务论所取代而逐步地衰落下去。

当然在康德的义务论伦理学中也屡屡涉及对德性的讨论，在他看来"德性就是人在遵循自己的义务时的准则的力量"，显然康德已经将伦理学的核心概念让渡给义务或责任而不再是德性。德性论伦理学的复兴发生在 20 世纪后期，代表人物有：阿拉斯代尔·麦金泰尔（Alasdair Macintyre）、伊丽莎白·安斯库姆（Elizabeth Anscombe）、理查德·泰勒（Richard Taylor）等。他们的共识是现代伦理理论（主要的是义务论和功利主义的目的论）不仅不能帮助我们解决许多道德问题，而且也不能鼓舞和激励人们采取良好的行为，所以伦理考虑的焦点应当从行为者的行为转到行为者本身。现代德性论伦理学的最为积极与活跃的代表人物麦金太尔认为伦理学要么是规则主义的要么是德性论的，而近代人类的道德生活的实践证明了规则伦理学的失败，所以现代伦理学要回到亚里士多德，在《德性之后》（After the virtue）一书中麦金泰尔明确声明自己的伦理学是德性论的或亚里士多德主义的。

无论是传统的德性论伦理学还是复兴之后的现代德性论伦理学，其最终都是将重点落脚在好的道德品格所借以展示的那些特性，如诚实、仁慈、同情、耐心、勇敢、审慎、公正等不同时代、不同的国家和民族都曾经存在或拥有着的那些所谓的美德。从道德实践的角度来说，人的道德品格的形成是一个循序渐进不断地培养、形成发展的过程。一般伦理学著作都把道德认识、道德情感、道德意志、道德信念和道德行为视为道德品格构成的五个要素。道德品格的构成要素在个体品格形成中虽有先后、程度的差异，但对每个个体道德品格的形成过程而言是缺一不可的。历史上人们对道德品格的形成曾有不同的认识，一些伦理学家把道德品格看成是人先天俱有的"善端"，所谓"人之初，性本善"；也有的伦理思想家把道德品格看成完全是社会环境和道德教育的产物。事实上道德品格的形成既有主观方面的因素，又受客观环境的影响。所以在道德品格的培养中必须从主客观两方面入手：一方面，要通过道德教育、道德评价，创造良好的道德环境，提高道德主体对道德原则、规范的理解和认识，养成主体的道德情感，培养其道德判断和选择的能力，把社会的道德要求变为主体的自觉意识。另一方面，要促进道德主体的自觉修养能力，通过自我教育和社会实践活动，把外在的道德要求转化为主体内在的需要。

二、对德性论伦理学的批评与医生的美德

德性论伦理学的复兴，一方面弥补了义务论和功利主义目的论在现代伦理决策的应用中存在的缺陷和问题；另一方面德性论伦理学自身也遭到了来自其他伦理学理论的批评。这些对德性论伦理学的批评主要集中在：德性论伦理学依赖传统经验、不凭借推理，不能对实践改变作出快速的回应，也无法提供具体的道德指导；同时德性与社会角色密切相关，而现代人会发现他们常常处于多个角色的交织和冲突之中，德性论伦理学在此情景中同样不能提供有效的论证。更为重要的是德性论伦理学的主旨之一是要求在现代伦理学的困境中回到伦理学的德性传统中，这与现代人类社会生活存在着极大的断裂。也就是说，德性论伦理学虽然美好，但是相对于现代人类生活来说却可能显得有些不能协调或格格不入。从理论的角度来看，这部分地可以归因于在复兴德性论伦理学的同时，伦理学研究者们虽然也看到了古代德性伦理学自身的缺陷，却未能从伦理学自身发展的逻辑上揭示古代德性伦理学被边缘化的原因，更没有找到德性论伦理学在现代社会生活场景中立足的基点。

虽然德性论伦理学在理论层面面临着一系列的批评，但是无可否认的是德性论伦理学在指导我们"首先成为一个有同情心、令人尊敬和值得信赖的生命"方面，在提醒我们自身生命中有某些不需要理由但极其重要的价值方面是有着不可忽视的作用。正如人们在医学伦理学的历史发展与演变的轨迹中所看到的，医学伦理学就是从关注医生的美德开始的医德学开始的，医德学的主要议题就是关于医师应当具有的德性或品质的。特别是在现代社会中随着医学职业的去职业化趋势日益明显，医学不断地面临着各种各样的利益冲突而几近失去方向的大背景下，从德性论伦理学的角度思考医学职业特别是医师的德性或美德是非常必要的。正像德性论伦理学所认为的，在道德生活中起决定作用的往往并非道德原则或道德推理，而是道德主体可靠的道德品质和高尚的道德情操，对于处于复杂、多变的医疗实践活动中的医学从业者更是如此。中国古人谈到医学职业时说"非仁爱之士不可托，非廉洁淳厚不可信，非聪明理达不可任。"那么对于现代社会中的医学从业者来说，哪些道德品质是至为重要的呢？曾经提出生命伦理学四个原则的美国乔治城大学哲学教授汤姆·L·比彻姆（Tom L. Beauchamp）和詹姆士·F·查尔德瑞斯（James F. Childress）在合著的《生物医学伦理学原则》（Principles of Biomedical Ethics）一书中提出了医疗实践领域中的五个核心的德性：同情心（compassion）、正直（integrity）、洞察力（discernment）、可信赖（trustworthiness）负责任（conscientiousness）。在现代社会中，面对着如此之多的利益诱惑和复杂的医疗环境，一个跨入医疗行业大门的人要想成为一个真正的、受人尊敬的医生，他（她）必须要拥有并体现自己的美德。

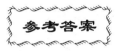

一、名词解释题

1. 目的论

2. 义务论

3. 德性论

二、单选题

1. 功利主义目的论的代表人物是：
   A. 亚里士多德
   B. 康德
   C. 边沁
   D. 尤因
   E. 罗尔斯

2. 德性论伦理学所关注的是：
   A. 行为的动机
   B. 行为的结果
   C. 行为者自身
   D. 行为的过程
   E. 以上都不是

3. 义务论的代表人物是：
   A. 德谟克利特
   B. 柏拉图
   C. 密尔
   D. 康德
   E. 亚里士多德

4. 最早产生的伦理学基本理论是：
   A. 德性论
   B. 义务论
   C. 契约论
   D. 目的论
   E. 功利论

三、问答题

试分析目的论与义务论两种伦理学基本理论的区别。

四、案例题

30 多年前，只有三岁的女孩毛兰因烧伤面积达 98％，其中三度烧伤达 94％，被××医院烧伤科救活，从而创造了医学的奇迹。毛兰康复后仍住在××医院烧伤科，该医院为其付出的手术费、医药费、床位费已逾 60 多万元。针对此报道，有医务人员发出疑问和感叹：像毛兰这样严重烧伤的病人在医学上是奇迹或是在社会学上是悲剧。

问题：1. 试用医学伦理学的理论分析医务人员发出疑问的缘由？
　　　2. 你是否认为毛兰应该被救治，理论根据是什么？

参考答案

一、名词解释题

答案略。

二、单选题

1. C　2. D　3. C　4. D

三、问答题

1. 答：义务论和目的论两种基本理论的区别在于它们在道德判断依据上的不同。义务论以行为的动机作为道德判断的依据，而目的论则以行为的效果作为道德判断的依据。

四、案例题

案例分析：（1）医务人员之所以对救治毛兰的行为发出疑问在于现代人类社会生活中的道德评价的依据是功利主义目的论，即从行为的效果来评价一个行为是否应该。而且人们在谈到行为的效果或结果时往往是从经济利益的层面来说的，常常忽视行为所产生的社会效果。

（2）认为毛兰是否应当救治既可以从义务论的角度来分析，也可以从效果论的角度来分析，更可以从德性论伦理学的角度分析。一般来讲，义务论和德性论所给出的答案基本是一致的即应当救治；从结果论的角度可能会给出不同的答案，依据人们对何种结果更为看重。

第四章　医学道德的规范体系

学习目标 ●

　　通过本章学习，掌握医学道德基本原则和医学道德情感、医学道德审慎、医学道德保密的内容；熟悉我国医学道德规范的内容和医学道德规范的本质，以及医学道德权利、医学道德义务、医学道德良心的内容；了解医学道德规范的形式和医学道德荣誉、医学道德幸福的内容。

　　医学道德的规范体系包括医学道德的原则、规范和范畴。其中，医学道德原则是规范体系中的核心部分，也是医学伦理学的基本理论；医学道德规范是在医学道德原则指导下，规范医务人员言行的具体道德标准或要求；医学道德范畴是医学道德原则和规范的必要补充，同时也受医学道德原则和规范的制约。学习和掌握医学道德的规范体系，对培养医务人员的职业道德品质、指导和评价其言行具有重要意义。

第一节　医学道德的基本原则

　　医学道德的原则（Principles of Medical Ethics）是指医务人员在医学实践中观察、处理伦理问题的准绳或标准，包括医学道德的基本原则、具体原则或特殊原则。前者适用于整个医学领域，也是本章阐述的内容；后者仅适用于医学中的某领域、某部门、某科室、某一环节，将在以后某些章中阐述。

一、医学道德基本原则的含义

　　医学道德的基本原则是指在医学实践活动中调节医务人员人际关系以及医务人员、医疗卫生保健单位与社会关系的最基本出发点和指导准则，也是衡量医务人员职业道德水平的最高尺度。

二、医学道德基本原则的内容

　　1981 年在上海召开的第一次全国医学道德学术研讨会上，提出我国医学道德基本原则的内容是："救死扶伤、防病治病，实行革命的人道主义，全心全意为人民服务。"后来，在我们出版的教材中，将其修改为："救死扶伤、防治疾病，实行社会主义的医学人道主义，全心全意为人民的健康服务。"但是，它比较概括且缺乏可操作性，在具体运用时有一定困难。1989 年，美国的比彻姆和查尔瑞斯（Beauchamp TL & Childress JF）在《生物医学伦理学原则》一书中提出了四个原则：尊重、不伤害、有利和公正，并逐渐被国际上广泛接受，也被我国引进。

（一）不伤害原则（Principle of Nonmaleficence）

1. 不伤害原则的含义及其相对性

在医学实践中，不伤害（nonmaleficence）是指在诊治、护理过程中不使病人的身心受到损伤。因此，凡是在医疗、护理上必需的或者是属于适应证范围内的，那么所实施的诊治、护理手段是符合不伤害原则的。相反，如果实施的诊治、护理手段对病人是无益、不必要的或是禁忌的，而有意或无意地去勉强实施，从而使病人受到伤害，也就违背了不伤害原则。但是，不伤害原则并非是绝对的，有些诊治、护理手段即使符合适应证，也会给病人带来躯体上或心理上的一些伤害，如肿瘤化疗既能抑制肿瘤发展或复发，又会对造血、免疫系统产生不良的影响。因此，符合适应证不意味着可以忽视对病人的伤害，应努力避免各种伤害的可能或将伤害减少到最低限度。另外，不伤害原则中还有一个概念，即双重效应（double effect），它是指某一行动的有害效应并不是直接的、有意的效应，而是间接的、可预见的。如当妊娠危及胎儿母亲的生命时，可进行人工流产或引产，这种挽救母亲生命的行为的后果是直接、有益的效应，而造成胎儿死亡是间接的、可预见的效应。这种情况下对胎儿所产生的伤害，在伦理上是能够得到辩护的。

2. 临床上可能对病人造成伤害的情况

临床上可能对病人造成伤害包括躯体伤害、精神伤害和经济损失。这些伤害依据与医务人员的主观意志的关系，又可划分为有意伤害与无意伤害、可知伤害与意外伤害、可控伤害与不可控伤害、责任伤害与非责任伤害。其中：有意伤害是指医务人员出于极不负责或打击报复等给病人造成的直接伤害；相反，无意伤害是指医务人员非故意而是在正常的诊治、护理过程中给病人造成的间接伤害。可知伤害是指医务人员预先知晓或应该知晓给病人带来的伤害；相反，不可知伤害是指医务人员无法预先知晓而给病人带来的伤害。可控伤害是指医务人员经过努力可以也应该降低或杜绝给病人造成伤害；相反，不可控伤害是指超出了医务人员的控制能力而给病人造成的伤害。责任伤害是指医务人员的有意伤害以及虽然无意但属于可知、可控而未加认真预测与控制、任其发生对病人的伤害；相反，非责任伤害是指意外伤害或虽医务人员可知而不可控给病人造成的伤害。

3. 防范伤害病人对医务人员的要求

为预防对病人的蓄意伤害，或为使伤害减少到最低限度，对医务人员提出以下要求：①培养为病人利益和健康着想的动机和意向，杜绝有意和责任伤害；②尽力提供最佳的诊治、护理手段，防范无意但却可知的伤害，把不可避免但可控的伤害控制在最低限度；③对有危险或有伤害的医护措施要进行评价，要选择利益大于危险或伤害的措施等。

（二）有利（有益）原则（Principle of Beneficience）

1. 有利原则的含义

有利原则又称有益原则。在医学实践中，有利原则有狭义和广义之分。狭义的有利原则是指医务人员履行对病人有利的德行；广义的有利原则不仅对病人有利，而且医务人员的行为有利于医学事业和医学科学的发展，有利于促进人群和人类的健康。由此看来，有利原则比不伤害原则的内容广泛，层次也高。

2. 有利原则对医务人员的要求

这一原则要求医务人员的行为对病人确有助益，而且在利害共存的情况下进行权衡。为使医务人员的行为对病人确有助益，要求：①医务人员的行为要与解除病人的痛苦有关；②医务人员的行为可能减轻或解除病人的痛苦；③医务人员的行为对病人利害共存时，要使行为给病人带来最大的益处和最小的危害；④医务人员的行为使病人受益而不会给他人带来太大的伤害等。

（三）公正原则（Principle of Justice）

1. 公正和公正原则的含义

公正（justice）即公平或正义的意思。公正原则包括报偿性公正（retributive justice）、程序性公正（procedural justice）和分配性公正（distributive justice），而分配性公正又包括公正的形式原则和公正的实质原则。公正的形式原则是指分配负担和收益时，相同的人同样对待，不同的人不同对待；在医护实践中，公正的形式原则是指类似的个案以同样的准则处理，不同的个案以不同的准则加以处理。公正的实质原则是指根据哪些方面来分配负担和收益，如人们提出公正分配时可根据需要、个人的能力、对社会的贡献、在家庭中的角色地位等等分配收益和负担。

2. 公正原则对医务人员的要求

这一原则要求医务人员：①公正地分配卫生资源。医务人员既有宏观分配卫生资源的建议权，又有参与微观分配卫生资源的权利，那么应根据公正的形式和实质原则，运用自己的权利，尽力实现病人基本医疗和护理的平等；②不仅在卫生资源分配上，而且态度上能够公正地对待病人，特别是老年病人、精神病人、残疾病人、年幼病人等；③在医患纠纷、医护差错事故的处理中，要坚持实事求是，站在公正的立场上。

（四）尊重原则（Principle of Respect for Autonomy）

1. 尊重原则的含义

尊重原则是指对自主的人及其自主性的尊重，在医护实践中主要是对能够自主的病人的自主性的尊重。病人的自主性是指病人对有关自己的医护问题，经过深思熟虑所作出的合乎理性的决定并据以采取的行动。像知情同意、知情选择、要求保守秘密和隐私等均是病人自主性的体现。

2. 病人实现自主性的条件

病人的自主性不是绝对的，而是有条件的。病人自主性实现的前提条件是：①它是建立在医护人员为病人提供适量、正确且病人能够理解的信息基础之上的。对病人缺乏必要的信息公开，那么病人难以实现其自主性。②病人必须具有一定的自主能力。对于丧失自主能力（如：精神病人的发作期，处于昏迷状态和植物状态的病人等）或缺乏自主能力（如：婴幼儿、少年患者，先天性严重智力低下的患者等）是不适用的。他们的自主性由家属、监护人或代理人代替。③病人的情绪必须处于稳定状态。病人虽有自主能力，但由于情绪处于过度紧张、恐惧或冲动状态，往往失去自制而难以作出自主性决定。④病人的自主性决定必须是经过深思熟虑并和家属商讨过的。也就是说，病人在作出决定时，知道医护问题的种种选择办法及它们的可能后果，并且对这些后果作出利弊评价，最后经权衡并和家属商讨后作出抉择。如果病人未经周密思考而轻率地作出决定，往往不能反映病人的真实自主性；或者不与家属商讨，有时也难以实现。⑤病人的自主性决定不会与他人、社会的利益发生严重冲突。也就是说，当病人的自主性会对他人、社会利益构成严重危害时，也要受到必要的限制。

3. 尊重原则对医务人员的要求

这一原则要求医务人员：①尊重病人知情同意和选择的权利，而对于缺乏或丧失知情同意和选择能力的患者，应该尊重家属或监护人的知情同意和选择的权利。然而，在生命的危急时刻，家属或监护人不在场而又来不及赶到医院时，医务人员出于患者的利益和责任，可以行使家长权。②要履行帮助、劝导、甚至限制患者选择的责任。为了使患者知情同意和选择，医务人员要帮助患者，如提供正确、适量、适度的信息，并让患者能够理解，在此前提下让病人自由的同意和选择。如果患者的选择不当，此时应劝导患者，不要采取听之任之、出问题自负的态度，劝导无效仍应尊重患者或家属的自主权。但是，有时出自各种各样的原因，患者的选择与他人、社会的利益发生了矛盾，医务人员要协助病人进行调整，以履行对他人、对社会的责任，同时使患者的损失降低到最低限度。如果患者的选择会对他人的健康和生命构成威胁或对社会造成严重危害，医务人员对患者选择的限制是符合道德的。

上述四项医学基本道德原则，在具体运用过程中相互间可能发生冲突，此时需要进行权衡，视具体情况中那个原则更为重要。一般地说，不伤害原则与尊重原则是最底线原则。另外，20世纪90年代，美国生命伦理学家恩格尔哈特（H·T·Engelhardt）在《生命伦理学的基础》一书中提出"允许原则（principle of permission）"为现代生命伦理学的首要伦理原则。他在阐释这一原则时指出："在一个世俗的多元化社会中，涉及别人的行动的权威只能从别人的允许得来。"这一原则提出后，引起了国际医学伦理学界或生命伦理学界的广泛关注，也出现了一些异议。我国多数学者认为，目前在一国之内，还是各国之间，包括医学道德在内的道德多元化现象，即"道德异乡人"是普遍存在的客观现实，"允许原则"作为化解"道德异乡人"多元道德矛盾的一种探索，不仅是有益的，而且是必要的。因此，应该汲取"允许原则"的有益思想和启示，但要注意与生命伦理学的相对主义划清界限，同时也不能走向绝对主义的医学伦理学。

第二节　医学道德的规范

一、医学道德规范的含义

规范（Standard）就是一种标准或准则。这种标准或准则，既可以是人们约定俗成的，也可以是人们有意识制定的。规范是人类社会生活中普遍存在的现象，最常见于法律生活、道德生活等领域内。医学道德规范是指在医学道德原则指导下协调医务人员人际关系及医务人员、医疗卫生保健单位与社会关系的行为准则或具体要求，也是培养医务人员医学道德品质的具体标准。

二、医学道德规范的本质

医学道德规范的形成在本质上是客观因素与主观因素的统一。因为它是医学道德关系或一定社会对医务人员提出的医学道德要求的反映形式，又必然包含着医学道德主体的抽象、概括等主观思维活动，并以纯主观的形式固定下来。因此，它是客观与主观的统一。

医学道德规范这种客观与主观相统一的特性，决定了它在阶级社会中必然显现出全人类性与阶级性的统一、稳定性与变动性的统一。

医学科学是没有国界、没有阶级的，因此与之相应的医学道德规范的许多内容，在医学领域内具有全人类性，特别是礼貌性、智能性的医学道德规范。但是，在阶级社会中，医学总是首先为统治阶级服务的，统治阶级的愿望和整个社会意识形态不能不影响和反映到医学道德规范中，特别是利益性规范往往打上阶级的烙印。因此，医学道德规范是全人类性与阶级性的统一。

医学职业有相对稳定的职业内容、价值目标，那么与之相应的医学道德品质和行为要求也具有相对的稳定性，故而医学道德规范不能朝令夕改。但是，医学也在不断地发展，因此也就相应的给医务人员提出一些新的品质和行为要求，即在相对稳定中又有变动性，故而医学道德规范也不能一成不变。由此可见，医学道德规范是稳定性与变动性的统一。

三、医学道德规范的形式

医学道德规范一般采用条文式的语言出现，如我国明代李挺在《医学入门》中提出的"习医规格"；龚廷贤在《万病回春》中提出的"医家十要"；陈实功在《外科正宗》中提出的"医家五戒十要"；我国现行的医学道德规范等都是条文式的。

国际上，一些国家政府、医学会和世界医学会等制定的一系列守则、法规、法典、宣言等，也都包含一定的医学道德规范内容。

医学道德规范还有采用"誓言"或"誓词"的特殊形式。如：古希腊的《希波克拉底誓词》，原苏联的《苏联医师誓言》，印度的《印度医师誓言》，英国的《南丁格尔誓言》，我国的《医学生誓言》（试行）等。

四、医学道德规范的内容

过去中外有很多医学道德规范，不同历史时期、不同国家的医学道德规范既有共性，也有个性，而且显示出演变趋势。现今，由于经济关系、文化背景、医学发展、政治和法律制度等的差异，医学道德规范也不尽相同，故而在此不一一介绍。

1988年，我国卫生部公布的《医务人员医德规范及实施办法》中医学道德规范的具体内容是：

（一）救死扶伤，实行社会主义的人道主义。时刻为病人着想，千方百计为病人解除病痛。

（二）尊重病人的人格与权利，对待病人，不分民族、性别、职业、地位、财产状况，都应一视同仁。

（三）文明礼貌服务。举止端庄，语言文明，态度和蔼，同情、关心和体贴病人。

（四）廉洁奉公。自觉遵纪守法，不以医谋私。

（五）为病人保守医密，实行保护性医疗，不泄露病人隐私与秘密。

（六）互学互尊，团结协作。正确处理同行同事间的关系。

（七）严谨求实，奋发进取，钻研医术，精益求精。不断更新知识，提高技术水平。

上述的医学道德规范是对所有医务人员的要求，至于不同领域、不同部门、不同科室等具体的医学道德规范，有些将在以后各章中阐述。

1991年我国教委（现名教育部）颁布了《医学生誓言》（试用），其具体内容为：

健康所系，性命相托。

当我步入神圣医学学府的时刻，谨庄严宣誓：

我志愿献身医学，热爱祖国，忠于人民，恪守医学道德，尊师守纪，刻苦钻研，孜孜不倦，精益求精，全面发展。

我决心竭尽全力，除人类之病痛，助健康之完美，维护医术的圣洁和荣誉，救死扶伤，不辞艰辛，执著追求，为祖国的医药卫生事业的发展和人类的身心健康奋斗终生。

第三节　医学道德的范畴

范畴（Category）是指各个知识领域中的基本概念，即人们对客观事物共同本质的概括和反映。医学道德范畴是指在医学实践中医务人员与他人、社会之间道德关系中某些本质方面的概括和反映，即表现医学道德关系中某些侧面的一些基本概念。

医学道德的基本范畴有权利与义务、情感与良心、审慎与保密、荣誉与幸福等。

一、权利与义务

权利与义务是相对应的，医务人员享有一定的医学道德权利，也要履行相应的医学道德义务。

（一）权利（Rights）

1. 医学道德权利的含义

医学职业的权利是法律、道德赋予医务人员角色的权利。法律上的权利是指医务人员依法拥有的权力和应享受的利益；道德上的权利是指在道义上允许医务人员行使的权力和应享受的利益。法律权利具有强制性，有些法律可能不符合伦理或是不道德的，并且与义务不可分割；道德权利不具有强制性或具有弱强制性，但可以作为批判法律权利或为法律权利辩护的基础，并且履行义务不一定与获得权利完全对应。一般的说，多数法律权利都是道德权利，但道德权利不一定都是法律权利或可能是法律权利的理想。

2. 医学道德权利的内容

以医师为例，根据《中华人民共和国执业医师法》的规定，医师在执业活动中享有下列权利：

（1）在注册的执业范围内，进行医学诊查、疾病调查、医学处置、出具相应的医学证明文件，选择合理的医疗、预防、保健方案；

（2）按照国务院卫生行政部门规定的标准，获得与本人执业活动相当的医疗设备基本条件；

（3）从事医学研究、学术交流，参加专业学术团体；

（4）参加专业培训，接受医学继续教育；

（5）在执业活动中，人格尊严、人身安全不受侵犯；

（6）获取工资报酬和津贴，享受国家规定的福利待遇；

（7）对所在机构的医疗、预防、保健工作和卫生行政部门的工作提出意见和建议，依法参与所在医疗机构的管理。

以上是医师的法律权利，也是医师的道德权利。此外，医师还有要求病人和家属配合诊治、在特殊的情况下享有干涉病人行为的道德权利，如对传染病人的隔离权，对严重精神病人发作期间的约束权等。同时，还强调医师的道德权利具有一定的自主性，如《日内瓦宣言》中写到："当我成为医务界的一个成员的时候：……；在我职责所在，以及跟病人的关系，绝不容许宗教、国籍、种族、政党政治和社会立场的干扰；……"；《东京宣言》更明确地提出："医师对其治疗的病人有医疗责任，在做医疗决定时完全是自主的。医师的基本任务是减轻他的病人的痛苦并不得有任何个人的、集体的或政治的动机反对这一崇高目的。"

3. 医学道德权利对医务人员行为的作用

医务人员正当的职业道德权利受到尊重和维护，可以提高医学职业的声誉和社会地位，也可以调动和提高广大医务人员履行职业道德义务的积极性和主动性，从而有利于在维护和促进人类健康中发挥更大的作用。

（二）义务（Obligations）

1. 医学道德义务的含义

医学道德义务是指医务人员依据医学道德的原则和规范的要求而对病人、集体和社会所负的道德责任，并采取应有的行为来履行自己的职责。道德义务是一种自觉自愿的行为，而法律义务具有强制性。

2. 医学道德义务的内容

以医师为例，根据《中华人民共和国执业医师法》的规定，医师在执业活动中应履行下列义务：

（1）遵守法律、法规，遵守技术操作规范；

（2）树立敬业精神，遵守职业道德，履行医师职责，尽职尽责为患者服务；

（3）关心、爱护、尊重患者，保护患者的隐私；

（4）努力钻研业务，更新知识，提高专业技术水平；

（5）宣传卫生保健知识，对患者进行健康教育。

以上是医师的法律义务，也是道德义务。此外，医师的道德义务还强调履行义务不以有无报偿为前提条件，把对患者尽义务与对他人、社会尽义务统一起来等。

3. 医学道德义务对医务人员行为的作用

医学道德义务能促使医务人员理解人与人之间的相互义务关系，认识到医学道德义务的重要性，从而增强医务人员的责任感，使之自觉地、愉快地履行自己的职业义务，并逐渐变成自己的内心信念，这样不但有利于维护和提高人类健康水平方面作出贡献，而且使自己的医学道德境界得到升华。

二、情感与良心

情感和良心都是人们的心理现象或主观的道德意识，它们反映了客观的道德原则和规范与主观的道德要求和行为之间的关系。

（一）情感（Emotion）

1. 医学道德情感的含义

情感是人们对周围的人和事物、对自身活动态度的内心体验和自然流露。伦理学范畴内的情感主要指道德情感。医学道德情感是建立在医务人员对病人的生命价值、人格和权利尊重的基础上，表现出对病人、对医学事业的真挚热爱，是一种高尚的情感。这种情感具有职业的特殊性和自觉性、纯洁性、理智性的特点。

2. 医学道德情感的内容

在医学实践中，医务人员的医学道德情感主要表现在：

（1）同情感　这是每个医务人员应具有的最起码医学道德情感，主要表现在对病人的遭遇、痛苦和不幸能够理解，并在自己感情上产生共鸣，同时给予道义和行动上的支持和帮助，把病人当做亲人。

（2）责任感　医务人员同情感的升华为责任感，即把挽救病人的生命、促进病人的康复视为自己的崇高职责、义不容辞的责任，并常常沉浸在关怀病人的情感之中忘记了自己。

（3）事业感　医务人员责任感的升华为事业感，这是高层次的医学道德情感，即把本职工作与发展医学事业紧紧地联系起来，把医学事业看得高于一切，并成为执著的终身追求。

3. 医学道德情感对医务人员行为的作用

医务人员对病人的同情感和责任感，促使其关怀、体贴病人，并对处于病痛危难之际的病人竭尽全力地抢救。同时，也可以使病人产生良好的心理效应，改善病人的不良心境和忧虑、悲观、失望等情绪。以上均有利于病人的早日康复。

强烈的事业感能激励医务人员为医学科学、医学事业发展，为自身业务技术的提高而发愤图强，刻苦学习，勤奋工作。同时，促使其不计较个人得失，勇挑重担，不畏风险，从而在本职工作中取得优异成绩，为医学事业作出有益贡献。

（二）良心（Conscience）

1. 医学道德良心的含义

在伦理学上，义务与良心是密切联系的。义务是一个人对他人、集体和社会的责任，而良心是一个人对自己应尽义务的认识和感受。良心是道德情感的深化，是人们道德认识、情感、意志的总和在意识中的统一，具有稳定性和深刻性。同时，良心还具有历史性和阶级性。医学道德良心是指医务人员在履行对病人、集体和社会义务的过程中，对自己行为应负道德责任的自觉认识和自我评价能力。

2. 医学道德良心的内容　主要有以下两方面：

（1）表现在为病人满腔热情和高度负责的服务　医务人员的医学道德良心是一种对所负道德责任的自觉认识，因此，无论有无领导和别人的监督，都能以满腔热忱的态度和高度的负责精神，急病人所急，想病人所想，尽一切力量为病人服务。凭借职业良心，哪怕再苦再累，也尽职尽责地工作，从而感受到良心上的满足与喜悦。

（2）是以医学道德的原则和规范作为自我评价的依据和出发点　医学道德的原则和规范是基于维护和促进人类的健康为目的，体现了医务人员忠于病人、社会和人类的利益，以及无私奉献精神。因此评价医务人员的医学道德良心必须以医学道德的原则和规范为依据和出发点，凡是符合要求的才是医务人员应有的职业道德良心，凡是不符合要求的应感到惭愧和内疚。

3. 医学道德良心对医务人员行为的作用　表现在以下三方面：

（1）行为之前的选择作用　在医护活动中，医务人员在做出某种行为之前，良心根据医学道德义务的要求，对行为动机进行自我检查、认真思考，从而作出正确的行为选择。对于符合医学道德要求的动机予以肯定，对于不符合医学道德要求的动机进行否定或抑制，从而作出正确的抉择，这就是良心的选择作用。

（2）行为之中的监督作用　在医护活动中，良心对符合医学道德要求的情感、信念和行为给予支持、肯定。相反，给予制止或否定，并及时调整行为方向，避免不良行为的发生，这就是良心的监督作用。

（3）行为之后的评价作用　在医护活动中，良心促进医务人员对每个行为的后果作出评价，对良好后果加以肯定，并引起精神上的喜悦与满足。相反，当行为的后果给病人带来痛苦和不幸时，良心就予以谴责，使其感到惭愧、内疚和悔恨。尽管有些行为不被别人知道，但是良心既是起诉人，又是公正的审判官，这就是良心的评价作用。

三、审慎与保密

审慎是医学职业的特点决定的，保密是审慎的一种特殊要求。

（一）审慎（Circumspection）

1. 医学道德审慎的含义

唐代名医孙思邈在《千金要方》中指出："虽救命如救火，但'须临事不惑'，审慎分析思考，不可草率施治。"这表明古代医家对"审慎"就很重视。医学道德的审慎是指医务人员在行为之前的周密思考及行为之中的小心谨慎。它是一种道德作风，也是良心的外在表现。一个人的审慎与谦虚的品德往往是统一的，而审慎与勇敢是相辅相成的对立统一关系。

2. 医学道德审慎的内容　主要包括：

（1）言语审慎　"语言能治病，也能致病"，这是医务人员早已认识到的。因为一个人生病后，其身心状态、生活方式和社会适应能力等都会发生改变，常常对医务人员的语言刺激特别敏感。医务人员温馨的语言，使病人有温暖感和心情愉快，有助于配合医护活动而早日康复；医务人员的语言简单、粗暴、尖刻，就会对病人造成恶性刺激，从而影响医疗和护理，甚至造成病人的疾病恶化。体态性语言，有时也能产生上述两种不同的效果。因此，在医护活动中，医务人员的言语要审慎，扪倡语言美，并使语言具有治疗性。

（2）行为审慎　在医学实践活动的各个环节（诊断、治疗等），医务人员要自觉做到认真负责、行为谨慎和一丝不苟，同时，还要严格地遵守规章制度和操作规程，因为它们是保证医学实践活动正确、安全、有效的措施，也是审慎的内容。

3. 医学道德审慎对医务人员行为的作用　主要有以下三方面：

（1）有利医务人员养成良好的医护作风，提高责任感，从而避免因疏忽大意、敷衍塞责而酿成医疗差错事故，这是提高医疗质量、保证病人生命安全的重要条件。

（2）促使医务人员钻研业务知识和医疗技术。大量的临床实践证明，在医疗实践中做到谨慎、周密处理问题，及时发现和处理病人的病情变化等，都与医务人员的业务知识和技术水平有密切关系。业务知识贫乏，技术水平低下，医务人员难以达到审慎。因此，医务人员要实践审慎的道德要求，就必须不断地钻研业务知识，提高技术水平。

（3）促进医务人员以高度负责的精神对待病人，以医学道德的原则、规范严格要求自己和加强自身道德修养，从而不断地提高自身的医学道德水平，逐渐达到"慎独"的境界。

（二）保密（Keep Confidentiality）

1. 医学道德保密的含义

保密是医学道德的传统内容。早在2500多年前，古希腊名医希波克拉底就曾说过："凡我所闻，无论有无业务关系，我认为应守秘密者，我愿保守秘密。"现代，在医学道德中也非常强调保密，如1949年世界医学会采纳的《日内瓦宣言》中规定："凡是信托于我的秘密，我均予以尊重"；同年制定的《世界医学会国际医学道德守则》也明确规定："由于病人的信任，一个医生必须绝对保守所知的病人的隐私"；1988年我国卫生部制定的《中华人民共和国医务人员医德规范及实施办法》中也有保密的要求等。医学道德保密是指医务人员不随意向他人泄露患者信托于自己的秘密或隐私以及不宜透露给患者会引起不良后果的有关信息的医学道德准则。它体现了对患者的权利、人格的尊重和维护，但有时与患者的自主权发生冲突。

2. 医学道德保密的内容　主要有两方面：

（1）保守病人的秘密　包括病人的疾病史、各种特殊检查和化验报告、疾病的诊断名称、治疗方法等和病人不愿向外泄露的其他隐私（性关系、性病、生理缺陷等），医务人员都有保守秘密的义务，除参与诊治的医务人员外不应随意泄露，更不应该当做谈话的资料而任意宣扬，否则医务人员对造成的严重后果要负道德、甚至法律责任。

（2）对病人保守秘密　包括不宜透露给患者的不良诊断、预后等医疗信息和发生在其他病人身上的医疗、护理差错事故等，医务人员都要保守秘密，免得给患者带来恶性刺激或挫伤患者治疗的信心等。另外，门诊或病房医务人员的隐私和秘密也不应向患者透露。

医学道德保密的目的是为了患者的尊严和医疗、护理上的需要等。但是，医务人员保守患者的秘密不是绝对义务，在下列情况下可以不必保密或解密：①在获得病人的同意之后；②医生和护士有高于替病人保密的社会责任，如传染病必须根据《传染病防治法》向上级卫生防疫部门报告；③进行医学、护理方面的科研，经伦理委员会批准可以用病人的有关资料，但不可公开病人的姓名，用头面部照片时要经患者同意或遮盖双眼。在开展教学、临床学术讨论会时，也可以按上述要求进行；④当法律程序需要病人的资料时；⑤患者的秘密对他人或社会构成了伤害的危险等。

3. 医学道德保密对医务人员行为的作用

病人为了治愈疾病，将内心不愿向别人公开的秘密或隐私告诉了医务人员，体现了患者对医务人员的无比信任。医务人员为病人保密体现了对病人人格和权利的尊重，也不必为日后秘密外泄而心感不安。因此，医务人员保密有利于建立良好的医患关系，从而有利于医护工作的开展和医护质量的提高，也可以避免因泄密而给病人带来危害和发生医患纠纷。

四、荣誉与幸福

荣誉是同义务密切联系的道德范畴。人们获得了荣誉之后往往有一种幸福感，因而幸福又是与荣誉相联系的道德范畴。

（一）荣誉（Honour）

1. 医学道德荣誉的含义

荣誉是一个人履行了社会义务以后，得到社会上赞许、表扬和奖励。医学道德荣誉是指医务人员履行了自己的职业义务以后，获得他人、集体或社会上的赞许、表扬和奖励。它不但是人们或社会对医务人员医学道德行为社会价值的客观评价，而且也包含了医务人员医学道德情感上的满足意向。因此，它也是医务人员心中的知耻心、自尊心和自爱心的表现。

荣誉是社会历史范畴，不同阶级对荣誉有不同理解。

2. 医学道德荣誉观的内容　主要包括三方面：

（1）医务人员的医学道德荣誉是建立在全心全意为人民健康服务的基础之上的。医务人员只有热爱医学事业，全心全意为人民的健康服务，并在自己的岗位上作出贡献，而获得社会上褒奖，才是真正的荣誉。个别医务人员投机取巧，甚至不择手段地骗取的暂时荣誉，不是真正的荣誉。

（2）医务人员的医学道德荣誉是个人荣誉与集体荣誉的统一。医务人员的荣誉同集体的荣誉是分不开的，个人荣誉中包含着集体的智慧和力量，是群众和集体才能的结晶。同时，集体荣誉也离不开每个医务人员的辛勤工作所作出的贡献。总之，集体荣誉是个人荣誉的基础和归宿，个人荣誉是集体荣誉的体现和组成部分，即个人荣誉与集体荣誉是统一的。因此，在荣誉面前，每个医务人员都要首先想到他人、集体，保持谦让的态度。同时，在集体荣誉中，也要看到每个医务人员为集体作出的贡献，并根据贡献大小给予每个人应得的荣誉。

（3）医务人员的医学道德荣誉仅是过去工作的印记，并不代表未来。医务人员的荣誉只是集体或社会给予他过去工作价值的肯定，因此获得荣誉的医务人员要保持谦逊谨慎、戒骄戒躁，并继续努力才能保持荣誉。如果把荣誉当成资本，不能正确地估价个人和他人的成绩，盛气凌人，忘乎所以，不但难以保持荣誉，而且还会走下坡路。所以，荣誉只是过去工作的印记，并不代表未来。

3. 医学道德荣誉对医务人员行为的作用　主要表现两方面：

（1）荣誉对医务人员的行为起着评价作用　荣誉通过社会舆论的力量，表明集体、社会支持什么，反对什么。因此，它可以促使医务人员关心自己行为的社会后果，并严格地要求自己，以使自己的行为获得社会上的肯定和赞许，从而避免耻辱。这种荣辱感一旦成为广大医务人员的共同愿望，它将成为开创医学工作新局面的巨大精神力量。

（2）荣誉对医务人员的行为起着激励作用　荣誉不但可以促使荣誉的获得者更加严格地要求自己，努力保持自己的荣誉和进行新的追求，而且它作为一种精神力量将激励广大医务人员关心荣誉、争取荣誉，从而形成一种积极向上的正气并推动广大医务人员不断进步。

（二）幸福（Happiness）

1. 医学道德幸福的含义

幸福是同人生目的、意义以及现实生活和理想联系最密切的道德现象，是较高层次的道德范畴。因此，不同阶级和不同人生价值观的人，就会有截然不同的幸福观。物质生活是客观现实，幸福则是人的主观感受。根据马斯洛的需要层次论，任何需要层次的满足都会产生某种幸福感。医务人员的医学道德幸福是建立在集体主义和高需要层次的基础之上的，它是指医务人员在物质生活和精神生活中，由于感受到或理解到职业目标和理想的实现而得到的精神上的满足。

2. 医学道德幸福观的内容　主要包括以下三方面：

（1）物质生活和精神生活的统一　医务人员的医学道德幸福既包含物质生活的改善和提高，又包含精神生活的充实，而且只有用健康、高尚的精神生活指导和支配物质生活，才能真正感到生活的意义。医务人员在职业服务中获得应有的物质报偿，从病人的康复中获得其精神上的满足，以实现自己工作的价值，从而感受到幸福和快乐。因此，医务人员的幸福观是物质生活和精神生活的统一。

（2）个人幸福和集体幸福的统一　国家富强和集体幸福是个人幸福的基础，个人幸福是集体幸福的体现。离开集体幸福，医务人员个人的幸福是无法实现的。在强调集体幸福高于个人幸福的前提下，积极关怀和维护医务人员的幸福是必要的；而不考虑国情，有些医务人员一味向发达国家的医学职业攀比，也是不切实际的。因此，医务人员要坚持个人幸福和集体幸福的统一。

（3）创造幸福和享受幸福的统一　劳动和创造是幸福的源泉，医务人员只有在为病人的服务之中，通过辛勤劳动、精心医护，使病人人恢复健康，得到社会上的肯定，才能获得物质上和精神上的利益和享受，而且贡献越大获得的越多。因此，医务人员的幸福寓于职业劳动和创造的成果之后，也寓于职业劳动和创造的过程中，它是创造幸福与享受幸福的统一。

3. 医学道德幸福观对医务人员行为的作用　主要表现在以下两方面：

（1）促使医务人员自觉地履行医学道德义务　医务人员树立了正确的职业道德幸福观，就能将个人的幸福建立在崇高的职业生活目的和职业理想的追求上，体现在救死扶伤、防治和护理疾病的平凡而伟大的职业劳动中，就会摆正个人幸福与集体幸福的关系，从而自觉地履行医学道德义务，从集体幸福和病人康复的欢乐中获得幸福。

（2）促使医务人员树立正确的苦乐观　医务人员树立了正确的职业道德幸福观，摆正创造幸福与享受幸福的关系，就会认识到没有苦就没有乐，没有辛勤的耕耘就难以体会收获的欣慰和欢乐，从而使医务人员树立起正确的苦乐观，即通过自己辛勤劳动和无私奉献使病人转危为安，而感受到自身价值的实现和工作意义，并且更加热爱专业，更加努力工作，将毕生的精力献给医学事业。

测试题

一、名词解释题

1. 医学道德基本原则
2. 不伤害原则
3. 有利原则
4. 公正原则
5. 尊重原则
6. 医学道德规范
7. 医学道德范畴
8. 医学道德权利
9. 医学道德义务
10. 医学道德情感
11. 医学道德良心
12. 医学道德审慎
13. 医学道德荣誉
14. 医学道德幸福

二、选择题

1. 在下列医务人员的诊治手段中，符合不伤害原则的是
   A. 实施的诊治手段是无益的
   B. 实施的诊治手段是不必要的
   C. 实施的诊治手段是强制的
   D. 实施的诊治手段获得的利益大于伤害
   E. 实施的诊治手段是禁忌的

2. 为对病人确有助益，不应要求医务人员的行为
   A. 要与解除病人的痛苦有关
   B. 要杜绝一切并发症

   C. 可能减轻或解除病人的痛苦
   D. 为使病人受益而不会给他人带来太大的伤害
   E. 对病人利害共存时，要给病人带来更大的利益和最小的危害

3. 病人实现自主性的前提条件，不应包括
   A. 病人必须具有一定的自主能力
   B. 为病人提供适量、正确且能够使之理解的信息
   C. 病人作出决定时的情绪必须处于稳定状态

D. 病人的自主性决定是经过深思熟虑并和家属商讨过

E. 病人的自主性决定在任何情况下都不应受到限制

4. 下列关于卫生资源分配达到实质上公正的提法中，错误的是

　　A. 根据病人的需要分配

　　B. 根据病人个人的能力分配

　　C. 根据病人对社会的贡献分配

　　D. 根据病人在家庭中的角色地位分配

　　E. 根据类似病情的病人以同样的准则平均分配

5. 公正原则不应该要求医生

　　A. 尽力实现病人的基本医疗平等

　　B. 尽力实现对稀有卫生资源的平均分配

　　C. 坚持实事求是处理医疗差错事故

　　D. 在医患纠纷处理上，要站在公正的立场上

　　E. 公正地对待病人，特别是老年病人、精神病人、残疾病人等

6. 下列关于医学道德规范的提法中，错误的是

　　A. 它受医学道德原则的指导

　　B. 它是医务人员行为的准则或具体标准

　　C. 它强调医务人员应履行的义务为内容

　　D. 它发挥着把医德实践变成医德理想的中间环节作用

　　E. 它以"应该做什么，不应该做什么以及如何做"的形式出现

7. 医学道德规范的形成在本质上是

　　A. 协调性与进取性的统一

　　B. 理想性与现实性的统一

　　C. 稳定性与变动性的统一

　　D. 全人类性与阶级性的统一

　　E. 客观因素与主观因素的统一

8. 下列关于道德权利的提法中，正确的是

　　A. 它都是法律权利

　　B. 它具有强制性特点

　　C. 它不能批判法律权利

　　D. 它不能为法律权利辩护

　　E. 它是道义上允许人们行使的权力

9. 下列关于医德权利的提法，错误的是

　　A. 它可能是法律权利的理想

　　B. 它不一定都是法律权利

　　C. 它可作为法律权利辩护的基础

　　D. 它不具有强制性或具有弱强制性

　　E. 它受到政党、政治的干扰是正常

10. 医德情感具有

　　A. 强制性

　　B. 依赖性

　　C. 冲动性

　　D. 客观性

　　E. 纯洁性

11. 下列关于医德情感的提法中，错误的是

　　A. 医德情感具有理智性的特点

　　B. 医德情感是医务人员的心理现象

　　C. 事业感是责任感的升华

　　D. 责任感是最最低次的医德情感

　　E. 事业感是最高层次的医德情感

12. 下列关于医德良心的提法中，错误的是

　　A. 它是医务人员对自己行为的自我评价能力

　　B. 它在医务人员的行为前具有监督作用

　　C. 它表现在为病人满腔热情和高度负责的服务

　　D. 它是医务人员对自己行为应负道德责任的自觉认识

　　E. 它以医德原则和规范作为自我评价的依据和出发点

13. "虽救命如救火，但'须临事不惑'，审慎分析思考，不可草率施治。"此语出自

A. 林逋

B. 龚廷贤

C. 陈实功

D. 孙思邈

E. 李时珍

14. 下列关于医德保密的提法中，错误的是

A. 医德保密是最古老、也是最有生命力的医德范畴

B. 医德保密是指医务人员保守病人的秘密和隐私

C. 医德保密要求医务人员在任何情况下都不能将病人的秘密解密

D. 医务人员不坚持医德保密会使病人产生对医务人员不信任

E. 医务人员不坚持医德保密可能会引起社会对某些病人的歧视

15. 医务人员荣誉观应是

A. 个人荣誉是建立在个人名利基础上的

B. 个人荣誉是集体荣誉的基础和归宿

C. 个人荣誉是贬低他人、抬高自己而争来的

D. 个人荣誉是未来争取一个好工作的资本

E. 个人荣誉是建立在全心全意为人民健康服务基础上的

16. 医务人员的医德幸福观应是

A. 个人幸福就是自己会享受

B. 个人幸福与集体幸福无关

C. 个人幸福是集体幸福的基础

D. 个人幸福就是物质的极大丰富

E. 个人幸福寓于职业劳动和创造过程中

三、问答题

1. 医学道德基本原则包括哪几个原则？

2. 为防范伤害病人对医务人员的要求是什么？

3. 为使医务人员行为对病人确有助益，对医务人员行为的具体要求是什么？

4. 我国医德规范的具体要求有哪些？

5. 我国医师有哪些道德权利？

6. 我国医师有哪些道德义务？

7. 医务人员的职业道德情感包括哪些内容？

8. 医务人员职业道德良心对行为有哪些作用？

9. 医务人员职业道德审慎和保密的内容是什么？

四、案例题

患者宋××，男，56岁，农民。因左小腿丹毒复发到某医院就诊，医生给他开了价格较贵的抗生素，但患者要求医生改用上次丹毒发病有效且较便宜的青霉素。因此，医生不耐烦地对患者说："是你说了算，还是我说了算？难道我会害你？"患者无奈，只好百思不解地离去？

请对上述案例进行伦理分析，医师的言行是否违背了医德的基本原则？

{参考答案}

一、名词解释题

答案略。

二、选择题

1. D 2. B 3. E 4. E 5. B 6. D 7. E 8. E 9. E 10. E 11. D 12. B 13. D 14. C 15. E 16. E

三、问答题

1. 答：医学道德基本原则包括：不伤害原则、有利原则、公正原则和尊重原则。

2. 答：为防范伤害病人对医务人员要求是：培养为病人利益和健康着想的动机和意向，杜绝有意和责任伤害；尽力提供最佳的诊治、护理手段，防范无意但却可知的伤害，把不可避免但可控的伤害控制在最低限度；对有危险或有伤害的医护措施要进行评价，要选择利益大于危险或伤害的措施等。

3. 答：为使医务人员的行为对病人确有助益，要求医务人员的行为要与解除病人的痛苦有关；医务人员的行为可能减轻或解除病人的痛苦；医务人员的行为对病人利害共存时，要使行为给病人带来最大的益处和最小的危害；医务人员的行为使病人受益而不会给他人带来太大的伤害等。

4. 答：我国医德规范的具体要求，应以1988年卫生部公布的《医务人员医德规范及实施办法》中医德规范的具体内容为准，可以参考其文件。

5. 答：我国医师的道德权利包括《中华人民共和国执业医师法》中规定的医师在执业活动中应享受的法律权利内容（请参考执业医师法）。此外，医师还有要求病人和家属配合诊治、在特殊情况下享有干涉病人行为的道德权利，并且强调医师的道德权利具有自主性。

6. 答：我国医师的道德义务包括《中华人民共和国执业医师法》中规定的医师在执业活动中应履行的法律义务内容（请参看执业医师法）。此外，还强调医师的道德义务不以有无报偿为前提条件，并把对患者应尽的义务与对他人、社会尽义务统一起来等。

7. 答：医务人员的职业道德情感的内容包括同情感、责任感和事业感，并且其层次逐渐升高。

8. 答：医务人员的职业道德良心对行为的作用包括行为前的选择作用、行为中的监督作用和行为后的评价作用。

9. 答：医务人员职业道德审慎的内容包括言语审慎和行为审慎两个方面。
医务人员职业道德保密的内容包括保守病人的秘密和对病人保守秘密两个方面。

四、案例题

案例分析：在对病人的治疗中，医生有处方权，而病人也有知情同意或知情选择权。在该案例中，医患双方的权利发生了冲突，但患者的选择或要求并不过分且有道理，医生如果没有充分的理由就应该尊重患者的选择而改变处方；即使医生无意伤害患者，如果不改变处方，那么也应该向患者解释使用新抗生素的理由。然而，医生既没有尊重患者的选择，又没有说明使用新抗生素的原因，反而带着权威心理让患者接受自己的用药方案，患者无奈而中断了医患关系。该案例中医生违背了尊重的伦理原则，并使患者受到了伤害。

第五章 医患关系的医学道德

学习目标 •

通过本章学习，掌握医患关系的含义、性质和特点，以及患者的权利和义务；熟悉医患关系的内容和模式以及医患关系的医学道德规范；了解防范医患纠纷的伦理要求，建立和谐医患关系的道德保障。

医患关系是医学伦理学、医学心理学、医学社会学、卫生法学、医院管理学等多学科研究的对象或内容，只不过各自的侧重点不同而已，但也有相互交叉或联系。医患关系的医学道德是医学伦理学研究的核心问题或研究的主要对象，其目的是使医患之间建立一种和谐的关系，以促进医疗质量的提高和患者的尽早康复以及医疗卫生保健单位、社会的精神文明。

第一节 医患关系的含义、性质和特点

医患关系（Physician-Patient relationship）作为一种社会人际关系，有它特定的含义、性质和特点。

一、医患关系的含义

医患关系是在医疗卫生保健实践中形成的，有狭义与广义之分。狭义的医患关系是特指医生与患者之间的关系，这也是古代传统的医患关系。广义的医患关系，其中"医"不仅指医生，还包括护士、医技人员、医院管理人员和后勤人员等群体；"患"不仅指患者，还包括与患者相关联的家属或监护人、单位代表人等群体。因此，广义的医患关系是指以医务人员（医生、护士、医技人员）为主体的群体与以患者为中心的群体之间所建立起来的医疗供求关系，这也是近、现代所指的医患关系。

二、医患关系的性质

（一）医患之间是一种具有医疗契约性的关系

从医患之间的法律关系上讲，医患之间是一种具有医疗契约性的关系。医疗契约（medical contract）又称医疗合同，是指平等主体的患者与医疗机构之间设立、变更、终止民事权利与义务关系的协议。这种协议的达成包括要约与承诺双方，即患者到医疗机构挂号就医是求诊的要约，而医疗机构收取挂号费且交付挂号单是对患者的承诺，从而医患双方的医疗契约便确立起来。对患者做特殊检查、住院、手术等也要签订书面形式的协议或者合同。医患中一方或双方未按契约履行义务，都要承担违约的法律责任。不过，严格地说，契约关系仅是在医患关系上作为一种类比或隐喻，它与一般契约关系是不同的，如这种契约没

有订立一般契约的那种程序和条款等。因此，医患关系是具有契约性，但并不说医患关系就是一种完全的契约关系。目前，有些国家已将医患之间的信托关系法制化。

（二）医患之间是一种信托关系

从医患之间的伦理关系上说，医患之间是一种信托关系。医患信托关系（fiduciary relation between physician and patient）是指医务人员和医疗机构因受患者的信任和委托，保障患者在诊疗过程中的健康利益不受损害并有所促进的一种伦理关系。在这种关系中，由于患者医学知识和能力的缺乏，对医务人员和医疗机构抱着极大的信任将自己的生命和健康交托给医务人员和医疗机构，甚至把自己的隐私告诉医务人员，促使医务人员努力维护患者的健康，完成患者的信托。同时，医务人员也信任患者，这更加激起患者对医务人员的尊敬情感，并成为医患信托关系的重要基础。从上看出，在医患之间的信托关系中，患者的利益是首要的，这不同于商品关系和陌生人之间的关系；同时，这种关系是建立在具有独立人格的人自愿基础上的，而是平等非主从的关系。

三、医患关系的特点

医患关系是一种双向关系，故而具有以下特点：

（一）目标一致的相互依赖性

医患关系是在医疗卫生保健实践活动中建立起来的，双方共处于医疗卫生保健实践活动的统一体中。患者就医，接受医务人员的诊治，目的是为了减轻自身的痛苦或治愈疾病；医务人员为患者提供诊治服务，目的也是为了减轻患者的痛苦或治愈疾病。如果没有医务人员，那么患者的诊治疾病的需求无法得到解决和满足；同样，如果没有患者，医务人员无服务对象，也是英雄无用武之地。由上可见，在医患关系中双方的目标是一致的，而且目标的实现是双方相互依赖的，缺一不可。但是，因双方的信念、价值和利益的不同，有时可以出现目标的不一致。

（二）利益满足和社会价值实现的统一性

在医患关系中，医务人员为患者提供医疗卫生保健服务，消耗了劳动和物化劳动，从而获得工资、奖金等经济利益上的补偿；同时，因医疗卫生保健服务解除了患者的病痛，使医务人员实现了自身的社会价值，并获得了精神上的愉悦与满足。同样，患者诊治疾病支付了医疗费用，而满足了解除病痛、身心康复的健康利益需要，并且重返工作岗位而获得重新实现自身的社会价值。由上可见，双方各自利益的满足和社会价值的实现都是与对方的利益和社会价值上的统一，也是互相影响和依赖的。但是，由于受其他利益的影响，有时会发生医患某方面利益的不一致性。

（三）人格尊严、权利上的平等与医学知识和能力的不对称性

在医患关系中，医患双方的人格尊严、权利是平等的，并且都受到医学道德的维护和法律的保护。因此，任何一方的人格尊严、权利受到对方的不尊重或者侵犯，都会受到医学道德的谴责，甚至法律的制裁。

但是，医务人员拥有医学知识和能力，而患者却不懂或一知半解。因此，医患双方在医学知识和能力的占有上具有不对称性，存在着事实上的不平等，从这个意义上说，病人处于脆弱和依赖的特殊地位。这种地位既是患者信托医务人员的重要原因之一，也是患者具有若干正面权利和医务人员具有许多正面义务的理由之一。同时，由此使医务人员在诊治活动中处于主导地位，而对自己的医德和医术要求应该更高。

（四）医患冲突或纠纷的不可避免性

在医患关系中，尽管医患双方目标一致及利益、价值相统一等，但是由于社会对医疗卫生保健的支持力度不够，医疗卫生保健单位的管理不善以及医患双方的自律欠缺等诸方面的原因，特别是医患双方的地位、利益、文化和思想道德修养以及法律意识等方面存在差异，对医疗卫生保健活动及其行为方式、效果的理解不同等常常发生相互间的矛盾或冲突，当今利益冲突最为明显而多见。如果医患矛盾或冲突不能及时、有效地调节又会酿成医疗诉讼。在医患关系中，尽管医患冲突或纠纷不可避免，然而通过医患双方的努力是可以解决和减少的，这样有利于建立和谐的医患关系。另外，既然医患冲突或纠纷难以避免，医疗卫生保健单位也可以利用其成为改革和发展的催化剂，使之由坏事变为好事，从而也可以使医患冲突或纠纷下降。

第二节　医患关系的基本内容和模式

医患关系的模式是根据医患关系的基本内容提出来的，因而两者的关系非常密切。

一、医患关系的基本内容

医患关系的基本内容可以归纳为技术关系与非技术关系，两者统一在医疗卫生保健的实践活动中。

（一）医患技术关系

在医疗卫生保健实践活动中，医务人员为诊治、护理患者的疾病而与患者所建立起来的技术行为关系称谓医患技术关系。如医生询问患者疾病的病史，患者予以回答；患者拿着医生开的血液化验单去检验科，而医技人员抽患者的血进行化验；护士根据医嘱给患者打针、发药等。以上医患双方所发生相互行为联系，都与医护技术有关，所以都属于医患技术关系。

医患技术关系是联系医患关系的中介桥梁和纽带，也是医患之间发生和维持非技术关系的前提和基础，因此，医务人员应十分重视医疗卫生保健技术的不断提高。

（二）医患非技术关系

医患非技术关系是指医务人员为患者实施医疗护理的过程中，由于医患双方受到社会的、心理的、经济等方面的影响，所形成的道德关系、法律关系、利益关系、价值关系和文化关系等。以上关系常交织在一起，具有综合性的特点。

医患非技术关系既离不开技术关系，同时又对技术关系发生影响，而且这种影响是两面的：医患非技术关系良好，可为医患技术活动的开展和取得好的效果创造良好的条件；相反，将会使医患技术关系难以维持，甚至使之中断。因此，在医患关系中，医学伦理学特别关注非技术关系的建立和改善，医务人员也不能持单纯的技术观点。

二、医患关系的模式

医患关系模式（physician-patient relationship model）是用来描述医患之间的技术关系和非技术关系的，也是对医患关系不同情况的概括和总结的标准式样。提出医患关系模式的有：萨斯-霍伦德（Szasz-Hollender）的《医患关系的基本模式》、维奇（R. M. Veatch）的三种医患关系模式、萨奇曼（Suchman）的患病行为的社会心理模式或疾病和医疗照顾行为模式、海斯-鲍蒂斯塔（Hages-Bautista）的医患互动的观点、布朗斯坦（J.J Branmsteim）的传统模式和人道模式等。这里仅就萨斯-霍伦德和维奇的医患关系模式予以介绍。

（一）萨斯-霍伦德的医患关系模式

美国的萨斯（Thomsas Szasz）和霍伦德（Mare Hollender）两位医生，1956年在《内科学成就》上发表了《医患关系的基本模式》，依据在医疗措施的决定和执行中医生和患者各自主动性的大小分为：（1）主动—被动型。这种模式是目前仍被普遍接受的模式，其特点是医患双方在医疗活动中不是双向作用，而是医生对病人单向发生作用。这种模式是指在医疗过程中，医生的权威性得到充分的肯定，处于主动地位；病人处于被动地位，并以服从为前提。这种医患关系见于昏迷、休克、严重精神病、严重智力低下及婴幼儿等某些难以表达主观意志的患者，其要点和特征是"为病人做什么"。"主动—被动型"医患关系模式有益于发挥医生积极作用，但完全排除了患者的主观能动性，犹如父母与婴儿之间的关系，对于能够自主的病人而影响诊治效果则是这种模式的缺陷。（2）指导—合作型。这种模式是最广泛存在的一种医患关系。在这种模式中，医患双方在医疗活动中都是主动的：医生有权威性，充当指导者；病人接受医生的指导，密切配合，并可以对治疗效果提供信息、提出意见和要求。这种关系犹如父母与少年的关系，双方关系是融洽的。这种医患关系广泛地适用于患者，特别是急性病人或虽病情较重但他们头脑是清醒的、能够表达病情并与医生合作，其要点和特征是"告诉病人做什么"。这种模式能够充分发挥医生的主观能动性和取得患者配合，是一种双向活动，有利于提高诊治水平，无疑比主动—被动型前进了一大步，是目前我国应当大力提倡的。（3）共同参与型。这种模式是指在医疗过程中医生和病人具有近似同等的权利，共同参与医疗的决定和实施。这种关系犹如成年人之间的相互关系，都已成熟，并认为病人的意见和认识不仅是需要的，而且是具有价值的，能够帮助医生做出正确的诊治。这种模式多见于长期慢性病人且有一定医学科学知识水平，其要点和特征是"帮助病人自疗"。这种模式对提高诊治水平，建立良好的医患关系是有现实意义的。

应当指出以上三种医患关系模式，在它们特定的范围内，都是正确的、有效的。但就对大多数病人来讲，应当按照指导—合作型和共同参与型的医患关系来组织诊疗，特别是社会发展有一种"自己的生命自己负责"、医疗工作由医生为中心转化为"和患者共同医疗"的趋势。因此，如何发挥病人的主观能动性，充分尊重病人的权利，是当前医患关系中值得重视的课题。

（二）维奇的医患关系模式

美国学者罗伯特·M·维奇（Robert·M·Veatch）也根据医患之间的技术关系，提出三种医患关系的模式：（1）纯技术模式。这种模式又称工程模式。在这种模式中医生充当一名纯科学家的角色，从事医疗工作只管技术，不问其他。维奇提出，在这种模式中，医生的角色是将所有与疾病、健康有关的事实提供给病人，让病人接受这些事实，然后医生根据这些事实解决相应的问题。这种把病人当成生物体变量的生物医学阶段的医患关系，在新的医学模式问世后已被淘汰了。（2）权威模式。这种模式又称教士模式。在这种模式中，医生充当家长式的角色，具有很大的权威性，医生不仅具有为病人作出医学决定的权利，而且具有作出道德决定的权利。一切均由医生决定，病人丧失了自主权，不利于调动病人的主观能动性。（3）契约模式。这种模式是指医患之间的关系是一种非法律性的关于医患双方责任与利益的约定。在这种模式中，尽管医患双方都不感到彼此之间是完全平等的，但却感到相互之间有一些共同的利益，分享道德权利并履行道德责任，同时要对作出的各种决定负责。按照这种模式，医疗过程中的一些具体技术措施实施的决定，应由医生负责。维奇认为，契约模式是令人满意的模式。我们认为，这一模式较前两个模式是一大进步，也是可取的。

第三节　患者的权利与义务

在医患关系中，医患双方都有各自的权利和义务，第四章中已经阐述了医务人员的法律、道德权利与义务，这一节阐述患者的法律、道德权利与义务。

一、患者的权利

早在 18 世纪 90 年代法国大革命时期，就出现了病人争取健康权利的运动。20 世纪六、七十年代，在欧美、特别是美国的病人的权利运动更引人注目。于是，1973 年美国医院协会制定并发表了《病人权利法案》；1975 年欧洲议会理事会将一个有关保证病人权利的建议草案提交给它的会员国；1980 年美国召开了全国第一届病人权利大会；1981 年世界医学会在葡萄牙召开的第 34 届大会上通过了《病人权利宣言》等，现在不少国家都有有关病人权利的文件。然而，我国目前尚无病人权利法案，但在一些法律法规及行政管理条例中有患者法律权利的规定，它包括：

1. 生命健康权

包括生命权与健康权。前者是指人在患病期间享有生存权；后者是指患者有恢复健康和增进健康权。《中华人民共和国民法通则》第 98 条规定：每一位中国公民都享有生命健康权，即将生命权和健康权并列在一起。《中华人民共和国执业医师法》第 24 条规定：对急危患者，医师应采取紧急措施进行诊治；不得拒绝急救处置。以上说明患者有生命健康权。

2. 医疗保障权

《中华人民共和国宪法》第 45 条第一款规定：中华人民共和国公民在年老、疾病或者丧失劳动能力的情况下，有从国家和社会获得物质帮助的权利。其中说明人患病时有医疗保障权。另外，1986 年我国政府承诺"2000 年人人享有初级卫生保健"，这又说明中国公民都平等的享有基本的医疗卫生保健服务的权利。

3. 疾病的认知权

《中华人民共和国执业医师法》第 26 条规定：医师应当如实向患者或者家属介绍病情，但应注意避免对患者产生不利后果。这说明患者对自己所患疾病的有关信息拥有认知权。

4. 知情同意权

1994 年国务院发布的《医疗机构管理条例》第 33 条规定：医疗机构实行手术、特殊检查或者特殊治疗时，必须征得患者同意，并应当取得其家属或者关系人同意并签字；无法取得患者意见时，应当取得家属或者关系人同意并签字；……。《中华人民共和国执业医师法》第 26 条规定：……。医师进行实验性临床医疗，应当经医院批准并征得患者本人或者家属同意。1999 年国家药品监督管理局颁布的《药品临床试验管理规范》第 14 条规定：研究者或者指定的代表必须向受试者说明有关临床试验的详细情况；14 条第一款说明受试者的同意应是自愿的。以上都说明无论在临床检查治疗中，或是实验性临床医疗、药物临床试验，患者都有知情同意权。

5. 隐私保护权

1988 年卫生部颁布的《医务人员医德规范及实施办法》中第 3 条第五款规定：为病人

保守医密，实行保护性医疗，不泄露病人隐私与秘密。《中华人民共和国执业医师法》中第22条第三款规定：医师执业活动中有关心、尊重患者，保护患者隐私的义务。《药品临床试验管理规范》中第14条第二款说明，试验及在试验中的个人资料的均属保密。以上说明，无论在临床医疗还是在临床试验中，患者都有隐私保护权。

6. 医疗服务的选择权

2000年国务院转发的国务院体改办、国家计委、国家经贸委、财政部劳动保障部、卫生部、药品监督管理局、中医药局《关于城镇医药卫生体制改革的指导意见》中提出"保障广大群众对医疗服务的选择权"，于是患者可以选择医院和选择医生。

7. 其他权利

《医疗事故处理条例》还规定，患者有病历复印权、病案封存权、观察尸检权、委托鉴定权、诉讼权、索赔权等。另外，患者还有根据病情有获得休息、免除一定社会义务和责任的权利。

以上是患者的法律权利，也是道德权利。此外，患者还要求核对医疗费用账单、监督自己医疗权利实现等道德权利。

二、患者的义务

目前，我国尚无系统、全面的病人义务的规定，也是分散在一些法律法规及行政管理条例中，它包括：

1986年10月30日公布的《卫生部、公安部关于维护医院秩序的联合通知》中规定：患者要严格按照医嘱进行检查、治疗，……；患者就诊、治疗要按章交费，……；禁止任何人利用任何手段扰乱医疗秩序，侵犯医务人员的人身安全，损坏国家财产。《中华人民共和国执业医师法》中规定：全社会应尊重医师。医师依法履行职责，受法律保护。这也是患者的义务。《中华人民共和国传染病防治法》中有传染病人要接受隔离治疗、配合实施必要的卫生处理和预防措施的内容。《中华人民共和国母婴保健法》中有医师发现或者怀疑患严重遗传性疾病的育龄夫妻应根据医师的意见采取相应措施的内容。

以上是患者的法律义务，也是道德义务。此外，患者还有遵守医院规章制度、恢复和保持健康以及支持医学科学发展（包括接受医学生实习、参与生物医学科研中的人体实验）等道德义务。

第四节　防范医患纠纷的伦理要求和医学道德规范

在医患关系中，医患纠纷是难以避免的，现今它已成为我国社会一个热点问题。为了防范医患纠纷和促进医患关系和谐，除了社会调整卫生政策、加速医疗卫生改革、医院加强管理和医务人员不断提高医疗质量外，医患双方还必须注意互动中的以下伦理要求和医学道德规范。

一、医患双方要进行密切的沟通与交流

随着医学科技的发展，大量的医疗仪器设备介入到医务人员的医疗卫生保健活动中，使医患关系出现了物化趋势，因而医患之间的沟通与交流减少，医患之间的情感发生淡漠，致使医患之间也容易互不理解和发生医患纠纷。因此，为了防范医患纠纷，医患之间要通过语

言与非语言进行密切沟通和交流，这也是建立和谐医患关系的基础。在医患沟通与交流时，要注意克服彼此的心理障碍、文化差异，同时正确使用沟通技巧，达到相互之间的了解、理解和发生矛盾时的宽容、谅解，这样可以防范和减少医患纠纷或将医患纠纷消灭在萌芽状态。

二、医患都要维护双方的权利

随着时代发展和观念的改变，人们的主体意识、民主意识和人权意识增强。医患双方的权利作为人权的组成部分，已经受到医患双方的关注，并且大量事实也说明医患双方中的任何一方不尊重或侵犯对方的权利是引起医患纠纷的原因之一。因此，要防范医患纠纷和促进和谐，必须对公众和医务人员普及伦理、法律的基本知识，提高医患双方维护自身和对方权利的意识，使之认识到维护医务人员的权利是患者、医疗卫生机构和社会的义务，而维护患者的权利是医务人员、医疗卫生机构和社会的天职。不过，在处理维护医患双方权利的关系时，要把维护患者的权利作为前提，因为在医患双方的医学知识和能力上存在着事实上的不平等，患者存在着"求医"心理且处于弱势地位，只有维护了患者的权利才有利于建立起指导—合作或共同参与的伙伴信托关系，并使维护医务人员权利的反应也强烈，抗击非典期间医务人员成了公众中的白衣天使形象就证明了这一点。同时，还应认识到维护患者权利的关键是保证医疗的质量和安全；维护医务人员权利的关键是尊重医务人员的人格尊严和人身安全。总之，在医患关系中双方都要维护双方的权利，从而可以防范或减少医患纠纷和促进医患关系的和谐。

三、医患双方都要履行各自的义务

在医患关系中，医患双方都有法律、道德义务等。实际上，医务人员的有些权利也是患者的义务，而患者的某些权利也是医务人员的义务。防范医患纠纷和促进和谐，除了都要维护双方的权利外，医患双方还必须履行自己的义务。为此：

第一，医患双方要提高认识、端正态度，即认识到履行各自义务的意义：（1）双方履行各自的义务，相应的也保障了双方部分权利的实现，进而可以促进医患在医疗卫生保健活动的协调与合作，形成良好的就医环境和秩序，并调动起双方进行医疗决策的积极性，从而有利于医务人员的正确决策和有序地开展医疗卫生保健活动，并且最终有利于促进患者的康复。因此，它有利于双方，特别是患者的利益。（2）双方履行各自的义务，可以缓解医患关系的紧张和减少医患纠纷，从而不至于使医疗卫生保健机构的领导和管理人员整天陷入难分难解的纠纷之中而不能自拔，那么便可以集中精力抓好医疗卫生保健机构的管理，提高医疗卫生保健质量和医学科学的水平，从而为维护、促进患者和人类的健康作出更大的贡献。（3）在医疗卫生保健实践活动中，医患双方履行各自的义务，有助于医患关系的协调与合作，相互间产生感情上的共鸣，并通过医患双方传递到家庭、单位和社会，从而促进社会的精神文明。

第二，医患双方还要克服以下认识或观念上的误区或者端正态度：（1）要求医患双方不能把义务视为约束自由，否则难以达到自觉自愿地去履行义务，即使法律义务不得不履行它，也很难达到全心全意而不折不扣地按要求完成，同时也会遭到对方的质疑而难以建立起相互信任的医患关系。因此，医患双方在履行各自的义务时，必须发自内心并认为是必须或应该尽的职责，这样才能真正达到自由。（2）医务人员也要克服长期形成的患者寻求医务人员的帮助是"求医"的观念和由此产生的权威心理或家长作风，从而仅把义务理解为患者单方应做到的；而患者也要克服由市场经济所带来的商品关系的影响，把医疗卫生保健机构及其医务人员理解为卖方而把自己理解为买方，并认为只有卖方有义务，而买方只有权利。（3）近些年有些医务人员认为社会只强调患者的权利而不强调义务，因而心理不平衡；而患者却认为自己有病去求医，也无权利可言，只是一切听从医务人员的安排，心理也有难言之隐。

第三，双方履行各自义务的关键是做到"尊医爱患"。"尊医"要求患者尊重医务人员的人格尊严、权利与劳动价值，在任何情况下都不能侮辱医务人员，更不能漫骂和殴打医务人员；"爱患"要求医务人员不仅要治疗病人的疾病，而且要关爱病人；不仅要关爱病人，而且还要关爱作为病人的人，即树立以人为本的医疗宗旨。

四、医患双方要正确认识和处理权利与义务的关系

在医患关系中，医患双方既有法律、道德权利，又有法律、道德义务。其中，法律权利与法律义务是一致的，互为条件的；而道德权利和道德义务不一定一致，即履行道德义务时不一定以获得道德权利为前提，如对待急诊患者，就不能采取先交钱后抢救，即使患者暂时无钱，急诊科和医务人员也要先抢救患者的生命。另外，患方的权利与医方的义务通常也是一致的，如患者有知情同意和选择的权利，那么医务人员就有尊重患者这种权利的义务，而对缺乏或丧失知情同意和选择能力的患者，医务人员应尊重家属或监护人的这种权利。不仅如此，为了使患者或家属、监护人真正地达到知情同意和选择，医务人员还应提供足够的信息并让其能够理解，在此前提下让患者或家属、监护人自由同意和选择。但是，有时患者的权利与医务人员的义务也会发生冲突，如患者个人的权利有时与患者的生命利益或医务人员对他人、对社人的义务发生矛盾，如大出血的病人需要输血，而患者因惧怕输血感染上艾滋病而拒绝，此时面临着患者个人权利与医务人员挽救患者生命义务的矛盾；再如只有一个供移植的器官而三个病人同时需要这个器官，那么也会发生某一患者权利与医务人员尽义务的矛盾。至于患方的义务与医方的权利却不一定一致，如患者有严格按医嘱检查的义务，但却拒绝某项检查，而此时医务人员却没有实施强制检查的权利。总之，正确认识和正确处理医患双方的权利与义务的关系，有利于维护医患双方的权利和履行各自的义务，并促进医患关系的和谐。

五、医患双方要加强道德自律和遵守共同的医学道德规范

针对医患纠纷中医务人员与患者的原因，医患双方加强道德自律是防范医患纠纷的关键。对于医务人员的目前道德自律，第一，要求医务人员在医疗卫生保健服务中重视对患者的情感投入，开展人性化服务，视病人为亲人，使患者有一种温暖感和信赖感；第二，在医疗卫生保健活动中要认真负责，一丝不苟，提高责任感和事业感；第三，要做到廉洁服务，不接受病人的吃请、红包等，重塑白衣天使的形象。对于患者的目前道德自律，即重视就医道德，第一，要文明就医，要理解医务人员的辛苦和医疗卫生保健的困难；第二，要尊重医务人员的劳动和人格尊严，不恶语伤人，不做违法之事；第三，实事求是对待疾病而不要期望值过高，冷静、客观的要求医务人员。

在医患双方加强道德自律的基础上，双方还应遵守以下共同的医学道德规范：（1）互相平等和尊重；（2）互相理解和信任；（3）互相配合和关爱；（4）共同遵守法律和法规。

测试题

一、名词解释题

1. 医患关系
2. 医患技术关系
3. 医患非技术关系
4. 医患关系模式

二、单选题

1. 从伦理上说，医患关系是一种
   A. 供求关系
   B. 商品关系
   C. 主从关系
   D. 信托关系
   E. 契约关系

2. 在下列各种关系中，属于医患技术关系的是
   A. 医患间的诊治关系
   B. 医患间的道德关系
   C. 医患间的价值关系
   D. 医患间的利益关系
   E. 医患间的法律关系

3. 属于萨斯—霍伦德医患关系模式的是
   A. 互相竞争型
   B. 共同参与型
   C. 共同合作型
   D. 并列—互补型
   E. 平等—协作型

4. 患者下列的各种权利中，不属于法律权利的是
   A. 生命健康权
   B. 隐私保护权
   C. 委托鉴定权
   D. 病历复印权
   E. 核对医疗费用账单权

5. 患者的下列义务中，属于法律义务的是
   A. 遵守医院的规章制度
   B. 恢复和保护自身健康
   C. 接受医学生实习

   D. 诊治要按章交费
   E. 作为人体实验的受试者

6. 在下列关于医患双方权利的提法中，错误的是
   A. 维护患者的权利是医务人员的天职
   B. 维护医务人员的权利是患者的义务
   C. 维护患者权利的关键是保证不发生医患纠纷
   D. 维护医务人员权利的关键是尊重其人格尊严和人身安全
   E. 在处理维护医患双方权利的关系时，要把维护患者的权利放在优先地位

7. 下列关于医患双方要履行各自的义务的提法中，正确的是
   A. 医患双方履行各自义务是约束自由
   B. 医患双方履行各自的义务与权利无关
   C. 在医患关系中，履行义务是患者单方的事
   D. 在医患关系中的患者是买方，只有权利而无义务
   E. 医患双方履行各自义务的关键是做到"尊医爱患"

8. 医患双方要遵守共同的道德规范不包括
   A. 互相平等和尊重
   B. 互相理解和尊重

    C. 互相学习和竞争

    D. 互相配合和关爱

    E. 共同遵守法律和法规

三、问答题

1. 简述医患关系的性质和特点。

2. 简述萨斯—霍伦德的医患关系模式。

3. 简述患者有哪些权利？

4. 简述患者除法律义务外还有哪些道德义务？

5. 医患双方如何维护双方的权利？

6. 医患双方如何履行各自的义务？

四、案例题

    一对恋人到某医院进行婚前检查，医生在检查女方下腹时见有花纹，怀疑是"妊娠纹"。于是，医生问："你生过孩子吗？"女方惊愕地回答："没有！"医生又问："那你腹部怎么会有妊娠纹？"女方解释说："我以前较胖，现在瘦了会不会出现这种情况？请你进一步检查。"该医生又请另一医生检查，另一医生检查后说："好像是妊娠纹。"但是，医生却在体检表上签写"正常"。

    女方的男友在屏风后面听到了医生的问话，就对女方产生了怀疑。他俩原计划婚前检查后就去登记结婚，男方却借口忘带户口簿而回家。后来，男方通过介绍人解除了婚约。为此，女方痛不欲生，并到医院要求领导就"妊娠纹"进一步检查，于是该院请上级医院医生重新检查，结果是"外阴未婚型"。因而，女方又向法院起诉该医院医生。

    请问：女方为什么起诉该医院医生？你认为该医院医生有责任吗？

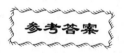

参考答案

一、名词解释题

答案略。

二、单选题

1. D　2. A　3. B　4. E　5. D　6. C　7. E　8. C

三、问答题

    1. 答：医患关系的性质：从法律上说，医患关系是一种具有医疗契约性关系；从伦理上说，医患关系是一种信托关系。

    医患关系的特点有：目标一致的相互依赖性；利益满足和社会价值实现的统一性；人格尊严、权利上的平等与医学知识和能力的不对称性；医患冲突或纠纷的不可避免性。

    2. 答：萨斯—霍伦德的医患关系模式包括：（1）主动—被动型，即在医疗活动中医生处于主动地位，而患者处于被动地位，犹如父母与婴儿的关系。这种医患关系模式适用于昏迷、休克、严重精神病、严重智力低下及婴幼儿等某些难以表达主观意志的患者，它的要点和特征是"医生为病人做什么"。（2）指导—合作型，即在医患关系中医患双方在医疗活动中都是主动的，不过医生有权威性且充当指导者，而患者接受医生的指导且密切与医生配合，两者犹如父母与少年的关系。这种医患关系模式广泛使用于患者，特别是急性病人或虽病情较重而头脑清醒能表达病情且与医生合作者，它的要点和特征是"医生告诉病人做什么"。（3）共同参与型，即在医疗过程中医生和病人具有近似同等的权利而共同参与医疗的决定与实施，两者犹如成年人之间的关系。这种医患关系模式多适用于长期慢性、且有一定医学科学知识的病人，它的要点和特征是"医生帮助病人自疗"。

3. 答：患者有生命健康权、医疗保障权、疾病认知权、知情同意权、隐私保护权、病案封存权、观察尸检权、委托鉴定权、诉讼权、索赔权以及根据病情获得休息且免除一定社会义务和责任等法律权利。此外，患者还有要求核对医疗费用账单、监督自己医疗权利实现等道德权利。

4. 答：患者除了法律规定的义务外，还有遵守医院规章制度、恢复和保持健康以及支持医学科学发展等道德义务。

5. 答：医患双方要维护双方的权利，第一，双方要了解和学习伦理、法律的基本知识，提高维护自身和对方权利的意识，并认识到维护医务人员的权利是患者的义务，而维护患者的权利是医务人员的天职。第二，在处理维护医患双方的权利关系时，要把维护患者的权利放在优先的地位，同时还要认识到维护患者的权利的关键是保证医疗质量和安全，而维护医务人员权利的关键是尊重医务人员的人格尊严和人身安全。

6. 答：医患双方要履行各自的义务，第一，医患双方要提高认识、端正态度，即认识到履行各自义务的重要意义。第二，医患双方要克服一些认识或观念上的误区或者端正态度，如：不能把履行各自义务视为约束自由，不能认为履行义务只是对方的事等。第三，认识到双方履行各自义务的关键是做到"尊医爱患"。

四、案例题

案例分析：因为该医院医生在给女方进行婚前检查时语言不当伤害了女方的男友，使之解除了婚约，从而又伤害了女方，这是女方上诉的原因。

该医院医生虽然在体检表上签写"正常"，但是在签字前缺乏足够证据的怀疑对话，正好让其女方男友听见，显然影响到女方的名誉，因此是有责任的。

第六章 医务人员之间关系的医学道德

学习目标 •————————————————————————————

通过本章学习，掌握协调医务人员之间关系的医学道德规范和医护关系的医学道德规范；熟悉正确处理医务人员之间关系的意义和医护关系模式的转变；了解医务人员之间关系的基本模式和有关医务人员之间关系的医学道德文献以及医护间互相的角色期望。

————————————————————————————————•

医务人员之间的关系及其医学道德是医学伦理学的重要研究对象，受到了古今中外医学家和伦理学家的重视，并且把它作为医德教育、修养和评价的重要内容。随着医学的进步和当代医学模式的转变以及人类精神文明发展的要求，更引起了广大医务人员的关注。

第一节 医务人员之间关系的含义和意义

一、医务人员之间关系的含义

医务人员之间的关系是指从事相同医疗卫生保健职业的医务人员所形成的一种业缘关系。它有广义与狭义之分：广义的是指医务人员互相之间、医务人员与后勤和行政管理人员之间的人际关系；狭义的是指医生、护士、医技人员自身之间与互相之间的关系。

二、正确处理医务人员之间关系的意义

正确处理医务人员之间的关系，使其互相之间处于一种和谐状态，它是当代医学发展的客观需要，有利于发挥医院的整体效应而提高各项工作的效益，也有利于建立良好的医患关系和医务人员的成才。具体地说：

（一）它是当代医学发展的客观需要

当代医学发展呈现两个明显趋势：纵向分化与横向综合。分化的结果：导致基础医学向微观纵深发展，把生命的物质结构、病理结构推进到前所未有的分子水平、基因水平；导致临床医学分科愈来愈细，如原来的外科已分化出普通外科、胸科、脑外科、骨科、心外科、泌尿外科、烧伤外科、手外科、肿瘤外科、移植外科等，其他科也如此。综合的趋势促使医学对生命机体的综合研究和医学模式的转变，从而不但使已分化的医学学科间的综合，也使医学与其他自然科学、社会科学互相渗透，社会科学的渗透有人又称医学的社会复归。

英国技术预测专家詹姆斯、马丁测算人类的知识：19 世纪是每 50 年增加一倍；20 世纪是每 10 年增加一倍；20 世纪 70 年代是每 5 年增加一倍，而现在已达到了大约每 3 年增加一倍。这个预测表明知识陈旧和更新以及新知识的增长的速度日益加快，在此形势下，一个

人的精力和寿命是有限的，不可能精通各个专业，而且医学的分化促进了临床专业化的发展，对医务人员专业水平的提高和对疾病认识的深化也有益。但是，专业化也导致医务人员的知识面过窄，造成对患者的"碎片"式诊疗，甚至一个外科医生诊治不了"本专业"以外的外科疾病，故而有些患者抱怨医生把他们当做一架拆成很多部件的机器，而不是当成完整的人对待。于是，在20世纪系统论、控制论和信息论的影响下，1977年美国纽约罗彻斯特（Rochester）大学医学院恩格尔（George L·Engel，1913～1999年）教授提出了生物-心理-社会医学模式，促使医学走向综合化，并从疾病为中心转向以病人为中心。为了适应综合化趋向，一方面医务人员要尽力"以博促专"，在努力扩大自己知识背景（包括医学与其他自然科学广泛结合以及医学与社会科学互相渗透的知识）下发展专业知识，同时加强专业间的学术交流；另一方面不同专业的医务人员之间必须加强协作和互相配合，攻克医学上的难题、复杂手术、危重病人的救治需要这样，而普通性疾病的诊治也如此。否则，会影响正常诊疗活动地进行和医疗质量的提高。这种协作和配合除依靠医疗卫生保健机构的规章制度外，主要还是靠医务人员的自觉和建立在共同医学道德基础上的良好医疗人际关系。

（二）它有利于发挥医疗卫生保健单位的整体效应

医疗卫生保健单位是一个有机整体，在这个整体中如果医务人员互相关系和谐，每个人都会心情舒畅，工作兴趣受到鼓舞，积极性、主动性和创造性得以充分发挥，工作效率就会大大提高。同时，再通过群体之间的互补、师承和控制，使每个人的潜力得以充分展现，从而使群体产生一种超乎个体能力简单相加的集体力，这种集体力具有任何个体所不具备的性质和功能，是一种质的飞跃。因此，医疗卫生保健单位不用花资金，也不用增加编制，就可以产生整体的正效应，即医疗卫生保健单位的医疗、教学、科研、预防、管理效益得以提高。相反，医务人员之间互相关系紧张、松散就会矛盾丛生，是非不断，互相间难以配合协作，这样不但不会产生超乎个体能力总和的集体力，而且内耗增加，每个医务人员的积极性因受到压抑而调动不起来，其个人的潜力也只能发挥出一部分，这是整体负效应的结果。因此，要发挥医疗卫生保健单位的整体效应而提高其各项工作效益，正确处理医务人员之间的关系是至关重要的。

（三）它有利于医务人员的成才

医学人才的成长依赖于社会的宏观条件和单位的微观条件以及个人的主观条件。在社会的宏观和单位的微观条件中，人际关系是很重要的，尤其是单位内的医务人员之间的关系是医学人才成长的重要环境。美国卡内基工业大学曾对一万个人案例记录进行分析，结果发现"智慧"、"专业技术"和"经验"只占一个人成功因素的15%，其余85%决定于人际关系。哈佛大学工业就业指导小组调查了数千名被解雇的男女，发现人际关系不好比不称职的高出两倍。美国还有不少调查研究报告证明，在每年调动的工作人员中，因人际关系不好而无法施展才能的占90%。我国医务界大量的事实也说明，良好的医务人员之间的关系是自己在同行中保持主动和获得信任、支持、帮助的前提，它有助于事业的进取、心理健康和才能的发挥，由此带来的积极作用成为医学人才健康成长的良好土壤。不可否认，也有少量医务人员以我为中心，斤斤计较个人得失，使自己失去了与其他医务人员之间关系的和谐，由此带来的消极作用制约了个人技术、才能的发挥，在成长的道路上设置了一个个障碍，最终可能是英雄无用武之地。因此，在一个整体中，每个医务人员都应经常反省自己的人际关系，从组织上也要加强协调并促进人才流动，使医务人员能够健康成长。

（四）它有利于建立和谐的医患关系

在医疗卫生保健实践过程中，医务人员之间的互相联系和交往是以患者为中心进行的。医务人员之间的互相支持和密切协作，有利于患者疾病的诊治和康复，因此也有助于医患之间和谐关系的建立。相反，医务人员之间发生矛盾，出现冲突，彼此之间联系会发生障碍，行动不能很好协调，那么正常的医疗卫生保健活动将受到影响，甚至难以进行。如后勤氧气供应不及时，手术难以进行；边缘性或复合性疾病各科互相推诿，就会延误患者疾病的诊治时机等。其结果是危及患者的利益，引起医患之间的矛盾或纠纷，从而恶化医患关系。所以，在某种意义上说，医务人员之间的互相关系是医患关系的外在表现，而良好的医务人员之间的关系有助于融洽医患关系的建立，不良的医务人员之间的关系是引起医患矛盾和纠纷的根源之一。

第二节　医务人员之间关系的基本模式

医务人员之间关系的模式是指在医疗卫生保健实践的互相关系中，医务人员各自所处的地位状况。由于医务人员所处的地位状况是变化的，因此互相之间关系的模式也会发生变化。我们提出医务人员之间关系的模式，有利于制定医务人员之间关系的医学道德规范和建立和谐的关系。

医务人员之间关系的基本模式有：权威—服从型、指导—接受型、并列—互补型、合作—竞争型。

一、权威—服从型

权威—服从型模式是指医务人员之间的互相关系和联系中，一方处于主导地位或绝对权威的地位，另一方处于服从地位或被动地位。这是一种传统的医务人员之间关系模式，显示出互相间的不平等，而且主导者容易产生独断专行、官僚主义或主观主义；服从者不能发挥其主观能动性而产生消极被动、不负责任的心理或行为，尤其是随着人们自主意识和民主意识的增强，还容易产生逆反心理。因此，这种模式存在着一些弊端，然而现在有些医疗卫生保健单位在医生与护士之间，甚至在领导者与被领导者之间（特别是民营医院）、临床医师与医技人员之间、上级医务人员与下级医务人员之间等轻重不等的存在着这种关系模式，对此要作具体分析，并且要改变不符合时代要求的做法。

二、指导—接受型

指导—接受型模式是指医务人员之间的互相关系和联系中，一方处于指导地位，另一方处于接受指导的地位。这种模式虽然指导一方处于相对权威的地位，但并不限制接受指导一方积极性和主动性的发挥。由于指导者的思想、经验、知识、能力等高于接受者，那么在医疗卫生保健单位领导者与被领导者之间、上级医务人员与下级医务人员形成这种模式，既有助于发挥领导者和上级医务人员的积极性，也在利于被领导者和下级医务人员的迅速成长。因此，被领导者和下级医务人员要虚心接受指导，领导者和上级医务人员也要尽到自己的责任。另外，还需要认识到这种模式不是绝对的，也不是一成不变的。接受者一方有他们的长处，同时随着他们的成长也会出现"青出于蓝而胜于蓝"的现象，因此随着接受指导者的成长要兼顾互补关系或向互补关系转化。

三、并列—互补型

并列—互补模式是指医务人员之间的互相关系和联系中，双方完全处于平等地位，没有权威和非权威之分，只有分工不同。像医疗卫生保健单位的临床医师与医技科室医务人员之间、同级医务人员之间、医生与护士之间、医务人员与后勤人员之间等都应是并列—互补关系，即双方既保持各自的独立性、自主性，又通过互相协作达到互补。这种模式有利于双方积极性和主动性的发挥，也利于形成医疗卫生保健单位的整体效应。

四、合作—竞争型

合作—竞争模式是指医务人员之间的互相关系和联系中，既要合作，又要在德才和为人民健康服务的贡献上比高低。随着市场经济的建立和卫生改革的深化，将竞争机制引进了医疗卫生保健单位，它不仅发生在医务人员个体之间，而且在医疗卫生保健单位内部各科室、各专业之间，甚至医疗卫生保健单位互相之间都存在着互相竞争。互相竞争有利于破除绝对平均主义的"大锅饭"，但也容易产生危机心理、嫉妒心理、逆反心理等而引起互相之间的利益冲突。因此，医务人员、科室、专业、医疗保健单位互相之间在坚持合作的前提下开展竞争，并且互相竞争要放在同一起跑线上，坚持根本利益一致的原则，通过合作—竞争达到比、学、赶、帮、超的竞赛。

第三节　医务人员之间关系的医学道德规范

医务人员之间关系的医学道德规范是协调医务人员之间关系应遵循的行为准则和要求。古今中外不少的医学家、国家政府、学术组织都有这方面的论述或规定，本章在介绍这些论述和规定的基础上，再综述和概括提出我国医务人员在处理互相关系中应遵循的医学道德规范和要求。

一、有关医务人员之间关系的医学道德规范文献

早在公元前的五世纪，古希腊著名的医学家希波克拉底（Hippocrates，约公元前460年—公元前377年）在著名的《希波克拉底誓言》（Oath of Hippocrates）中就谈到："凡授我艺者，敬之如父母，作为终身同业伴侣，彼有急需我接济之。视彼儿女，犹我兄弟，……"。我国唐代名医孙思邈（581—682年）在《千金要方》书首的"大医精诚"篇中也写到："夫为医之法，不得多语调笑，谈谑喧哗，道说是非，议论人物，炫耀声名，訾毁诸医，自矜己德。偶然治瘥一病，则昂头戴面，而有自许之貌，谓天下无双，此医人之膏肓也。"明代著名的医家龚廷贤（1522－1619年）在《万病回春》一书中提到"医家十要"，其中第九要是："莫嫉妒，因人好恶。天理昭然，速当悔悟。"明代著名的外科医家陈实功（1555—1636年）在《外科正宗》一书中提到"医家五戒十要"，其中第三要是："凡乡井同道之处，不可生轻侮傲慢之心，切要谦和谨慎。年尊者恭敬之，有学者师事之，骄傲者逊让之，不及者荐拔之。如此自无谤怨，信和为贵也。"德国著名的医生胡弗兰德（christoph Wilhelm Hufeland，1762—1836年）在1797年发表的《胡弗兰德医德十二箴》（Hufeland's Twelve Adivice on Medical Morality）中第十箴写到："尊重和爱护你的同行。如不可能，最低限度也应该忍让，不要谈论别人，宣扬别人的不足是聪明人的耻辱。片言只字地谈论别

人的缺点和细微的过失，也会造成别人名誉的永久损害，应该考虑到这种后果。每个医生在医疗上都有他自己的特点和方法，不宜去作轻率的判断。要尊重比你年长和爱护比你年轻的医生，要发扬他们的长处。当你还没有看过这个病人，你应当拒绝评论他们所采取的治疗措施。"而第十二篇中还写到："当一个病人离开他的经治医生来和你商量时，你不要欺瞒他。应叫他听经治医生的话，只有当你发现那医生违背原则，并确信在某些治疗有错误时，才能够评论他，这才是公平的，特别在涉及他的行为和素质的评论时，更应如此。"1803 年，英国医学家、医学伦理学家帕茨瓦尔（Thomas Percival，1740—1804 年）出版了世界首部《医学伦理学》著作，标志着医学伦理学成为一门学科，在书中他特别强调医务人员之间的关系与行为准则，他把医学伦理学看做是"政府对医院进行管理的法典，是保证无论是官方的行为或是医际关系都需要受到文雅和正直的原则所制约。"

　　20 世纪以来，国内外有关医务人员之间关系的论著、章程、宣言等更加丰富、具体，其中也有医务人员之间关系的医学道德规范。如：1933 年，我国著名的医学家、上海震旦大学医学院教授宋国宾（1893—1956 年）出版了我国首部医学伦理学著作，即《医业伦理学》，书中专门用三章的篇幅论述"医师与同道"的关系问题。他强调："医者对于同道之第一责任，即为应作一有正义之人。对于同道，不应有丝毫之侵犯，并须有相当之敬意。但事实上尝有造谣诽谤同道之医生，其对于同道，或毁其学术，或毁其人格，或于病人之前，排斥其医法，批评其轻忽，以减少其信用。而为非道义之竞争，此实违背正义，破坏医业，低降自己人格之举动也。"还强调："医者为表示仁爱起见，须避免误会，消弭争端，具有礼貌。"以及对同道有"谦让之态度"。国际上有关医务人员之间关系的宣言、行为原则或准则、誓词、法规等也非常多。如：1948 年在日内瓦召开的世界医学大会通过并于 1968 年召开的第 22 届世界医学大会上修订的《日内瓦宣言》（Declaration of Geneva）中写到："……我衷心感谢和尊敬我的老师……；我把同事看做自己的兄弟；……"1949 年在伦敦召开的第三届世界医学会通过的《国际医德准则》（International Code of Medical Ethics）中写到："医生对医生的职责。一个医生必须对同事有礼貌。一个医生不要挖走同事的病人。"1956 年印度医学会制定的《印度医生誓言》（Physician's Oath of India）中写到："……尊重老师，感谢他的教诲；……我的同事犹如我的兄弟。"1957 年美国医学会颁布的《美国医学会医德原则》（Principles of Medical Ethics，American Medical Association）中第四条写到"……同行业中的伙伴如有非法或不道德行为，医生必须毫不犹豫地加以揭露。"1971 年苏联由最高苏维埃主席团通过批准并颁布的《苏联医师誓词》（Physician's Oath of the soviet union）中写到："只要病人利益需要，就要向同事请教和邀请会诊，绝不拒绝同行的建议和帮助。"1972 年在墨西哥举行的第十五次齿科医学会议上通过的《齿科医学伦理的国际原则》（International principle of dental ethics）中写到："齿科医师在业务上有帮助他人的责任；齿科医师不应在患者面前毁谤、指责另一位齿科医师。"法国制定的《法国医学伦理学法规》（Code of Medical Ethics in France）共有五篇 90 条，其中第三篇共 17 条专门规定医生之间的关系，如其中第 55 条规定："医生之间应负道义上互相帮助的义务。如与同事发生意见分歧，应努力设法达成谅解，必要时可由医师公会部门委员会主席出面调解。"还规定："不得恶语中伤、诽谤或传播有损于同事执业业务方面的行为，保护受到不正当打击的同事是体现同行之间的良好友谊。"第 71 条规定："为了病人利益，医生也应该与卫生工作者，尤其是药剂师、口腔外科医生、妇产科医生保持良好关系，应该尊重他们的职业独立性。"以及"医生有义务对医疗辅助人员，男女护士、运动疗法医生等抱有亲切的态度。"……此法规还针对医疗实践过程中医生互相间的责任作了具体说明，特别是在会诊、易诊工作中应如何配合、协作和互相尊重都有具体要求。1981年我国卫生部颁布的《医院工作人员守则》一共8条，其中第5条就明确规定医务人员要"服从组织，关心集体，团结友爱，勇于开展批评与自我批评。"1988年我国卫生部颁布的《医务人员医德规范及实施办法》中医德规范7条，第6条规定："互学互尊，团结协作。正确处理同行同事间关系。"总之，从上述的文献介绍中，医务人员之间的关系受到了古今中外普遍重视，并制定了一些医学道德规范。

二、协调医务人员之间关系的医学道德规范

综合上述古今中外有关医务人员之间关系及其医学道德规范的规定或要求，联系我国医疗卫生保健单位和医务人员之间关系的现状，提出以下协调医务人员之间关系的医学道德规范及要求。

（一）共同维护病人利益和社会公益

保护病人的生命和健康，捍卫病人的正当权益，这是医务人员的共同义务和天职。"病人利益至上"是医务人员所应共同遵守的医学道德规范，也是建立良好医务人员之间关系的思想基础。根据这个规范，要求医务人员理解和同情病人疾病缠身的痛苦，关心和满足病人的生理、心理需要，以和蔼的态度、诚挚的语言和高度的负责精神进行诊治和护理，使病人有一种温暖感、信任感和安全感。医务人员绝不能冷漠他们、嫌弃他们，不要随便指责他们，更不能嘲笑和伤害他们，特别是刚入院的病人、老年病人、残疾病人、久治不愈的病人、带有脓臭味的病人等。对于病人由于病态心理支配而提出的苛刻要求或冲动、过激行为，医务人员要保持冷静和具有容忍力，绝不允许"以牙还牙"或采取事后报复的行为。对任何损害病人利益或不尊重病人人格、权利的言行，医务人员互相间要敢于抵制和批评。

在医疗卫生保健实践过程中，当病人个人的利益和社会公益发生矛盾时，如稀有卫生资源的分配、传染病人的隔离等，医务人员的意见要保持一致，并向病人或家属耐心解释、说明情况，希望他们服从社会公益、服从大局，同时使病人的利益损失降低到最低限度。医务人员绝不能在病人或病人家属面前挑动是非，以使病人或病人家属对某个或某些医务人员产生不满，否则不仅影响医患关系，而且也会影响医务人员之间的互相关系。

（二）彼此平等，互相尊重

在维护患者利益和社会公益的共同目标下，虽然医务人员有分工不同、职称之分及领导与被领导之别，但是在工作性质、人格上没有高低贵贱之分，彼此是平等的。因此，在医护关系上，那种所谓"医生的嘴，护士的腿"的说法是不当的，同样有些人认为医疗卫生保健单位内的后勤人员是为医生和护士服务的、医技人员也是为医生服务的观点也是片面的，这都会影响医务人员之间的平等关系，只有互相之间成为并列—互补关系以及树立医务人员都是为患者服务的思想，才能达到医护之间、医生与医技人员之间、医务人员与后勤人员之间的真正平等。平等还表现在医务人员的机会均等，即领导对相同情况的医务人员应该相同对待，对不同情况的医务人员要不同对待。因此，有些医疗卫生保健单位内的领导或科主任的任人唯亲作风，是不平等待人的表现，也是导致医务人员之间关系紧张的原因之一。但是，平等绝不是平均主义的"大锅饭"，应该在同一起跑线上奖励和晋升那些做出优异成绩的医务人员。

在平等的基础，医务人员还要互相尊重，具体表现在：（1）尊重他人人格。医务人员有着不同的个性特点，不要把自己的期望强加他人，更不要随意训斥、指责、嘲弄、取笑他

人。如医务人员不要随意指责行政管理科室人员"做官当老爷"、"官僚主义"，要理解管理工作的复杂性和困难。反过来，行政人员也不要训斥对管理工作有不同意见的医务人员，只允许唯命是从、俯首帖耳，要善于倾听医务人员的意见，欢迎他们参与管理。同样，医务人员不要当病人的面互相责怨，如检验科、影像科、药剂科医务人员不要随意责怨医生开的化验单、照相单、处方不合适，而医生也不要随意责怨化验不准确、照相看不清、常用药缺货等，彼此间要互相体谅，对待之间出现的矛盾要及时沟通、主动协商，不要让病人跑来跑去，更不能不负责任或借病人"撒气"。（2）保守他人的生理缺陷和隐私。任何一个人都不是十全十美的，医务人员不要在病人的面前互相议论其缺陷，更不能张扬其隐私，否则影响病人对医务人员的信任，也影响互相间的团结协作，而造成医患关系和医务人员之间关系的紧张。（3）要尊重他人的才能、劳动和意见。医务人员的才能不一，即使同级医务人员也是有差别的。因此，医务人员要客观地估价自己和他人，学人之长、助人之短；不要妒贤嫉能及贬低他人而抬高自己，特别是在晋升、调级和分配利益时，要克己相让，不要"各以所长，相轻所短"而影响团结。同时，还要尊重他人的劳动和意见，如在接待转诊病人时，要肯定转诊医院、科室和医务人员的先前工作，不要在病人和家属面前诋毁其名誉；在接待易诊病人时，要尊重原经治医生的劳动，不要在病人面前贬低原经治医生而故意抬高自己；在会诊时，要实事求是和尊重会诊医生的意见，不要出难题和转移自身的责任等等。最后，需要强调的是医务人员之间互相尊重，绝不是互相吹捧，也不是一团和气，否则只能形成庸俗的医务人员之间的关系。

（三）彼此独立，互相支持

医务人员的专业、岗位不同，并且工作都有相对的独立性。那么，互相间要理解，在工作联系中要为对方尽量提供方便，特别是在遇到困难时，互相要提供支持和帮助，这样才能建立良好的医务人员之间的关系，才有利于共同目标的实现。因此，医疗卫生保健单位任何一个科室、专业的医务人员都不能认为别的科室、专业医务人员是依附自己而存在的，如护士、医技科室的医务人员都是依附于临床医生的观点是错误的，要互相承认对方工作的独立性和重要性，而且履行互相支持和帮助的义务。然而，不能把医务人员之间的互相支持和帮助理解为无原则的讲情，更不能认为是互相间包庇错误和医疗差错事故。

（四）彼此信任，互相协作

医务人员之间互相信任是协作的基础和前提。医务人员之间要达到互相信任，首先要立足于本职从自己做起，在自己的专业岗位上发挥其积极性、主动性和创造性，以自己工作的可靠性和优异成绩去赢得其他医务人员的信任。同时，自己也要对其他医务人员的能力、品格等有一正确评估，估价过低难以产生信任，估价过高而产生的信任也难以持久。其次，彼此又要主动加强沟通和联系，将容易引起不信任的因素及时解决，达到互相理解、谅解和消除存在的误会，而不要互相议论和到处张扬，否则，将会加剧不信任程度。

在互相信任的基础上，医务人员之间才能产生协作的愿望和富有成效的合作，反过来协作又可以不断地增强信任程度。医务人员之间的协作是医疗、科研、教学的客观需要，医疗只有协作才能提高医疗质量，科研只有协作才能快出成果，教学也只有协作才能培养高素质的人才。医务人员之间的协作是互相的、互利的，不能以我为中心，要采取积极主动的态度，这样才能达到实质上的协作而不是表面、形式上的协作。如医护之间的协作，护士除按医嘱敏捷、准确地完成护理任务外，还要主动地协助医生观察病人，及时给医生提供各种信息，以利于医生诊治工作的顺利进行；医生也要主动地倾听护士对诊治方案的意见，积极采纳其合理化建议，并尽力协助护理工作或为护理工作提供方便。如果医护在诊治中出现了差错事故，要本着实事求是的态度，双方都不要推卸责任。再如后勤人员与医务人员之间的协作，后勤人员应主动上门为医疗、教学、科研等第一线服务，同时尽力为医务人员的生活提供方便而解除后顾之忧；医务人员也要支持后勤人员的工作，体谅他们的困难，不要借助病人给他们施加压力，同时在奖金、物质分配时兼顾到后勤人员的利益。

（五）互相学习，共同提高

在医务人员之中，各人的年龄不同、专业各异、智能优势和个性也有差别，互相学习可以取长补短，实现医务人员之间的互补与师承功能。老年医务人员经验丰富、学术造诣和威信高，然而年迈体衰，心有余而力不足，有时思想保守，创造力有所下降等；中年医务人员既有理论又有实践经验，而且年富力强，可以发挥承上启下的作用，然而对事物的敏感性和探索精神有时不及青年医务人员；青年医务人员朝气蓬勃，敢想敢干，富有创造精神，然而欠成熟、稳重，也缺乏经验。老、中、青医务人员互相学习，可以发挥年龄优势的特征，能够形成互补和师承；互相学习也可以促进医务人员博学多知，有利于开展综合性研究和疑难病的攻关；互相间的学习和组合，还可以产生合力作用，也可达到智能上互补。

医务人员之间互相学习，可以达到共同提高，而共同提高绝不是不允许"冒尖"。要鼓励发挥各自的优势，并进行互相竞争。随着市场经济的建立和卫生改革的深入，竞争观念已深入人心，医务人员之间竞争也是客观存在。但是，我们提倡的竞争是充分发挥自己的技术特长、智能优势，为维护和增进人类的健康为目的。为了鼓励竞争，医疗卫生保健单位应努力为医务人员创造竞争的环境和提供平等竞争的机会，并为优胜者创造更好的条件，以促进医疗卫生保健单位的发展和人才的成长。

（六）彼此制约，互相监督

医务人员之间互相制约和监督的目的是为了对病人负责和防止发生医疗差错事故，以维护患者的利益。因此，在医疗卫生保健单位内部医务人员之间也要开展互相制约和监督，如护士在执行医嘱或药剂人员在发药时，如果发现医嘱或处方不当或有错误，应及时向医生提醒和纠正，不能抱消极、不负责的态度盲目执行，否则会危害病人，甚至造成难以挽回的恶果。再如某医务人员对待别人出现差错事故的苗头，应该及时提出忠告或批评，不能事不关己袖手旁观，更不能等待看别人的笑话而听任差错事故的发生。另外，对待医疗差错事故的责任者、有失医务人员尊严的行为者等也要敢于批评。医务人员对待别人的忠告和批评，也应抱着虚心的态度认真对待，不能置若罔闻，更不能认为是有意刁难，否则后果不堪设想。

第四节　医生与护士之间关系的医学道德

在医疗卫生保健实践中，治疗和护理是密切相关、最重要的组成部分，医生和护士为其主要承担者，两者缺一不可，关系十分密切。因此，在医务人员之间关系中，医护关系尤其重要，讨论他/她们之间关系的医学道德意义也就可想而知了。

一、医护关系模式的转变

我国古代医护药不分，病人没有专门的护士照顾，而是由医生和家属照料。鸦片战争之后，西医连同西方文化一同进入我国，一些西方宗教团体开办教会医院和护士学校，1884年福州创办了第一所护士学校，随后北京协和医院、长沙湘雅医院、武汉普仁医院也先后办起护士学校。从此，一批从事护理工作的专业队伍逐渐形成、壮大，那么医护关系就成为医疗人际关系的重要组成部分。但是，长期以来，由于传统观念和等级观念的影响，造成护士的社会地位低下，加之人们对护理工作的重要性认识不足和对护理工作的专业性、科学性缺乏了解以及护理专业的单一中专教育结构等，因而造成重医轻护，把护理工作看成医疗的附属品，护士是从属医生的，只不过是机械的执行医嘱，做些打针、发药和生活护理的琐事，这样就形成了主从型的医护关系模式。然而，随着医学模式的转变、整体护理的开展以及护理专业多层次教育结构（本科逐渐增多，出现了硕士、博士），使现代护理在临床工作中的地位和作用日益突出，因而主从型的医护关系已逐渐向并列—互补型医护关系转变。"并列"是指医疗和护理是贯穿于治疗疾病整个过程的并列要素，发挥着同等重要的作用，如同车的双轮、鸟之双翼，两者缺一不可；"互补"是指医护间交流信息，互相协作，互为补充，共同促进病人的康复。

二、医护间互相的角色期望

由于医护间的互补关系，互相间都有角色期望，医护双方了解对方对自己的角色期望，有利于建立和谐的医护关系。

（一）医生对护士的角色期望

1. 具备一定的医学基础知识和护理知识，具有特定的护理操作技术以及相关的人文社会科学知识（护理心理学、护理美学、护理伦理学等）。

2. 理解医嘱的意图及意义，及时、正确地执行医嘱；向病人解释医嘱，取得病人的合作；如果执行医嘱过程中有什么问题，要及时和医生商议解决。

3. 平时做好病人的躯体、心理护理和病人家属的工作，以保障医疗过程的顺利进行；在抢救病人时，能够敏捷的配合医生，以不失时机地抢救病人。

4. 观察并及时而详细地报告有关患者的病情变化、对治疗的反应、病人的心理状态以及患者、家属等有关人员对疾病的态度，以助医生的医疗决策。

（二）护士对医生的角色期望

1. 具备较高的医学专业知识和一定的人文社会科学知识（医学心理学、医学社会学、医学伦理学等），具有特定的医学操作技术和抢救技术，并帮助护士提高医学知识和技术水平。

2. 诊断正确，治疗处置得当；医嘱简明，内容正确，便于执行；听取护士的意见，必要时修改医嘱；护士在执行医嘱过程中，如果病人不合作，医生应给予协助。

3. 工作计划性强，尽可能按病房医疗护理工作时间表的规定开医嘱，做各种医疗处置工作不要拖泥带水。

4. 主动了解关心病人的各种情况，协助护士做好病人的心理疏导，做好病人、家属和相关人员的必要解释工作。

5. 充分尊重护士的劳动，在患者面前注意维护护士的威信。

三、医护关系的医学道德规范

上述的医务人员之间的医学道德规范也适合医护关系，此外，结合医护关系的特殊性而补充或强调医护双方应遵循的以下医学道德规范。

（一）坦诚沟通，密切配合

在临床工作中，虽然医生与护士分工不同，但是绝不能因分工而分家。因为两者的目标是一致的，即在同一医疗过程中共同减轻病人的身心痛苦和加速病人的早康复。为此，在医疗过程中，双方必须及时沟通和交流病人的病情和变化的信息、心理状态和需求、治疗反应等；同时，还要密切配合，采取合适或改变原有的医护措施，以实现共同的目标。如果发生了医护间的矛盾或冲突，更需要及时的坦诚沟通与交流，将矛盾或冲突解决在萌芽状态，以利于双方的密切配合，共同对患者负责。否则，互不通气或互不服气，甚至互相抱怨或互相拆台，必然影响互相间配合，最终将危及病人的健康利益。因此，医护双方必须遵守坦诚沟通、密切配合的医学道德规范，以建立和谐的医护关系和医患关系。

（二）互相理解，团结互助

在医护关系中，双方都要理解对方工作的独立性和专业性以及对方的职责和作用，互相尊重对方的劳动。医生不能片面强调自己工作的重要性而要求护士绝对服从或顺从，护士也不能推卸自己的责任而对医生产生依赖性。在互相理解的基础上，除了各自履行自己的职责外，还要发扬团结互助精神，如护士在巡视病房时，发现某一患者心脏骤停，应果断地进行胸外按摩，同时迅速报告医生；尤其是急诊科护士，面对急救的病人，往往先给医生做好抢救准备或做些应急处理，以免耽误抢救时机。同样，为了患者的治疗需要，必要时医生也可以替代护士做些护理工作。总之，团结互助体现了医护工作的整体性，有利于医护关系的和谐。

（三）互相维护声誉，对病人负责

在临床工作中，医护双方在病人、家属面前都要避免有损于对方的言行，尽力维护对方声誉，否则容易引起患者及家属对一方、甚至双方的不信任，而不利于医护活动的开展。但是，如果医护发现对方的工作有误，应本着认真、负责的态度进行纠正，甚至是提出批评，如医生的医嘱有误，护士不应机械地执行医嘱，要善意给医生指出修改；同样，如果护士执行医嘱不坚持三查七对，医生也要善意提出批评。特别是医护某一方发生了差错事故，对方不能替之遮遮掩掩，或者大事化小、小事化了，应本着实事求是和对病人负责的态度，正确地对待与处理。

测试题

一、名词解释题

1. 整体负效应

2. 并列—互补关系

二、单选题

1. 下列关于良好医务人员之间关系产生的整体效应的提法中，错误的是
   - A. 使群体内产生互补
   - B. 使群体内产生师承
   - C. 使群体内产生控制
   - D. 使群体产生个体能力简单相加的集体力
   - E. 使群体内每个医务人员的积极性等得以充分发挥

2. 不属于医务人员之间关系基本模式的是
   - A. 权威—服从型
   - B. 指导—接受型
   - C. 并列—互补型
   - D. 竞争—合作型
   - E. 共同参与型

3. 协调医务人员之间关系最重要的思想基础是共同维护
   A. 互相间的利益
   B. 医疗科室的利益
   C. 广大群众的利益
   D. 病人的利益和社会公益
   E. 医疗机构的整体和长远利益

4. 医务人员互相协作的基础和前提是
   A. 彼此独立
   B. 互相学习
   C. 彼此竞争
   D. 互相信任
   E. 多加联系

三、问答题

1. 简述协调医务人员之间关系的医学道德规范。

2. 除了医务人员之间关系的医学道德规范外，医护之间还应遵守哪些特殊的医学道德规范？

3. 医护关系模式是如何转变的？

四、案例题

案例：患儿王××，男，3岁。因误服5ml的炉甘石洗剂到某医院儿科急诊。急诊医生给开了25％硫酸镁20ml导泻，但将口服误写成静脉注射。治疗护士拿到处方心想："25％硫酸镁能静脉注射吗？似乎不能，但又拿不准。"又想："反正是医嘱，执行医嘱是护士的职责。"于是，将25％硫酸镁给患儿静脉注射，致使患儿死于高血镁的呼吸麻痹。

请对上述案例进行分析并回答：

（1）案例中医生的行为违背了什么医学道德基本原则，为什么？

（2）案例中护士是如何看待医护关系的，其行为违背了什么医护之间的医学道德规范，为什么？

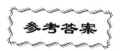

参考答案

一、名词解释

答案略。

二、单选题

1. D　2. E　3. D　4. D

三、问答题

1. 答：协调医务人员之间关系的医学道德规范包括：共同维护病人利益和社会公益；彼此平等，互相尊重；彼此独立，互相支持；彼此信任，互相协作；互相学习，共同提高；彼此制约，互相监督。

2. 答：除了上题的医务人员之间的医学道德规范外，医护之间还应遵守下述医学道德规范：坦诚沟通，密切配合；互相理解，团结互助；互相维护声誉，对病人负责。

3. 答：长期以来，由于传统观念和等级观念的影响，造成护士的地位低下，加之人们对护理工作的重要性认识不足和对护理工作的专业性、科学性缺乏了解以及护理专业的单一中专结构等，因而造成重医轻护，把护理工作看成医疗的附属品，护士是从属医生的，只不过是机械执行医嘱，故而医护之间便形成了主从型的模式。然而，随着医学模式的转变、整体护理的开展以及护理高层次人才增多，使现代护理在临床工作中的地位和作用日益突出，因而主从型的医护关系已逐渐向并列—互补型转变，从而使医护共同促进病人的康复。

四、案例题

案例分析：该案例中的医生因粗心大意开错处方，这是导致护士错误执行医嘱的前提，因此他违背了医学道德基本原则中的不伤害原则。

护士开始对用药途径怀疑，但不询问、不核实、不找医生或其他护士商量，却一味绝对执行医嘱而导致患儿死于高血镁所致的呼吸麻痹，因此她把医护之间关系仍理解成主从型，她也违背医护之间应遵循的坦诚沟通、密切配合和互相维护声誉、对病人负责的医护道德规范。

第七章 临床诊疗的医学道德

学习目标 •────────────────

通过本章学习，掌握临床诊疗的医学道德原则和询问病史、体格检查、辅助检查对医生的医学道德要求以及药物治疗、手术治疗对医生的医学道德要求；熟悉辅助检查、药物治疗对医技人员的医学道德要求；了解心理治疗、营养饮食治疗和康复治疗的医学道德要求。

────────────────

临床诊疗是临床工作的中心，医务人员只有实现诊疗技术与医学道德的统一，才能更好地完成这一中心任务。临床诊疗的医学道德包括临床诊疗的医学道德原则和规范，这些原则和规范是在医务人员长期的诊疗实践中产生和系统总结出来的，既体现了医学道德基本原则的精神，又是临床诊疗特点的要求。

第一节 临床诊疗的医学道德原则

一、临床诊疗的过程

医生对病人疾病的诊断、治疗是一个连续而统一的过程。诊断是医生对病人所患疾病的认识和作出的判断，而治疗是在诊断基础上采取的减轻病人痛苦和促进病人康复的措施。在上述过程中，医学道德同诊疗技术一样贯穿始终，因此医生应像重视诊疗技术一样重视其医学道德的要求。

二、临床诊疗的医学道德原则

（一）整体性原则

整体性原则是指医务人员在诊疗过程中把病人作为一个统一的整体。因为，病人是生理、病理、心理的统一，是生物学意义生命与社会意义生命的统一。因此，医务人员在诊疗疾病的过程中，既要重视病人的躯体疾病，又要了解和关注病人的心理状态和社会环境，以整体的观点对待疾病和病人，防止局部的、片面的观点。同时，要调动病人的积极性，解除病人的心理障碍，使之处于良好的心境接受诊疗。为此，医务人员仅有医学知识是不够的，还需要学习心理学、社会学等方面的知识，学习病人疾病的心理、社会分析方法，以深厚的同情心和高尚的道德情操以及精湛的诊疗技术促进病人的整体康复，并杜绝医源性疾病（iatrogenic disease）的发生。

（二）最优化原则

最优化原则是指在选择诊疗方案时以最小的代价获得最大效果的决策。具体地说，医务人员在选择诊疗方案时，在当时的医学科学发展水平和客观条件下，而采取的诊疗措施使病人的痛苦最小、耗费最少、效果最好、安全度最高。为此，医务人员在诊疗过程中，要具有精湛的诊疗技术、良好的临床思维能力和全心全意为人民健康服务的医学道德思想，并且把自己使病人尽可能快康复的良好愿望与最优化地选择诊疗手段结合起来，即实现诊疗目的与诊疗手段的统一，从而达到最佳的诊疗效果。

（三）知情同意原则

知情同意原则（principle of informed consent）是指医务人员在选择和确定疾病的诊疗方案时要取得病人的知情和自由选择与决定，对于一些特殊检查、特殊治疗和手术以病人或病人家属（无家属者由监护人）签字为据。为此，要求医务人员信息告知，并在病人对信息理解的基础上作出自由的选择与决定。在知情同意和选择的前提下，医务人员再对病人实施诊疗的具体措施。如果病人选择有误，医务人员有履行指导的责任。如果不经病人知情同意而医务人员一意孤行地进行诊疗，是侵犯病人自主权的行为。

（四）协同一致原则

协同一致原则是指在诊疗过程中医务人员之间、专业相互之间和科室相互之间的通力协作、密切配合和团结一致，共同为病人的康复而努力。现代医学的发展使临床分科愈来愈多，一个科室内各专业的分工也越来越精细。但是，病人作为一个整体，在诊疗过程中需要各科室、各专业之间的协同与配合。因此，医务人员要树立整体观点，要相互信任与支持、配合与协作，以发挥各科室、各专业间的互补作用，使病人得到最佳的诊疗。要防止医务人员之间互不通气、互不服气、互相推诿和互相拆台，以免给病人的诊疗带来困难和不良的后果。

第二节　临床诊断过程中的医学道德要求

疾病的临床诊断是医生通过采集病史、体格检查以及各种辅助检查措施收集病人的病情资料，然后将资料进行整理、归纳和分析，从而作出概括性判断的过程。简单疾病通过医生询问病史和体格检查即可确诊，较为复杂的疾病需要医生与医技人员协作进行必要的辅助检查才能确诊。有些疑难疾病，虽然病史、体格检查和各种辅助检查齐全，也不能及时确诊，往往需要边对症治疗边反复检查和观察，甚至通过试验性治疗或手术探查确诊。

疾病临床诊断的道德要求，贯穿于询问病史、体格检查和辅助检查的各个环节之中。

一、询问病史的医学道德要求

（一）询问病史对疾病诊断的意义

询问病史是医生通过与病人、病人家属或有关人员的交谈，了解疾病的发生和发展过程、治疗情况以及病人既往的健康状况等等，也是获得病人病情资料的首要环节和疾病诊断的主要依据之一。因此，能否取得齐全、可靠的病史，关系到下一步的检查、诊断、治疗和护理。

（二）询问病史的医学道德要求

1. 举止端庄，态度热情

在询问病史时，医生的举止、态度都会影响与病人的沟通与交流。医生的举止端庄、态度热情，可以使病人产生信赖感和亲切感，这不仅能使病人就诊时的紧张心理得以缓解，而且有利于倾诉病情、告知与疾病有关的隐私，从而获得全面、可靠的病史资料。相反，医生的衣冠不整、举止轻浮、态度冷淡或傲慢，病人容易产生不安全感或心理压抑情绪，因此不愿意畅所欲言，结果形成一种简单、刻板地问答式交流，难以获得全面的病史资料，从而影响疾病的诊断，甚至造成漏诊或误诊。

2. 全神贯注，语言得当

在询问病史时，医生的精神集中而冷静，语言通俗、贴切而有礼貌，使病人增强信任和感到温暖，从而有利于获得准确的病史。相反，医生询问病史时，无精打采、它事干扰过多或漫无边际地反复提问，使病人产生不信任感。而专业性强的术语使病人难以理解，惊叹、惋惜、埋怨的语言增加病人的心理负担，生硬、粗鲁、轻蔑的语言会引起病人的反感等等，这些都会影响病史资料的收集，甚至会发生医患纠纷。

3. 耐心倾听，正确引导

由于病人求医心切，期盼尽早解除病痛，因此在医生询问病情时，病人生怕遗漏而往往滔滔不绝。此时，医生不要轻易打断病人的陈述或显得不耐烦，要耐心倾听，并随时点头以示领悟。有些资料似乎是生活经历，但可能对分析病人的心理、疾病的社会背景有关；有些病人为忧虑或隐私困扰，通过宣泄或抒发，既使病人感到心里痛快，也有利于找到疾病的根源和治疗。但是，询问病史的时间有限，如果病人的诉说离题太远或病人不善于表达自己的病情，医生可以引导病人转到疾病的陈述上来或抓住病人的关键问题询问清楚，避免机械地听记。然而，医生要避免有意识的暗示或诱导病人提供希望出现的资料，否则主观片面地引导会使问诊走向斜路，以至造成误诊或漏诊。另外，当询问与疾病有关的隐私时，要首先讲明目的及意义，以免产生不必要的误会。

二、体格检查的医学道德要求

（一）体格检查对疾病诊断的意义

体格检查是医生运用自己的感官和简便的诊断工具对病人的身体状况进行检查的方法。中医体格检查包括望诊、闻诊、切诊，而西医包括望诊、触诊、叩诊、听诊。它是简便、经济的诊断方法，也是确定诊断的重要环节。

（二）体格检查的医学道德要求

1. 全面系统，认真细致

医生在体格检查过程中，要按照一定的顺序进行系统检查而不遗漏部位和内容，不放过任何疑点，尤其是重点部位；对于模棱两可的体征，要反复检查或请上级医生复查，做到一丝不苟；对于急危重病人，特别是昏迷病人，为了不延误抢救时机，虽然可以扼要重点检查，但也要尽职尽责，待病情好转再进行补充性检查。在体格检查中，要避免主观片面、丢三落四或粗枝大叶、草率从事，否则会造成漏诊或误诊。

2. 关心体贴，减少痛苦

病人疾病缠身、心烦体虚和焦虑恐惧，需要医生关心体贴、减少痛苦。因此，医生在体格检查过程中，要根据病人的病情选择舒适的体位，注意寒冷季节的保暖，对痛苦较大的病人要边检查边安慰。同时，检查动作要敏捷，手法要轻柔，敏感部位要用语言转移病人的注意力，不要长时间检查一个部位和让病人频繁的改换体位，更不能我行我素、动作粗暴，以免增加病人的痛苦。

3. 尊重病人，心正无私

医生在体格检查过程中，思想要集中，并根据专业界限依次暴露和检查一定的部位；在检查异性、畸形病人时态度要庄重；男医生给女病人进行妇科检查时要有护士或第三者在场。偶遇不合作或拒绝检查的病人时不要勉强，待做好工作再查或易诊检查。相反，在体格检查过程中，医生心不在焉，暴露与检查无关的部位或任意扩大检查范围，检查异性、畸形病人时有轻浮、歧视的表情或语言，强行检查一些头脑清醒而不合作的病人等，都是不符合医学道德要求的，甚至是违法的。

三、辅助检查的医学道德要求

（一）辅助检查对疾病诊断的意义

辅助检查包括实验室检查和特殊检查，这是借助于化学试剂、仪器设备及生物技术等对疾病进行检查和辅助诊断的方法，有时它对疾病的诊断起着关键作用。

（二）辅助检查的医学道德要求

辅助检查对临床医生的医学道德要求：

1. 综合考虑确定检查项目，目的纯正

辅助检查要根据病人的诊疗需要、病人的耐受性、病人支付费用的能力等综合考虑确定检查项目。诊疗需要且病人又能耐受和接受，即使是做多项检查、反复检查，也是无可指责的。但是，简单检查能解决问题，就不要做复杂而有危险的检查；少数几项检查能说明问题，就不要做更多的检查。因怕麻烦、图省事，需要的检查项目不做，是一种失职行为；出于"经济效益"的驱动而进行"大撒网"式或不必要的过度检查，或为了满足医生的科研需要而又未征得病人的同意进行与疾病无关的检查，都是不道德的。

2. 病人知情同意，医生尽职尽责

医生确定了辅助检查的项目以后，一定要向病人或家属讲清楚检查的目的、意义、费用和风险，让其理解并表示同意再行检查，特别是一些比较复杂、费用昂贵或危险较大的检查。有些病人对某些检查，如腰穿、骨穿、内窥镜等，因惧怕痛苦而拒绝检查，只要这些检查是必要的，医生应尽职尽责地向病人解释和劝导，以便尽早确定诊断和进行治疗，不能听其自然而不负责任，也不能强制检查而剥夺病人的自主权。

3. 综合分析检查结果，切忌片面性

现代生物医学技术的进步，辅助检查的手段能够使医务人员更深入、细致、准确的认识疾病，从而为疾病的诊断提供了重要依据，特别是一些疾病的早期，在没有明显症状和体征时，辅助检查可以及早诊断。但是，任何辅助检查都受到种种条件的严格限制，而且结果反映的是局部表现或瞬间状态。因此，为了避免辅助检查的局限性而要综合分析检查结果，如果片面夸大辅助检查在诊断中的价值，就会发生诊断的错误。

辅助检查对医技人员的医学道德要求：

1. 严谨求实，防止差错

这是指医技科室的医务人员对待辅助检查要严肃认真、细致准确、实事求是、一丝不苟，以免差错事故的发生。具体地说，采集标本或进行放射投照要按照检查单的要求和操作规程进行；接受标本时应认真查对，避免错号、漏号和丢失等；操作仪器、设备和使用标本、试剂时不能凑合；检查出的结果或影像不理想，必须重复检验或投照；填报结果时，不要张冠李戴、遗漏和随意涂改等等。须知，医技人员在任何一个环节上不严谨都会影响检查结果的可靠性，从而带来轻重不等的恶果。轻者重复检查而增大工作量和病人的痛苦，重者也会危及病人的生命。如果发现差错事故，要毫不犹豫立即纠正，绝不能杜撰数据或推诿责任。

2. 工作敏捷，作风正派

辅助检查直接为临床诊断和治疗提供信息，因此报告必须及时、准确。否则，会延误诊疗时机，轻者使病人重复来诊，重者影响病人抢救，外地病人还会增加经济负担。所以，医技人员要有急病人所急的情感，敏捷地进行检查，尽快做出报告，特别是急诊病人、手术台上等待结果的病人以及临床医生急需得到结果的门诊、住院病人。

在进行辅助检查时，医务人员不要谈笑戏谑。同时，要自尊自爱，检查要按规定的程序进行，不要超越检查的范围，检查女病人有时需要其他人员在场。总之，无论在什么情况下，医务人员都要保持正派的作风。

3. 精心管理，保证安全

医技科室主要运用仪器、设备等进行辅助检查，因此仪器、设备的管理是很重要的。要定期维修做好保养，以保证辅助检查的准确性和病人的安全。同时，有些辅助检查如影像、同位素检查的射线，对人有损害作用，因此医技人员需要做好自身、病人的防护。而辅助检查后，对排放的有毒、有害和放射性物质也要认真处理，否则会引起对环境的污染。以上都是医技人员对自身、病人、社会应尽的责任。

4. 发展特长，加强协作

辅助检查分别在不同的医技科室进行，各医技科室都有自己的专业特长，医技人员应利用自己的特长而独立地、主动地开展工作，并要在自己的专业领域不断地进取。但是，医技科室毕竟是为临床服务的，为临床服务不意味着为临床医生服务，而是和临床医生一样是为病人服务的。临床医生与医技人员的目标是一致的，在辅助检查中两者又是直接相联系的，因此双方既要承认对方工作的独立性和重要性，又要相互协作共同完成对病人的诊断任务。如果出现辅助检查与临床检查不一致的地方，双方应主动协商。如果之间发生了矛盾，双方应主动沟通，以便更好地为病人服务。总之，发展特长、加强协作在辅助检查中是很重要的，它应是临床医生与医技人员共同遵守的医学道德要求。

第三节　临床治疗过程中的医学道德要求

疾病的临床治疗包括药物治疗、手术治疗、心理治疗、康复治疗、饮食营养治疗等方面。在正确诊断的基础上，恰当的治疗措施是促进病人康复、减轻病人痛苦的关键环节。各种治疗方法的效果都与医务人员的医学道德有密切关系，因此，医务人员应忠实的遵守治疗中的医学道德要求，同时要不断地提高自己治疗技术水平，以便使各项治疗措施取得最佳效果。

一、药物治疗的医学道德要求

（一）药物对疾病治疗的意义

药物是医务人员维护和促进人类健康的有力工具，它不仅能控制疾病的发生和发展，而且也能提高人体抵御疾病的能力。但是，任何药物都有双重效应，即治疗作用与轻重不等的毒副作用。因此，医务人员在药物治疗中要发挥药物的有利作用，并且防止用药不当给病人造成危害。

（二）药物治疗的医学道德要求

药物治疗对医生的医学道德要求：

1. 对症下药，剂量安全

对症下药是医生根据临床诊断选择相适应的药物进行治疗。为此，医生必须首先明确疾病的诊断和药物的性能、适应证和禁忌证，然后选择治本或标本兼治的药物。如果疾病诊断未明且病情较为严重时，或者诊断明确而一时尚没有可供选择的治本或标本兼治的药物，都可以暂时应用治标药物，以减轻病痛和避免并发症。但是，医生要警惕药物对症状掩盖的假象，以防止给诊断带来困难和延误病情及发生意外。

剂量安全是指医生在对症下药的前提下，要因人而异的掌握药物剂量。因为用药剂量与病人的年龄、体重、体质、重要脏器的功能状况、用药史等多种因素有关，医生应具体了解病人的以上情况，用药灵活、有针对性，努力使给药量在体内既达到最佳治疗量而不至于发生蓄积中毒，即防止用药不足或过量给病人带来危害。

2. 合理配伍，细致观察

在联合用药时，合理配伍可以提高药物抵御疾病的能力，也可以克服或对抗一些药物的副作用，从而使药物发挥更大的疗效。但是，要达到合理配伍首先要掌握药物的配伍禁忌，其次要限制药位数。否则，滥用联合用药，由于药物的拮抗作用有可能近期给病人带来危害，而且由于耐药的发生也会给日后的治疗设置障碍。因此有些医生盲目地采用"多头堵"、"大包围"或为追求高的经济效益乱开大方的现象是不符合医学道德要求的。

在用药过程中，不管是联合或单独用药，都应细致观察，了解药物的疗效和毒副作用，并随着病情的变化调整药物的种类和剂量，以取得较好的治疗效果和预防药源性疾病的发生。忽视细致观察，或在观察中发现了问题而采取熟视无睹、听之任之的态度，都是不符合医学道德要求的。

3. 节约费用，公正分配

在用药物治疗时，医生应在确保疗效的前提下尽量节约病人的费用。常用药、国内生产的低价药物能达到疗效时，尽量不用贵重药、进口药，要抵制药物推销中的诱惑；少量药能解决治疗问题，就不要开大方，也不要开"人情方"、"搭车方"等。

进口药、贵重药数量少、价格高，使用这些药物时要根据病情的轻重缓急等进行全面考虑，做到公正分配、秉公处理。不能因亲友、熟人、上级而随便滥开这些药物，更不能以药谋私。否则，是不符合医学道德要求的。

药物治疗对药剂人员的医学道德要求：

1. 审方认真，调配迅速，坚持查对

药剂人员接到医生给病人开的处方，应该认真审查，如果发现处方上有短缺药品或有误，要耐心地向病人解释说明，并让病人找医生更改。药剂人员既不要擅自更改处方内容，也不要当病人的面责怪医生。药剂人员还要思想集中，对正确的处方迅速调配，免得让病人等候时间过长。配好的药物，药剂人员必须经过三查三对才可发给病人，免得发生差错事故。

2. 操作正规，称量准确，质量达标

有些医院的药剂科自配一些药剂，自配药剂必须符合《中国药典》、《部颁标准》、《地方标准》的规定要求，并且药剂人员在制作过程中做到操作正确，称量准确，质量达到标准，以保证药物治疗的有效性、安全性。因此，药剂人员在制作药剂过程中不能将就凑合，更不能掺杂使假。否则，是不符合医学道德要求的，甚至还要追究法律责任。

3. 忠于职守，严格管理，廉洁奉公

药剂科的工作与病人的康复、生命息息相关，因此药剂人员要忠于职守、严格管理、廉洁奉公。为此，要坚决抵制假药劣药进库；对进库的药品要经常清查，防止霉烂、变质和虫蛀鼠咬；对即将过期的药品要及时提醒临床医生使用或进行适当处理，防止过期失效而造成浪费；对发放毒、麻和限制药品要严格执行《麻醉药品管理条例》和《医疗用毒药、限制性剧药管理规定》，并监督临床医生使用，以免危害病人和流入社会。另外，药剂人员不能滥用手中掌握的贵重药、短缺药物的权利，做到廉洁；对待自己或别人出现的差错事故，要抛掉私人杂念，立即追查，采取补救措施，以避免发生严重后果。

二、手术治疗的医学道德要求

（一）手术治疗的特点

手术是外科、妇产科、耳鼻喉科、眼科、口腔科等科室的主要治疗手段，与其他疗法相比有以下特点：

1. 不可避免的损伤性

手术治疗的目的是去除病患，但是任何手术又都不可避免地给病人带来这样或那样的损伤，如切除有病变的器官使功能丧失或切除器官的一部分使功能受损，甚至有时不得不切除部分的正常组织。手术损伤的程度与病变的性质、病人的耐受程度、医务人员的技术和道德水平等有关。

2. 较大的风险性

由于病人的个体差异、病情多变，以及手术或麻醉的意外（anesthetic accident）等，任何手术都有一定的风险性，尤其是一些疑难手术或危重病人手术的风险更大，甚至有时会危及病人的生命。因此，参与手术的医务人员对病人肩负着重大责任。

3. 必要的协作性

任何手术的实施都离不开医务人员之间的协作，一般手术需要医生、护士、麻醉师之间的协作与配合，复杂或危重病人的手术有时需要多专业或多科室医务人员之间的协作完成。因此，手术的成功应该说是医务人员共同协作的结晶。

（二）手术治疗的医学道德要求

鉴于上述手术治疗的特点，在手术治疗过程中医务人员应遵循以下手术前、手术中和手术后的医学道德要求。

手术前的医学道德要求：

1. 严格掌握指征，手术动机要纯正

在手术之前，医务人员必须判断手术对病人的疾病治疗在当时的条件下是最理想的。凡是其他疗法优于手术治疗或可做可不做的手术；凡手术可能加速病人病情恶化或加速病人死亡的；凡尽管需要手术而不具备手术条件的等等，都不应当实施手术治疗。否则，不严格地掌握手术适应证，或抱着切开看的态度，甚至想通过手术来达到锻炼技术的动机，都是违背病人根本利益和医学道德要求的。

2. 病人或病人家属要知情同意

手术一旦确定，医务人员必须客观地向病人或病人家属（或监护人）介绍手术的必要性、手术方式、可能发生的不良情况或意外、术前注意事项等，并让其充分理解和自主地作出是否手术的决定。在知情同意的前提下，再履行书面协议的签字手续。医务人员不能在病人或病人家属尚未知情同意的情况下擅自做主手术，也不能抱着个人的目的哄骗或迫使病人接受手术。但是，在病人不能表达、病情危急而找不到病人家属或家属不能及时赶到抢救现场的情况下，医务人员出于高度的责任感，在没有病人或病人家属知情同意的情况下而又征得院领导的批准后的手术是合乎医学道德要求的。

知情同意是医务人员对病人或病人家属自主权利的尊重，也表明病人及家属对医务人员的信任和对手术风险的认同和承担。医务人员应充分认识这种信任和自身的责任，并以此激励自己努力履行医学道德义务，而不要把它当成推卸责任的借口。

3. 认真做好术前准备，为手术的顺利进行创造条件

手术确定后，还应认真组织术前讨论，制订一个安全可靠的手术方案，对术中可能发生的各种情况或意外要充分估计，并做好相应的应急措施准备，包括配血、药品、器械及设备等。同时，医务人员还要辅助和协助病人做好心理上、躯体上的准备，因为病人容易产生激动情绪，既盼手术日期尽早到来，又惧怕手术时的疼痛、不安全以及出现后遗症，对此医务人员应予以解释和安慰，必要时辅以镇静剂，使病人处于良好的心境去迎接手术。对术中注意事项还应给病人详细交代，并给予如何配合手术的辅导，免得手术时病人不知所措而影响手术进行。手术前躯体护理准备也很重要，如手术野的皮肤准备、肠道准备等均不能忽视与马虎，否则会影响手术的顺利进行和手术质量。

手术中的医学道德要求：

1. 关心病人，体贴入微

病人进入手术室，通常比较紧张和恐惧，并对医务人员有"生死相托"的心情。因此，医务人员要关心、体贴和安抚病人，如帮助病人上手术台，束缚四肢时要解释清楚，消毒时不随意扩大裸露面，随时擦去病人额头上的汗，尽量满足病人的合理要求等，使病人情绪稳定，以利于手术的顺利进行。

2. 态度严肃，作风严谨

在手术中，参与手术的医务人员要始终保持态度严肃、全神贯注，要避免谈论与手术无关的问题，即使手术发生了意外也要保持镇定，避免惊慌失措。同时，参与手术的医务人员要做到作风严谨，即：严格地遵守无菌操作；手术有条不紊，操作稳、准、轻、快；要尽量减少手术的创伤，不随意扩大手术范围；如有违章，应无条件接受监督并及时改正；手术缝合切口前，要认真清点器械、纱布等，保证完整无缺。

3. 精诚团结，密切协作

手术是手术医师、麻醉师、器械护士、巡回护士等人员的综合技术活动，手术成功是集体协作的结晶。因此，参与手术的每一个医务人员都要以病人的利益为重，一切服从手术的全局需要，相互间要精诚团结、密切协作。在手术中因争当主刀闹不团结、搞技术保密或技术垄断、将风险推给别人、出了差错事故推卸责任等做法，都是不符合医学道德要求的。另外，在手术中还要与病人家属密切联系和协作，特别是发现病情严重需要扩大手术范围时，或发现术前未检查出的病变而需要手术切除时，都要与病人家属及时联系与沟通，并取得同意和配合。否则，医务人员自作主张，术后容易发生医患纠纷，并且医务人员要承担责任。

手术后的医学道德要求：

1. 严密观察，勤于护理

手术结束不意味着手术治疗的终结，术后的观察、护理是手术治疗过程中的有机组成部分。因此，病人从手术室回到病房，要密切观察病人的生命体征、伤口有无渗血、各种导管是否畅通等，同时做好病人的口腔、伤口、皮肤、生活护理等，使病人顺利地度过术后阶段。忽视观察和护理，而造成的感染不能及时控制、术后出血、伤口裂开、甚至呼吸梗阻未能及时发现而造成严重后果，这是医学道德责任感不强的失职行为。

2. 减轻痛苦，加速康复

手术后，由于伤口疼痛和活动受限，病人比较痛苦，有的病人还会因手术失去某些生理功能而心理上焦虑、忧郁等。因此，医务人员应及时镇痛，帮助病人翻身和及早活动并做好心理护理，以便促进病人尽早康复。那种对病人痛苦熟视无睹或将护理工作完全推给家属去做的行为，是不负责任的失职行为。

三、心理治疗的医学道德要求

（一）心理治疗的含义和意义

心理治疗（psychotherapy）又称精神治疗，是用心理学的理论和技术治疗病人的情绪障碍与矫正行为的方法。心理治疗不但是心理性疾病的主要疗法，而且也是躯体疾病综合治疗中的一种辅助治疗。它适应了新的医学模式要求，有助于病人的整体康复。

（二）心理治疗的医学道德要求

1. 要掌握和运用心理治疗的知识、技巧去开导病人

心理治疗有自身独特的知识体系和治疗技巧。只有掌握了心理治疗的知识，才能与病人的交谈中了解心理疾病的发生、发展机理，从而作出正确的诊断；只有掌握了心理治疗的技巧，才能在诊断的基础上，有针对性地进行相应治疗，并取得较好的效果。如果不具备心理治疗的知识和技巧，只靠一些常识像给普通人做思想工作一样的施以安慰和鼓励，是把心理治疗简单化了，达不到有的放矢的效果，甚至会发生错误的导向，这是不符合医学道德要求的。

2. 要有同情、帮助病人的诚意

要求心理治疗的病人，在心理上都有种种难以摆脱的困扰与不适。因此，医务人员要有深厚的同情心，理解病人的痛苦，耐心听取病人倾诉苦恼的来龙去脉，在此基础上帮助病人找出症结所在，并通过耐心地解释、支持和鼓励，甚至做出保证，使病人改变原来的态度和看法，逐渐接受现实和摆脱困境，培养新的适应能力，从而达到帮助病人治疗的目的。但是，医务人员要避免把自己的情感、判断和利害掺杂进去，以免误导。

3. 要以健康、稳定的心理状态去影响和帮助病人

在心理治疗中，医务人员自身的基本观点、态度必须健康、正确；有愉快、稳定的情绪，这样才能影响、帮助病人，以达到改善病人情绪的目的。如果医务人员的观点、态度不当或错误，不但不能帮助病人，而且有可能促进病人的病情恶化；如果医务人员因为个人、家庭的巨大变化而造成不平衡的心理状态，不仅没有更多的精力和耐心去体会病人的心理负担，而且由此产生的不良情绪也会影响病人，同样也可以使病人的病情恶化。因此，从事心理治疗的医务人员要以健康、稳定的心理状态去影响和帮助病人，否则不宜或暂时不宜从事心理治疗工作。

4. 要保守病人的秘密、隐私

病人向心理医生倾诉的资料，特别是秘密或隐私，不能随便张扬，甚至有时对病人的父

母、配偶也要保密，以取信病人。否则会失去病人的信任，使心理治疗难以继续进行下去，甚至发生医患纠纷。不过，如果医务人员发现病人有自伤或伤害他人的念头时，在病人事先知道的情况下，可以转告家人或他人，而病人通常也能理解医务人员的行为在于保护自己或他人的生命，因而是符合医学道德要求的。

四、饮食营养治疗的医学道德要求

（一）饮食营养治疗的含义和意义

饮食营养治疗是根据诊疗疾病的需要，合理调配食物中所含的营养素以及采用科学的烹调，使其在诊疗中起辅助作用的一种疗法。这种疗法已有几千年的历史，并成为现代医学综合治疗的重要组成部分，它对患者起着支持、诊断、治疗和预防的重要作用。

（二）饮食营养治疗的医学道德要求

1. 保证饮食营养的科学性和安全性

运用饮食营养治疗的某些特殊性疾病，对患者的饮食质量和营养素都有一定的标准，如某些眼疾病及皮肤病患者需要提供含有丰富维生素 A 的饮食；消耗疾病、烧伤和外伤患者应提供高热量的饮食；心脏、肾脏和肝脏疾病引起的水肿病人需要供给低盐饮食；胰胆疾病引起的脂肪吸收不良要提供低脂肪饮食；糖尿病患者应给予低碳水化合物饮食等等。因此，医务人员应根据要求和规定去设计饮食，计算膳食的营养价值，配制食谱，开出科学的营养处方。同时，对凡是用饮食治疗的病人，须用特备的餐具，标签上注明病房、床号及姓名，避免出现差错。炊事员要根据处方加工烹调各类主副膳食，除了保证营养素在烹调过程中尽量少受损失外，还要严格执行卫生制度，如操作间生熟分开、不用变质腐烂的食物、餐具严格消毒等，以防止交叉感染和食物中毒，确保饮食营养治疗的安全性。

2. 创造良好的进餐环境和条件

干净、舒适、优美的进餐环境，给患者美好的心理感受，可以增进病人的食欲，提高饮食营养治疗的效果。因此，医务人员要努力消除引起患者不愉快、不利于进餐的因素而创造良好的进餐环境，如及时清除室内的污物、垃圾、便器及异常气味；餐具要清洁、干净、完整无损；借鼻饲、造瘘进食的患者用屏风遮挡；进食时播放一些轻音乐等等。同时，还要为患者进餐创造一些良好的条件，如进餐前，医务人员要尽力排除病人的烦恼，帮助不能自理病人洗手、漱口和安排适合的体位等；进餐时，医务人员要停止一切处置，用餐开始尽量给病人饮用一些果汁，对不能自理的病人主动、热情、耐心地喂食，对食欲不佳的病人要耐心劝导其配合饮食营养治疗等；进餐后，医务人员要让病人漱口，对不能自理的病人帮助洗刷餐具，及时将室内的残羹剩饭清除干净等，这样才能使饮食营养治疗顺利进行，并保证治疗效果。

3. 尽量满足病人的饮食习惯和营养需求

我国地域广大、民族众多，不同地区和民族的饮食习惯不同。因此，在不影响病人治疗的情况下，医务人员应尽量满足病人的饮食要求，特别是要尊重少数民族的饮食习惯。同时，由于病人的年龄、性别、病情的不同，营养的需求也不同，医务人员还要尽量予以满足。如儿科患儿正处在生长发育阶段，需要丰富的营养素，除糖、蛋白质和脂肪外，还需要补充钙、磷、铁无机盐以及微量元素；而且由于患儿的咀嚼能力差，消化功能也不健全，还要求饮食美味可口、新颖多样、易于消化。其他像孕妇、老年患者、手术前后的患者等也有特殊的营养要求，医务人员都应尽力满足，以帮助患者更快的康复。

五、康复治疗的医学道德要求

（一）康复治疗的含义和意义

康复治疗是康复医学（rehabilitation medicine）的重要内容，其服务对象主要是各种残疾人等，它通过物理疗法、言语矫治、心理治疗等功能恢复训练的方法和康复工程代偿或重建的技术，使残疾人等的功能复原到最大限度，提高其生活质量，并使残疾人等实现自己的社会价值。

（二）康复治疗的医学道德要求

1. 理解与尊重

不论是先天或后天疾病或外伤等所致的各种残疾，都会给残疾者带来终生、甚至难以挽回的损失。他们不仅有躯体上的创伤，而且有轻重不等的自卑、孤独、悲观失望等心理痛苦。因此，在康复治疗中，医务人员要理解、同情和尊重他们，绝不讥笑和伤害他们的自尊，选择效果最佳而患者乐于接受的康复方法，以建立和谐的医患关系，并促进他们尽快康复。

2. 关怀与帮助

残疾人行动不便，有的生活难以自理。因此，在康复治疗中，医务人员要耐心地在细微之处关怀与帮助他们的生活与训练，训练前向患者讲清其目的、方法及注意事项，以利于配合和保证安全；训练中要随时鼓励他们一点一滴地进步，使他们逐渐由被动状态达到主动参与治疗，以增加他们重返社会的信心与毅力。

3. 联系与协作

残疾人的康复，需要多学科的知识和多学科的医务人员、工程技术人员、社会工作者、特种教育工作者等人员的共同参与和努力。因此，在康复治疗中，康复科医务人员除了必须扩大自身的知识面外，还要与各种人员密切联系、加强协作，避免发生脱节，出现矛盾要及时解决，共同为达到残疾人的康复目标而尽心尽力。

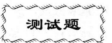

测试题

一、名词解释题

1. 最优化原则

二、选择题

1. 临床诊疗的医学道德原则不包括
   A. 整体性原则
   B. 最优化原则
   C. 知情同意原则
   D. 生命神圣原则
   E. 协同一致原则

2. 临床诊疗的最优化原则不包括
   A. 痛苦最小

B. 技术最新
C. 耗费最少
D. 效果最好
E. 安全度最高

3. 在下列各项中，属于手术中道德要求的是
   A. 严格掌握手术指征，手术动机要纯正

B. 精诚团结，密切协作

C. 严密观察，勤于护理

D. 减轻痛苦，加速康复

E. 节约费用，公正分配

4. 在下列各项中，属于询问病史道德
要求的是

A. 全神贯注，语言得当

B. 精心管理，保证安全

C. 严谨求实，防止差错

D. 发展特长，加强协作

E. 综合分析检查结果，切忌片面性

5. 在下列各项中，属于药物治疗对医
生道德要求的是

A. 审方认真，调配迅速

B. 操作正规，称量准确

C. 坚持查对，质量过标

D. 合理配伍，细致观察

E. 忠于职守，严格管理

三、问答题

1. 简述询问病史的医学道德要求。

2. 简述体格检查的医学道德要求。

3. 简述辅助检查对医生的医学道德要求。

4. 简述辅助检查对医技人员的医学道德要求。

5. 简述药物治疗对医生的医学道德要求。

6. 简述药物治疗对药剂人员的医学道德要求。

7. 简述手术前和手术中对医务人员的医学道德要求。

8. 简述心理治疗的医学道德要求。

四、案例题

患者李××，男，72 岁。因反复右上腹痛并向右肩放射，伴有呕吐、发烧 4 个月，近 20 天加重且出现黄疸，到某医院外科就诊。体检，除巩膜和皮肤黄染、右上腹轻压痛外，无异常发现。B 超提示：肝外阻塞性黄疸，梗阻部位在胆总管上段（左、右肝管部位癌），肝内胆管扩张，肝外胆管未见扩张，胆囊未探及，故而诊断肝外梗阻性黄疸、胆管癌可能性大。于是，收患者住院进一步诊治。住院后，外科总住院医生查房认为，根据病情及 B 超检查结果诊断胆管癌的可能性大，但不能完全排除胰头癌或壶腹癌，医嘱复查 B 超。第二次 B 超结果为：肝外梗阻性黄疸，梗阻部位考虑为壶腹部实性占位。虽两次 B 超检查，占位性病变的位置仍不能确定，故进行查房讨论。在讨论时，一医生根据病史认为是典型的胆管炎症状，其炎症由结石引起的多见，且患者 20 年前有胃大部切除史而易发生结石，故占位性病变可能由结石所致；另有医生诊断占位性病变不能除外癌，故建议行 ERCP 检查。因患者发烧又等待了一段时间做 ERCP 检查，但未成功。由于患者黄疸及病情逐渐加重，故不得已行开腹探查。手术探查证实为胆总管内结石、残余胆囊管结石。

请问：在上述案例中医生对疾病的诊断存在什么问题，并对此进行医学道德分析。

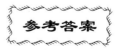

一、名词解释题

答案略。

二、单选题

1. D　2. B　3. B　4. A　5. D

三、问答题

1. 答：询问病史的医学道德要求是：（1）举止端庄，态度热情；（2）全神贯注，语言得当；（3）耐心倾听，正确引导。

2. 答：体格检查的医学道德要求是：（1）全面系统，认真细致；（2）关心体贴，减少痛苦；（3）尊重病人，心正无私。

3. 答：辅助检查对医生的医学道德要求是：（1）综合考虑确定检查项目，目的纯正；（2）病人知情同意，医生尽职尽责；（3）综合分析检查结果，切忌片面性。

4. 答：辅助检查对医技人员的医学道德要求是（1）严谨求实，防止差错；（2）工作敏捷，作风正派；（3）精心管理，保证安全；（4）发展特长，加强协作。

5. 答：药物治疗对医生的医学道德要求是：（1）对症下药，剂量安全；（2）合理配伍，细致观察；（3）节约费用，公正分配。

6. 答：药物治疗对药剂人员的医学道德要求是：（1）审方认真，调配迅速，坚持查对；（2）操作正确，称量准确，质量达标；（3）忠于职守，严格管理，廉洁奉公。

7. 答：手术前对医生的医学道德要求是：（1）严格掌握适应证，手术动机要纯正；（2）病人或病人家属要知情同意；（3）认真做好术前准备，为手术的顺利进行创造条件。

手术中对医生的医学道德要求是：（1）关心病人，体贴入微；（2）态度严肃，作风严谨；（3）精诚团结，密切协作。

8. 答：心理治疗的医学道德要求是：（1）要掌握和运用心理治疗的知识、技巧去开导病人；（2）要有同情、帮助病人的诚意；（3）要以健康、稳定的心理状态去影响和帮助病人；（4）要保守病人的秘密和隐私。

四、案例题

案例分析：临床诊断主要依靠病史和体格检查，虽然有时辅助检查能起决定作用，但也必须综合病史和体检确定诊断。在上述案例中，医生有过分依赖辅助检查的倾向，因而延误了一些手术时间，也增加了病人的痛苦和经济负担，这不符合医学伦理的有利原则和辅助检查的医学道德要求。现在，有些医生不重视临床基本功的训练，有过分依赖化验和特殊检查的倾向，应引起医务人员的重视。

第八章 护理的医学道德

学习目标 ●

　　通过本章学习，掌握护士的医学道德规范、系统化整体护理和急诊护理的道德要求；熟悉基础护理和门诊护理的道德要求；了解护理道德的实质和作用。

　　护理的医学道德即护理道德，它与护理相伴而生，并随着护理学的进展而发展。护理道德是整个医学道德的有机组成部分，也是人类世代护理实践积累的认识体系，它关系到护士的自我完善、履行职责以及社会的精神文明。因此，护士在学习、提高护理知识和技术的同时，还应重视护理道德的要求和修养，并将两者统一到护理实践中去，以便更好地维护和促进人类的健康。

第一节 护理及其护理道德的实质和作用

　　随着社会的进步，人们健康需求的改变和护理学的发展，护理的概念也在变化，护理道德在护理工作中的作用也愈来愈明显，这就促使我们更加重视护理道德。

一、护理的含义和特点

（一）护理的含义

　　护理源于拉丁文 Nutricius，意指哺育小儿、扶助弱者、保护病人、照顾老人等。1980年美国护士学会（ANA）对护理的定义是："诊断与处理人类对现存和潜在的健康问题的反应。"从这个定义可以看出，护士从事护理要对已经表现出疾病状态的病人和可能出现疾病状态的健康人的健康问题进行全面评估，确定护理诊断并执行护理措施，应用护理程序和护理理论指导解决人们的健康问题，并对护理活动的效果进行评价。这个定义也说明，护理的对象和范围已从病人扩大到健康人，已从个体病人的护理到群体的健康护理，由此护理将要从医疗卫生保健机构扩展到社区、家庭；护理也不再是从属医疗的技术职业，而是和医生、其他医务人员共同为人类健康服务的独立专业。

（二）护理的特点

1. 独立性

　　护理具有独特的理论和知识体系，有护理专业组织和护士团体，特别是系统化整体护理的开展等，使护理有相对的独立性。但是，护理的独立性不意味着不与其他学科和医务人员发生联系，护理需要其他学科的资源，需要与医生、医技人员等共同协作，这样才能促进护理学的发展和完成维护、促进人类健康的使命。

2. 广泛性

护理工作具有内容广泛、具体多样的特点，表现在：护理对象包括病人、亚健康人和健康人，而病人又是各式各样的，即病种不同、病情轻重各异；护理病人的内容又有基础护理、专科护理和心理护理等；护理病人的方式又有功能性护理、责任制护理、系统化整体护理、小组护理、个案护理等。因此，护理具有广泛性的特点。

3. 整体性

在生物医学模式的影响下，护理是以疾病为中心。在生物—心理—社会医学模式的指导下，护理由疾病为中心转向以病人为中心。自 20 世纪 70 年代以来，由于护理学的发展，护理已从附属于医疗的技术职业转变为独立的、为人类健康服务的专业，从而使护理扩展到健康和疾病的全过程，服务的对象已由个体到群体。因此，现代护理已从以病人为中心转变为以整体人的健康为中心，这也是护理的重要特点。

4. 严格性

护理工作是一项科学技术工作，关系到病人的生命安危。因此，护士必须严格地遵守各项规章制度和操作规程，并且在观察病情，查对和执行医嘱，进行各种技术操作，预防各种并发症等护理工作时，要做到及时、准确、安全和有效，这都体现护理工作具有严格性的特点。

5. 艺术性

弗洛伦斯·南丁格尔（Florence Nightingale，1820 - 1910 年）提出："人是各种各样的，由于社会职业、地位、民族、信仰、生活、习惯、文化程度的不同，所得的疾病和病情不同，要使千差万别的人都得到治疗或健康所需要的最佳身心状态，本身就是一门精细的艺术。"她还说："护理工作是精细艺术中最精细者，其中一个重要原因就是护士必须具有一颗同情的心和一双愿意工作的手。"从上看出，护理工作不是单纯的技术，而是一门蕴含着丰富道德内涵的艺术，这也是护理的特点。

二、护理道德的实质和作用

（一）护理道德的实质

护理道德是指护士在履行护理服务过程中的心理意识和调节护士与他人、社会关系的行为准则或规范的总和。1973 年修订的《国际护理学会护士守则》（International Council of Nurses Code for Nurses）中提出：护理的需要是全人类性的。护理从本质上说是尊重人的生命，尊重人的尊严和尊重人的权利。不论国籍、种族、主义、肤色、年龄、政治或社会地位，一律不受限制。上述提法也体现了护理道德的实质。

（二）护理道德的作用

1. 护理道德是提高护理质量的保证

在医疗工作中，医护乃是一个整体，医生工作和护士工作是在医学发展中出现的分工。奴隶社会的早期，医巫分离，医学才正式成为一种独立的职业。然而，在一个漫长的历史时期内，医护是不分的。随着医学科学的发展，逐渐出现了护理职业，但护理仍从属于医疗，医生工作和护理工作是主从型关系。直到 19 世纪中叶以后，英国护士南丁格尔开创了科学的护理专业，护理才逐渐成为一门独立的学科。医护分工反映了人们对疾病认识的深化与治疗水平的逐步提高，它既是诊治疾病的客观需要，又是对病人承担道德责任与义务的有效措施。但是，疾病的诊断和治疗是一个极其复杂的过程，只有医生与护士及其他医务人员的密切配合、相互协作才能共同完成诊治疾病、促进康复的任务。1973 年修订的《国际护理学会护士守则》中规定，护士的基本任务有四方面：增进健康、预防疾病、恢复健康和减轻痛苦。由此看出，护士不仅对患者有帮助恢复健康和减轻痛苦的任务，而且对健康人群有增进健康和预防疾病的责任。单就护理患者而言，护士处在治疗的第一线，要执行医嘱、观察和监测病情变化、进行各种护理技术操作、提供生活和心理护理等。已故外科专家黄家驷教授对护士工作有这样的评价："护士和病人的接触比医生多得多，病情变化觉察得比医生早，病人有什么话，时常很早对护士说，因此，病人健康的恢复对护士的依赖丝毫不低于医生。"以上都充分说明护理工作在医疗工作中的地位和重要作用，如同医生工作一样，护理工作是医疗卫生保健工作各个环节不可缺少的组成部分，护理质量直接影响着医疗质量。

护理质量的好坏取决于护士的道德水平和技术高低，没有良好的护理道德，就不能胜任护理工作，更谈不上护理质量的提高。正像我国旧民主主义革命烈士秋瑾女士在她译著的《看护学教程》一书中指出的，看护是"对社会义务的一端"，"即使学识全备，技术娴矣，然非慈惠仁爱，周密肃静，善慰患者之痛苦，而守医生命令，亦不适看护之任"。可见，一个护士必须在不断提高专业技术水平的同时，注意提高自己的道德境界，才能不断地提高护理质量，进而促进医疗质量的不断提高。

2. 护理道德是建立良好护理人际关系的基础

护理人际关系包括护士与患者及其家属之间的关系、护士相互之间的关系以及护士与医生、医技人员、后勤人员、行政管理人员之间的关系。护士与患者及其家属的接触最多，因为患者绝大部分的治疗、观察、照料工作都是护士直接付诸实施或在护士的参与下实施的，并且护士在很多场合还充当医生与患者、医技人员与患者联系的中介。护士与护士同在护理岗位，是朝夕相处的同事或姐妹。由于护理工作的范围广，护士与医生、医技人员、后勤人员以及行政管理人员都有交往，尤其是护士与医生是紧密配合的。

护士良好护理人际关系的建立有赖于精湛的护理技术和护理工作的可靠性作条件，更需要良好的护理道德做基础。因为良好的护理道德有助于护士与患者及其家属形成信托关系，也有助于护士与护士、护士与其他医务人员形成相互学习与尊重、相互配合与协作、相互支持与监督的平等的同志式关系，即使相互间发生了矛盾，也能够得到较快、较好的解决，从而有利于护理工作的顺利进行和护理、医疗质量的提高。相反，不良的护理道德是引起护患矛盾、甚至发生护患纠纷的重要原因，也是造成护士之间、护士与其他医务人员之间团结涣散、互不信任、矛盾丛生等的根源，从而影响到护理及医疗工作的正常进行，影响到护理、医疗质量的提高，并最终危及病人的利益。

3. 护理道德是实现医院良好医疗管理的条件

在医院，无论是门诊、病房或是手术室、急诊室等，护士都肩负着一部分医疗管理工作，特别是护士长多是科室的"管家"。一方面，护士对医疗环境的安静、清洁、整齐等负有一定责任；另一方面，护士对科室的物质、设备、器械、药品等担负着管理工作，这些都是医疗、护理的物质基础。

护士参与医疗管理有赖于管理制度是否完善和管理手段是否恰当等，更有赖于护理道德的保证作条件。护士有良好的护理道德修养，就能自觉地维护各项管理制度，积极参与管理，使各项医疗管理井井有条，从而有利于护理、医疗的顺利进行，并促进医疗质量和管理水平的提高。相反，不良的护理道德，就会造成医疗管理的紊乱，从而影响护理、医疗的正常进行，造成质量下降，并常常是护理、医疗差错事故发生的主要根源之一。因此，护理道德是实现医院良好医疗管理的条件。

4. 护理道德是护士自我完善的根本要素

护士的自身完善包括思想道德素质、科学文化素质和身心素质等诸要素的完善。其中，思想道德素质是护士自身完善的根本要素，它关系到护士怎样为人民的健康服务；科学文化素质是护士自身完善的必要要素，它关系到护士用什么手段为人民的健康服务；身心素质是护士自身完善的物质要素，这是护士为人民健康服务的物质基础。科学文化素质、心理素质的完善往往都有良好的思想道德素质所伴随，而科学文化素质和心理素质的完善又会促进良好思想道德素质的形成。思想道德素质的完善是在深刻理解社会主义道德、共产主义道德、社会公德以及认识护理道德本质基础上，逐渐建立起来的护理道德认识、情感、意志和信念，并形成良好的护理道德行为和习惯。

由上看出，护士的思想道德素质的完善关系到护理人才的成长，而护理人才的水平又影响护理的人际关系、护理质量和管理水平，最终也会影响到医疗质量。因此，每个有志从事护理事业的护士，都应该培养自己具有高尚的护理道德。

第二节　护士的医学道德规范

1988 年卫生部公布的《医务人员医德规范及实施办法》也包括了护士的医德规范。这里根据护理工作的性质、地位和特点，有针对性将护士的医德规范具体化，并根据这些规范对护士提出具体的要求。

一、热爱本职，精益求精

护士只有热爱本职，才有可能把自己的精力用于护理工作和不断进取，并为护理事业的发展作出贡献。为此，护士必须首先提高对护理工作意义的认识，认识到它在医疗工作和社会上具有举足轻重的地位。在医疗工作中，一个患者的康复有"三分治疗，七分护理"的说法，说明护理工作对患者康复的作用。就治疗本身而言，也都包含着护士的辛勤劳动，离不开护理工作的配合。正像著名外科专家裘法祖教授所说的："我是一个外科医生，护士是我的启蒙老师。我站在手术台边，是护士为我穿针引线、传递器械，使我完成了各项手术，护士是我的亲密战友，没有护士的帮助，我就没有今天的成就。"护士工作还有它的社会意义，正像著名的护理专家王琇瑛所说："国家不可一日无兵，亦不可一日无护士。"的确，护士像战士保卫祖国一样，保护着人民的健康，从而促进社会的物质文明和精神文明建设。基于对护理工作在医疗工作和社会上重要作用的认识，中外不少的护理专家和千百万普通护士，在平凡的岗位上作出了不平凡的业绩。有人用这样的诗句评价护士："她在生与死的交界处同病魔作战，为病人赢得生命；她用双手托来生的希望，用心牵来生命的曙光！"对这种赞扬的评价，广大护士是受之无愧的。

在社会上，现在仍有些人认为护士就是打针、发药、铺床、倒便盆，没有什么学问，是"伺候"人的工作。这种社会偏见加之市场经济下人们收入的较大差距，使一部分护士对护理职业产生了动摇。实际上，在我们的社会主义制度下，只有社会分工不同，没有高低贵贱之分，社会成员之间是一种"我为人人，人人为我"的相互服务关系。护士应当像南丁格尔当年抵制社会上的世俗偏见那样，把护理作为一种为千百万人幸福所需要的光荣岗位和崇高事业，在任何情况下不动摇，坚定献身护理事业的信念。同时，要自尊、自爱、自重、自强，用自己的行动去战胜世俗偏见和愚昧无知，并发扬奉献精神，那么最终会赢得社会上的理解和尊重。

随着医学模式的转变和护理科学的发展，护士已从单纯的疾病护理转向对病人的整体护理，从对病人的护理向社会人群的健康保健护理扩大等。因此，护士不仅需要扎实的护理基本知识、理论和技能，而且需要吸取护理心理学、护理伦理学、护理社会学等相关学科的知识和技能，以及不断地更新原有的知识和理论。这就需要护士在热爱本职工作的基础上，勤奋学习，不断进取，精益求精，从而适应和满足病人和人民群众对护理工作的需求。

二、语言文明，举止端庄

语言是护士与患者之间沟通、交流的工具，它也具有治病或致病的作用。护士的语言文明是尊重病人的具体体现，也可以使病人产生良好的心理效应，从而有利于建立良好的护患关系和促进病人的早日康复。否则，会恶化或中断护患关系，甚至发生患者疾病严重恶化的后果或护患纠纷。因此，护士要善于使用礼貌性语言、通俗性语言，并根据不同的病人、病情采取安慰性语言、解释性语言、鼓励性语言和保护性语言，同时注意发挥医嘱性语言和体态性语言的作用。护士要避免使用简单、生硬、粗鲁、讽刺、挖苦、侮辱、漫骂等不符合护士角色的语言。为达到上述要求，护士必须不断地加强语言修养，使自己的语言符合科学性、增加艺术性，使病人有一种亲切感和温暖感，而护士在不佳的心境时还要善于控制自己。

护士的行为举止像语言一样，是其素质的外在表现，并且不同的行为举止使病人产生不同的心理效应，从而影响护患关系和患者的康复。护士的举止端庄，如上班时衣帽整洁，精神焕发，彬彬有礼，谈吐文雅，反应灵敏，动作轻快，遇事冷静，忙而不乱，临危不惧等，可以获得病人的信任与尊重，有利于建立良好的护患关系。相反，上班时衣冠不整，浓妆艳抹，娇声娇气，粗俗轻浮，委靡不振，动作迟缓，手忙脚乱，临危退却，不负责任等，会使病人产生反感和不安全感，从而与之疏远，难以建立良好的护患关系。因此，护士要注意培养和训练良好的行为举止，并成为自己的行为准则。

三、同情病人，热忱服务

同情病人是护士应具有的最起码情感，表现在对病人的遭遇、痛苦和不幸，在感情上发生共鸣，并通过自己的语言、态度、服务方式和行为体现出关怀和体贴，把病人当做亲人。病人就诊时，特别是住院以后，由于环境的变化、角色的改变、疾病的折磨等，都会引起一系列的心理变化。护士应以高度的同情心给陌生的病人送去微笑，给忧愁的病人送去安慰和鼓励，给痛苦的病人送去帮助和温暖，给重危病人送去信心和力量，以体现白衣天使的爱。如南丁格尔奖章获得者司堃范，在一个姓戴的病人生命垂危时，家属告诉她："她谁也不认识了。"她闻声立即跑到病人床前喊："老戴同志，你看看我是谁。"病人终于用断续地微弱声音回答："老护士长。"这说明司堃范平时对病人的情感而赢得了病人最后的心声。因此，每一个护士都应该向老一辈的护理专家学习，做到理解、同情患者，并以自己和蔼的态度、亲切的语言、周到的服务对待病人。

热忱服务是护士同情病人的具体行为体现，表现在：热情、亲切地接待病人；主动地协助病人就诊或住院；耐心地向病人介绍门诊或病房的布局、规章制度等；认真做好卫生知识宣传和健康指导；尽量满足病人的生理、心理需要；努力减轻病人的痛苦和加速其疾病康复等。特别是对待老年病人、精神病人、残疾病人、婴幼病人、重危病人等更要关怀备至。尽管护士的岗位不同，但其言行举止都要体现热忱服务的精神，使病人满意。

四、尊重病人，保守秘密

尊重病人包括尊重病人的生命价值、人格和权利。病人的情况是千差万别的，但他们的生命都具有一定的价值或潜在价值，已经或今后将为社会作出贡献。因此，护士应竭尽全力做好护理工作，尊重病人的生命价值，为病人的根本利益着想。人格是指一个人在社会中的地位、尊严和作用的统一体。在社会主义社会，人们的相互关系和社会地位是平等的，人格都应受到尊重。护士要尊重病人的人格，把病人当成自己的朋友、亲人，要理解和体谅疾病给病人带来的痛苦和烦恼，杜绝"冷、硬、顶、推"和侮辱病人的现象。患者的权利是指法律规定的或合乎伦理要求的法律权利和道德权利，它体现了病人的利益，因而它愈来愈受到人们的关注，护士要尊重患者所有权利（参看第五章），特别是患者的知情同意权和知情选择权等，并成为患者权利的忠实维护者。

护士与患者朝夕相处，患者有关自己疾病、甚至与疾病无关的个人、家庭信息或隐私的秘密吐露给护士，这是信任护士的表现。然而，患者的秘密有时涉及他们的尊严或他们的家庭和谐。因此，护士要将保守患者的秘密视为一种义务，除了法律、医护的需要以及保密的义务与其他义务冲突且后者更为重要时（如为病人保密将给他人、社会带来严重危害时）需要解密外，护士绝不能随意张扬，更不能作为谈话的笑料。否则，有可能因失密造成严重后果或护患纠纷，此时护士将会受到道德谴责，甚至法律追究。

五、认真负责，任劳任怨

认真负责、任劳任怨体现出护士对病人的高度责任感和对护理的事业心。在护理工作中，护士的认真负责表现在以严肃的态度、严格的要求和严密的方法遵守各项规章制度和操作规程，并且做到专心致志、耐心细致、小心谨慎、轻柔敏捷、冷静果断等，使各项护理措施执行达到及时、准确和有效，并避免护理差错、事故的发生。另外，护理观察也是履行护士责任的重要手段。为此，护士要深入病房，密切观察病人，及时发现病情变化，使疾病的并发症或危象得以及时控制，这是对病人高度负责的表现。如上海某医院脑外科，一个颅脑术后已拆线的病人，一天午睡后护士发现枕头上潮湿，便用酒精棉球轻揩擦头皮，发现针尖大小的小孔渗液，于是配合医生迅速采取措施，病人一周痊愈出院。该例说明护士观察非常认真仔细，也是对病人高度负责的表现。

护理工作不仅是包含着大量的智力和体力的技术工作，而且还包含着大量繁杂和琐碎的服务工作。因此，护士要不计较个人得失，不辞辛苦，不厌其烦，不怕脏累，任劳任怨，这是护士献身精神和崇高道德品质的体现，也是赢得人民群众尊敬和爱戴的根本所在。如第二军医大学某医院烧伤病房收治一个严重电灼伤患者，因为双下肢高位截肢、右面部全部烧毁、双目失明，病人悲观失望，产生轻生念头，从而拒绝继续治疗，发脾气，打人骂人，向护士脸上吐口水，用指甲掐护士的手。但是，护士理解他，并且同情他、亲近他、安慰他，用美好的语言温暖他心灵上的创伤。其中，一个护士还对病人说："只要你骂了觉得心情舒畅些，那你就多骂几句、多打几下吧！"这句话打动了病人，他流下了眼泪，从此密切配合医护人员进行治疗。这个例子显示了护士任劳任怨的高尚品质。

六、廉洁奉公，遵纪守法

廉洁奉公、遵纪守法是护理的传统美德，也是护士自律的道德准则和道德品质，对建立良好的护患关系有现实意义。

廉洁奉公要求护士为维护和促进人民的健康服务，并且清廉洁身、不贪私利。目前，社会上存在着请客送礼之风，目的在于拉关系、走后门、找方便。每个护士都要严于律己，抵制这种不正之风，一视同仁地对待每个病人，绝不收取病人及其家属的"红包"或馈赠的礼品且让病人及其家属对护理放心，以保持护理职业的尊严和荣誉。

遵纪守法是指护士要遵守医院的职业纪律，遵守国家的法律、法规、条例以及医院的规章制度。为此，每个护士都要维护法纪的权威性，要学法懂法，既要维护病人及他人的正当权益，也要保护自身的权益不受侵犯。遵纪守法有利于护理工作的正常进行，也有利维持医院、社会的秩序，每一个护士都应成为遵纪守法的模范。

七、团结协作，相互监督

在护理工作中，护士除要与病人及其家属建立起良好的护患关系外，护士与护士之间、护士与医生、医技人员、后勤人员、行政管理人员之间也要团结协作，后者是良好护患关系的外在表现，也关系到护理工作的正常运行、护理质量的提高以及病人的康复。为此，首先护士与护士之间要团结协作。因为，护士与护士同处在护理岗位，无论在功能制护理模式下按功能任务分工，或是在系统化整体护理模式下每个护士负责一定数量病人从入院到出院的护理任务，护理工作都有分工、交班和衔接，相互之间需要密切联系、团结协作，共同完成对病人的护理任务。所以，上下级、不同层次的护士之间，都要互相尊重、关心、爱护、支持和学习，只有这样才能建立起一个统一的整体，才能形成一个良好的集体环境，从而有利于护理质量的提高和护理人才的成长。其次，护士与医生之间的关系也极为密切，两者是共同帮助病人战胜疾病的同盟军，是医疗工作中不可少的互助者，医护密切联系、团结协作才能促进病人的尽快康复。因此，作为护士除了认真负责地执行医嘱和完成其他护理任务外，还要及时、主动地向医生反映病人的病情变化和协助或参与医生开展医疗工作等。最后，护士与医技、后勤和行政管理人员之间，也有相互的工作交往，护士也要加强同他们的密切联系、团结协作。为此，护士要尊重他们的劳动，理解和支持他们的工作，以平等的态度进行交往，关心他们的利益等。

在护士与其他医务人员的团结协作中，彼此还要相互监督，其目的是为了防止医疗护理差错事故的发生，以维护患者的健康利益。如护士在执行医嘱中，如果发现医嘱有误，应及时提醒医生纠正，不要抱着消极、不负责的态度盲目执行。同时，护士对其他医务人员差错事故的苗头，也要敢于提出忠告；对差错事故的责任者敢于揭发和批评，不能事不关己而袖手旁观，更不能相互遮掩缺点和错误，否则对病人和肇事的医务人员都是不利的。

第三节 基础护理和系统化整体护理的道德

基础护理是从护理工作的内容上对护理服务的最基本要求，而系统化整体护理是从护理工作的方式上对护理服务的高要求。要提高基础护理的质量和实施系统化整体护理，都需要遵循相应的护理道德要求，以使病人得到最佳的护理服务。

一、基础护理道德

（一）基础护理的含义、内容和特点

基础护理是各科护理的共同基础，即不同科别的各种患者在诊治过程中护理上需要解决的共同问题。

基础护理的内容包括为病人创造和提供良好的治疗和康复环境；保持病人的个人卫生；保证病人有足够睡眠；维持病人的合理营养及正常排泄；解除病人的身心痛苦和避免伤害；采集病人的标本以供辅助检查；测定病人的生命体征，做好护理记录；执行医生治疗和其他医嘱；观察病人的病情变化，随时配合医生抢救；物品的消毒、保养及敷料制备；传染病人的消毒隔离等等。所有这一切主要是使病人处于一个接受诊治所需要的最佳身心状态。

基础护理的特点是由上述内容和它在护理工作中的地位决定的。具体特点有：（1）经常性与周期性。基础护理的各项工作大多带有经常性和周期性的特点，并用常规或制度的形式固定下来，如病床单位的整理；晨、晚间护理；体温、脉搏、呼吸的测试；药物的口服或注射；静脉输液及其他治疗的执行；物品的请领、消毒及灭菌；血、尿、便的采集和送检；空气的定期细菌培养等。无不按时、按日、按周地完成和周而复始地循环运转，并把医生的查房、卫生员清扫环境、配膳员开饭、病人的起居作息、家属的探视等穿插其中系统安排，使各项工作协调不紊地进行。（2）连续性与值勤性。基础护理工作昼夜 24 小时连续进行，通过口头交班、床边巡回交班及交班记录而换班不离岗，时刻不离病人。基础护理的这种连续性和值勤性旨在对病人连续观察和了解，掌握病人病情和心理的动态变化，从而及时、有针对性地采取护理和向医生提供调整治疗计划的信息，以防止病情恶化，或遇到病情恶化而能及时地进行抢救。（3）整体性与协调性。病房是病人住院接受诊治和医护人员开展诊治、护理的基本场所。基础护理不仅为病人提供便于医疗、休养的环境，而且还为医生提供诊治所必须的物质条件和技术协助，如医生需用的器械、敷料、仪器设备等大都由护士请领、保管和消毒，医疗计划和医嘱落实也需护士协助操作或护士单独进行等。因此，医护是一个整体，并且医护之间、护士之间，甚至护士与其他科室医务人员之间只有互相配合、协调一致才能顺利地完成对病人的诊治、护理任务。所以，基础护理具有整体性和协调性的特点，这也是提高基础护理质量的必要条件。（4）科学性与普及性。基础护理是以科学性理论为依据的，如给病人实施生活护理是根据疾病导致的生理变化的特定需求而进行的，它与照顾正常人的生活是根本不同的。病人的睡眠、饮食、排泄、活动以及对病室的温度、光线、响声、安全防护等方面都可能因病种、病情的不同而有相应的需求，护士只有运用基护理论知识而采取相应的护理措施才能满足病人的生理和心理需要，以保证病人的尽快康复，这体现了基础护理的科学性。从这个意义上理解，有些基础护理工作任意交给病人家属去做是不当的，甚至是危险的。但是，护士可以利用与病人及家属接触较多的机会，宣传普及卫生保健知识，辅导自我护理，使之提高自我护理能力和巩固疗效，这又体现了基础护理的普及性。

（二）基础护理的道德要求

根据上述基础护理的特点，提出以下基础护理应遵循的道德要求：

1. 提高认识，默默奉献

基础护理不但琐碎、繁重，而且具有经常性、连续性的特点，使护士容易产生习以为常或厌倦情绪，从而影响基础护理的质量。因此，护士必须提高对基础护理意义的认识，认识到它是提高医护质量的基础性和广泛性工作，它虽然平凡，然而却是关系到病人生命安危的、有价值的科学性劳动等。在提高认识的基础上，护士应忠心耿耿、兢兢业业地全身心投入到基础护理工作之中，在细微之处为病人的康复默默奉献。

2. 严守纪律，坚守岗位

基础护理有连续性和值勤性特点，要求护士日夜守护病人。因此，护士不仅要服从护士长的安排而不挑班次，而且还要严守纪律、坚守岗位。如提前 10 分钟到班做准备，按时交接班投入工作；上班时间全神贯注、勤恳踏实地进行护理，如果时间富裕应加强巡视病房或开展健康教育，而不要闲谈说笑和做私活；本班工作不留尾巴，为下一班创造便利条件，不到下班时间或接班护士未到均不擅离职守等等。

3. 工作严谨，严防事故

病人的最高利益一是保持生命，二是促进健康。基础护理应把病人的安全放在第一位，不使病人的身心受伤害。因此，在基础护理中，护士必须遵照科学性、严格性的特点，勤于观察、善于思考、行为谨慎、操作严谨，时刻把病人的安危放在心上，防止差错事故的发生。有些护士认为基础护理都是平凡小事、老一套，因此，掉以轻心，草率从事，甚至偷懒取巧而无视规章制度和操作规程，这是发生护理差错事故的主要根源之一。根据分析，护士差错主要表现在错床号、错时间、错剂量、错药名、错用法，其原因是护士执行规章制度和操作规程不严格、责任心不强和技术水平不高造成，而且多数是在基础护理中发生的。

4. 团结合作，协同一致

基础护理有整体性和协调性的特点，护士与其他医务人员为了治病救人的共同目的，必须团结合作、协同一致。首先，要求护士在基础护理中与医生配合默契，既要主动、诚恳、友好地互相配合和协同一致地为病人诊治、护理，又不要过分依赖医生而把自己置于被动从属的地位。其次，与其他医务人员要平等、和善的交往，不要以病人为借口而盛气凌人，发生矛盾时要共同商议寻求解决办法。对卫生员、配膳员也要负责督促和帮助，做好清洁卫生和使病人得到可口的饮食。最后，要加强与病人家属的配合以获得支持，促进病人的早日康复。

二、系统化整体护理道德

（一）系统化整体护理的含义、目标和特点

系统化整体护理（Holistic nursing）是以病人为中心，以现代护理观为指导，以护理程序为基础框架，并且把护理程序系统化地运用到临床护理和护理管理中去的思想和方法。它的理论基础是系统论、马斯洛的人的基本需要层次论以及解决问题的学说等。

系统化整体护理的目标是根据人的生理、心理、社会、文化、精神等多方面的需要，开展护理服务和护理教育，使之得到适合个人的最佳护理。

系统化整体护理与传统的功能制护理比较具有以下特点：（1）系统性。系统化整体护理是一个系统化体系，它包括护理哲理、护士的职责与行为评价、病人入院及住院评价、标准的护理计划、标准的护理教育计划及护理品质，并且符合护理程序的框架，环环相扣，整体协调一致，以确保护理质量的全面提高。（2）整体性。系统化整体护理是以病人为中心，视病人具有生理、心理、社会、文化及发展的多层面需要的综合体，并且各层面又处于动态变化之中。因此，要求护士对病人全面负责，在护理工作中注重患者身心健康的统一，注重人与环境的联系，注重人的个体差异，以通过护理解决患者的整体健康。同时，系统化整体护理把护理业务、护理管理、护理教育、护理科研等整合在一起，以体现护理工作的整体性，以保证护理的整体提高。(3) **专业性**。系统化整体护理运用护理程序即评估、诊断、计划、实施、评价的科学、逻辑方法进行护理，从根本上改变了过去只靠医嘱加常规操作的被动局面，并且有了明确的方向目标，从而发挥了护理工作的独立性，充分展示了护理的专业性，提高了护理的自身价值，并将推动护理事业的发展。(4) **规范性**。系统化整体护理有《标准的护理计划》、《标准的教育计划》以及一系列表格，从而使护理工作更加规范，也更加科学。

（二）系统化整体护理的道德要求

1. 刻苦钻研的进取性

系统性整体护理是一种新兴的临床护理模式，它的推广和应用将是我国护理发展史上一个新的转折点。它不仅有助于病人身心健康、提高护理质量，而且有助于护士刻苦钻研、积极进取，为实现护士的完美和谐发展提供了良好的条件。护理程序是护士的行为方式，它使护理工作的多层面按照一定的关系，通过沟通、协调，为病人解决问题。这就需要护士掌握一定分析、解决问题的能力等。由此，系统化整体护理使护士有条件既把病人作为服务对象，又可以把病人作为研究对象。这就要求护士必须有刻苦钻研的进取精神，勤于思考，不辞辛劳。通过收集资料，发现与确立护理对象的健康问题，并准确地作出护理诊断，订出护理计划和实施措施，然后评价护理对象对措施的反应、护理效果与预期目标完成的情况。最后，再根据护理对象目前的健康状态，对其健康问题重新估计，再引入护理程序的下一个循环。在不断总结经验、不断改进的过程中使系统化整体护理的理论与技术得到不断提高，这也有助于护理科研队伍的发展和护理专家队伍的形成。因此，护士刻苦钻研的进取性是系统化整体护理提出的要求，也是每个追求个人价值和自我完善的护士必不可少的道德品质之一。

2. 承担责任的自觉性

系统化整体护理改变了功能制护理流水作业的方法，突出了系统的、全面的护理病人。护理程序是一个动态的、具有决定和反馈功能的过程，护理程序的每个步骤是相互关联、相互影响的，没有前一项就得不出后一项，每个步骤都有赖于前一步的正确性，而每一步骤的落实都离不开护士承担责任的自觉性。例如：对病人的资料收集是否及时、全面、准确；能否发现与确认病人的健康问题并作出正确评估；护理诊断是否准确、清晰；能否对病人健康状态作出概括性描述；护理计划是否稳妥、完备；实施中护士扮演的多种角色（决策者、实施者、教育者、组织者和联络者等）是否到位；能否客观、准确无误地填写护理病历、护理计划单和护理记录单；能否实事求是地对护理计划的执行效果进行评价，并不断对原来不适当的诊断、目标和措施予以修改等等，这一系列问题要解决得好，承担责任的自觉性是重要的道德条件。护士具备了这一先决条件，才会主动、自觉地承担责任，积极地投入到以病人为中心的系统化整体护理中，提供高水平的护理服务。

3. 独立思考的主动性

系统化整体护理体现了护理的专业性和独立性，使护理学成为一门更加专业化的、独立的学科。系统化整体护理提出了许多值得深入研究的课题，如护理诊断能使护士考虑一些在疾病治疗以外的病人健康问题，包括存在的或潜在的；能用护理方法独立解决问题。确立护理诊断，就要求护士重新学习，更新知识，善于主动地独立思考，并推动护理科研向深度和广度发展；也需要护士及其护理专家、学者深入护理实践、调查研究，并将发达国家的护理学的新理论、实践与我国护理现实相结合，以确立适合我国国情的护理诊断。同时，系统化整体护理还涉及我国护理教育改革的方向、我国护理的发展战略等一系列根本的理论建设问题。就其实践来讲，系统化整体护理"模式病房"的建设是一个不断学习、不断完善的过程，涉及护理理论和护理管理的有机结合、综合提高护理质量等问题。总之，许多理论与实践问题需要护士思维的开拓性、工作的主动性，并敢于大胆实践，在实践中不断总结、修改，以期使系统化整体护理日臻完善。

第四节　门诊、急诊的护理道德

门诊和急诊都是医院工作的第一线，也是医疗卫生保健事业和社会精神文明的窗口。护理工作作为门诊、急诊工作的重要组成部分，直接影响其医疗、管理等各项任务的完成和质量，从而关系到病人的生命安危、医院的信誉和社会的安定。因此，重视门诊、急诊的护理工作是护理管理的重要方面，其中重视对护士的护理道德要求又是重要内容。

一、门诊护理道德

门诊是一种既能达到诊治目的，而又方便、节约、对病人生活和工作影响较少的服务形式。门诊工作的特点是：病人多而集中；诊治时间短暂而有效；科室相对独立而又形成一个密切配合的整体等。

（一）门诊护理的特点

门诊护理的特点是由门诊工作的特点所决定的。具体特点有：

1. 组织管理任务重

据过去的统计，我国门诊人次与住院人次的比率为 100∶1.5 左右，这说明大多数病人是通过门诊诊治的，只有少数病人能够住院治疗。门诊不仅病人数量多，而且还有大量的陪伴家属和进行诊治活动的医务人员，以及为诊治活动服务的其他人员。加之，病人就诊的高峰在上午，初诊病人又不熟悉门诊的环境、分科和工作程序，而且病人又都希望在短时间内作出正确的诊断和有效的治疗，从而造成门诊拥挤、嘈杂，相互之间也容易发生矛盾。为了保证病人有序地就诊，满足病人在短时间内得到诊治的需求，就必须加强门诊的组织管理工作，使之达到门诊系统的整体协调和具体科室的有序状态，故而需要门诊部管理人员以及门诊全体医务人员的共同努力。门诊具体科室的护士肩负着分诊、检诊、巡诊、维持门诊秩序和指导病人去化验、透照、取药以及给病人注射、处置等繁重的组织管理任务和技术服务。因此，相对病房而言，门诊护理的组织管理任务比较重。

2. 预防交叉感染难度大

门诊病人集中、人流往返、病种繁杂，有些传染病人就诊期间混杂在健康人和一般病人之中，在就诊前难以及时鉴别和隔离，加之门诊空气污浊、病人抵抗力低，因此传染病人容易传染给一般病人，甚至传染给陪伴家属和医务人员。为了保证病人、陪伴家属和医务人员的健康安全，积极地预防交叉感染是门诊工作的一项重要任务。预防交叉感染：一方面要采取整体措施，如门诊的污物和污水要无害化处理，病人要分流，空气要流通与消毒等，这有赖于医院管理人员、后勤人员的尽责。另一方面各科室要采取具体的预防措施，如化验室抽血实行一针一管；妇产科检查采用一次性铺垫和窥器；各科室的诊床、诊椅、地面及时清洁，器械、医疗物品的及时消毒以及治疗室、换药室、小手术室定期紫外线照射和细菌培养监测，分诊发现或医生诊断明确后的传染病人及时隔离和疫情报告等，这要依靠各科室医务人员的共同努力，特别是护士和清洁、消毒人员责任重大。尽管如此，门诊预防交叉感染的难度较大，必须引起医院、医务人员的高度重视。

3. 服务性工作烦琐

门诊护理虽然也有治疗技术工作，然而大量的是服务性工作。如：对初诊患者，护士要回答咨询、指导就诊以及交代复诊时注意事项；对危重病人，护士要及时安排就诊；对步履艰难的老年病人和残疾病人，护士要搀扶就诊；对婴幼儿患者，护士要进行预诊，给患者父母解释和施以安慰，还要设法劝阻哭闹的患儿以保持门诊安静；对妇产科患者，护士要进行孕期和妇幼卫生宣教；对传染病人，护士要做好预防交叉感染和进行家庭、社会的预防宣教；对特殊病人，如肿瘤病人、性传播疾病等患者，护士要做好开导工作；等等。总之，门诊护理有大量的服务工作。

4. 群体协作性强

门诊的诊治任务需要多科室、多专业医务人员相互配合、共同协作去完成。在门诊的护理中，除了护士间及医护间的密切配合、协作外，护士还往往在科室间和专业医务人员之间的配合、协作中发挥着中介的调节作用，以减少相互间推诿病人和工作中的矛盾。因此，群体协作性强也是门诊护理的特点。

5. 发生护患矛盾的因素多

门诊病人多，病人待诊时容易产生焦急心理，因而对护士的言语、态度、行为等都比较敏感。如果护士的语言生硬、态度冷漠、安排就诊顺序不当、服务不周等，很容易发生护患矛盾，而且这种矛盾容易泛化成与多个病人的冲突，从而影响门诊诊治工作的正常进行。因此，护士要认识到门诊护理这一特点，注意自己的言行举止，避免发生护患之间的矛盾。一旦发生了矛盾，护士要冷静对待、恰当处理、稳定病人，防止矛盾扩大或泛化，以保证大多数病人的顺利诊治。

（二）门诊护理的道德要求

1. 热情接待，主动协助病人

门诊病人带着疾病缠身的痛苦，心理紧张、恐惧和焦虑，加上对医院环境、规章制度的不熟悉以及病人的拥挤、环境的嘈杂，更加重了病人的心理负担。因此，门诊护士要同情病人，充分理解病人期望较早解除病痛的心理需要，做到热情接待，主动协助病人就诊，使病人有一种亲切感和温暖感，并使他们得到尽快的诊治和康复。护士热情地接待病人表现在：彬彬有礼地主动询问病人就诊的目的及症状，根据病情做好预检、分诊工作，并按挂号的顺序安排相应的医生诊治，尽量满足病人连续诊治或易诊的要求；耐心、细致和以亲切的态度解答病人的疑问，以消除病人的紧张、恐惧心理；向候诊病人介绍门诊的环境和布局、有关的规章制度和规定、候诊和复诊须知等，以减轻病人的生疏感和盲目奔波的劳累。

护士主动地协助病人就诊表现在：对危重、年老、残疾以及行动不便的病人主动地给予帮助；让病人或帮助病人做好诊查前的准备，如让病人脱掉大衣，让妇产科病人排尿，让病人先做预先与医生商定好的常规化验，给病人量体温、血压、脉搏等等，以缩短病人的候诊时间和提高效率。另外，有些病人对医生开的化验单、特殊检查单、处方不清楚而询问护士时，要耐心地说明目的、方法和注意事项；对需要预约检查和特殊治疗的病人，应尽量满足其需求，而难以满足者要让病人体谅困难等等。

2. 保持优美、清洁和安静的环境

保持优美、清洁和安静的门诊环境，有利于病人、医务人员产生稳定、舒适、愉快的心理效应，从而提高医务人员的工作效率和缩短病人的候诊时间，减轻病人的焦急感和减少交叉感染。为此，需要门诊管理人员和医院后勤人员、门诊医务人员和清洁人员的共同努力，进行综合治理。其中，门诊护士负有重要责任。

门诊管理人员要努力改变门诊"三长一短"（挂号、候诊和取药时间长，医生看病时间短）的状况，并协同后勤人员在门诊入口处设立门诊各科室的平面图；各科室通道口挂上路标的指示牌，标明分布位置；各科室的健康教育园地要整齐划一；各科室要张贴"保持安静"的标语；门诊要摆放一些花草等，以便于病人就诊和门诊整齐、优美。

门诊医务人员，特别是护士和清洁卫生人员，要维持好门诊秩序、及时清洁地面和设施。护士还要加强巡回而使危重病人得以及时就诊，调整医生间的忙闲不均，对候诊病人和陪伴家属开展健康教育，随时劝阻一些大声喧哗和吵闹的行为，禁止随地吐痰和抽烟等。从而使门诊有序、清洁和安静。

3. 密切联系，团结协作

门诊是一个整体，各科室之间以及医生与护士之间要密切联系、加强协作，以发挥门诊的整体效应，从而有利于病人的早诊断、早治疗、早康复。为此，门诊护士要发扬密切联系、团结协作的精神，为实现促进病人康复的目标而努力。

在门诊各科室的相互联系中，护士要发挥直接或中介的调节作用，减少误会和矛盾，防止推诿病人，否则影响良好医际和医患关系的建立，甚至会发生可以避免的纠纷。

在门诊医生和护士的相互联系中，护士要主动帮助医生对病人做些初步检查或协助医生诊查，保证诊查供应，在有余力的情况下协助医生打印或抄写处方等，以加快诊治。如果医护之间出现了矛盾，不要影响对病人的诊治，更不要把矛盾暴露在病人面前或将怨气发泄到病人身上。

4. 作风严谨，准确无误

门诊护士作风严谨、准确无误是提高护理质量、保证病人安全的重要环节。为此，护士的一切治疗操作要符合科学性，并且要遵守三查七对等制度。同时，对治疗、护理中的任何细微变化都要认真对待，对病人的病情疑点或出现的治疗反应及意外都不要轻易放过。否则，若门诊发生了差错事故，有些病人已离开医院难以挽回，会造成严重的后果和社会影响。故而，护士不能粗心大意，要审慎从事、一丝不苟、准确无误，对病人负责。

二、急诊护理道德

多数急诊病人的病情急剧、危重、复杂，因此，医院的急诊工作具有突发性强、时间性强、群体协作性强和风险大等特点。医院的急诊室（部、科）是抢救病人生命的场所，也是医院的要害部门。急诊护士是急诊室（部、科）的一支重要力量，她们不仅应具有丰富的急救知识和熟练的抢救技术，而且还必须具备高尚的护理道德品质。否则，她们难以担负急诊护理的任务。

（一）急诊护理的特点

急诊护理的特点是由急诊工作的特点所决定的。具体特点有：

1. 常备不懈，应变性强

急诊病人的发病时间虽然也有规律，如早晚病人多，雪雨天骨折病人多，夏季肠道病人多等。但就总体上说，急诊病人的来诊时间、人数、病种、病情危重程度等难以预料。急诊这种突发性、随机性的特点，使急诊护理具有常备不懈、应变性强的特点，即平时有思想、业务、器材、药品、呼叫和应召组织系统等方面的准备，以随时应付各类急救病人和突发事件送来的大量病人。

2. 风险较大，责任性强

急诊病人，如心脑血管意外、各种中毒、严重创伤等，病情紧急、危重、复杂，而且有些病人意识模糊或丧失，有些病人又是街坊邻里或过路人送来。因此，病人或他人不能提供详细病史，医生也不能按部就班地进行体格检查或化验、特殊检查，而只能重点询问和重点检查后立刻投入抢救，这样医护人员往往冒一定风险。同时，由于病情危重复杂或稍有疏忽，病人容易发生并发症或死亡，从而造成家属的不满，而追究医护人员的责任。因此，急诊护理具有风险较大、责任性强的特点，它需要突出一个"急"字，在风险面前要机敏、镇静地运用自己的经验，密切配合医生，密切与家属的联系，全力以赴地挽救病人的生命，即使病人出现了意外，大多数家属也是能够理解和谅解的。

3. 群体协作，主动性强

有些急诊病人病情复杂且变化迅速，往往涉及多个系统、多个器官同时发生创伤或病变，这样需要多个学科、多个专业的医务人员协同抢救。因此，急诊护士多具有机敏的鉴别力，并及时通知有关科室或专业的医生进行迅速抢救。同时，在医生未到达之前，护士能够严密监护、细心观察病人的病情变化，为医生诊治提供依据。对某些病情紧急的病人，如各种中毒、出血不止、心跳呼吸骤停病人，护士往往主动地先予以处置，以免贻误病情。故而，群体协作、主动性强是急诊护理的重要特点。

（二）急诊护理的道德要求

1. 争分夺秒，全力以赴

急诊护士要牢固地树立"时间就是生命"和"抢救就是命令"的强烈观念。因为有些病人，往往赢得了时间就保住了生命，拖延了时间就可能导致残疾或丧失生命。因此，急诊护士要做到急病人所急，争分夺秒，尽量缩短从接诊到抢救的时间，全力以赴地投入抢救和应付各种复杂的情况发生，以保证病人的抢救成功。如果急诊护士对待急诊病人慢条斯理、怕担风险或以种种借口推诿病人，这都是缺乏护理道德的表现。

2. 深切同情，周到服务

急诊病人不少是突然发病，缺乏思想准备，心理紧张、恐惧，而且痛苦不堪，甚至濒临死亡。因此，急诊护士要有痛病人所痛的深切同情心，理解病人和家属的焦急和痛苦，并给予亲切的关怀和帮助，特别是自杀、意外伤害的病人不要埋怨和责怪。自杀病人是由于各种痛苦的折磨，内心有不同程度的创伤，才会失去理智而做出自杀的行动，病人更需要医护人员的高度同情和照料。为此，护士应以高尚的情操、耐心的劝导，重新点燃其生活的希望和信心，使其振奋起精神，这也是医护人员的道德责任。对遭受意外伤害的病人及其家属，往往惊慌失措，容易把不冷静的情绪转移到医护人员身上，医护人员要予以谅解，同时沉着冷静地、快速地作出准确判断，制定出最佳的抢救方案，争取最理想的疗效。另外，对待留院观察的病人、特别是意识不清的病人，医护人员不要放松警惕，要像住院病人一样给予周到服务。光留不察失去了留观的目的，如果发生了意外是医护人员责任感不强的表现。

3. 灵活主动，尽职尽责

急诊护士要从维护病人的利益出发，灵活主动而不失时机地给病人以处理，尽到自己对病人的责任。不能借口等待医生而耽误病人的救治，要根据病人的病情及时给予吸氧、洗胃、人工呼吸、心外按摩、止血、输液等，以及做好一切抢救准备。如北京某医院急诊室，一位心肌梗死的病人被送来时呼吸已停止，值班护士迅速地给病人进行气管插管，等医生赶到呼吸器已接上，从而赢得了抢救时间，挽救了病人的生命。同时，急诊护士还要从社会公益出发，对可疑人或有疑问的病人，要及时向医院值班、保卫部门联系，抢救记录要详细、准确，保留注射药的安瓿和病人的呕吐物、排泄物等；遇到交通事故或有法律纠纷的病人，要公正地反映病情；因打架、斗殴而致伤的病人，医护人员也应从人道主义出发，以正确的态度对待他们，如在处理创伤缝合时，麻醉药应足量，消毒应严密，操作应轻稳，并施以劝导，绝不能粗暴、歧视、挖苦和讽刺等，以上都是护士应履行的义务，护士应尽职尽责地完成。

4. 齐心协力，敢担风险

急诊病人的抢救成功，是医、护、技齐心协力、配合默契的结果。在医护配合上，急诊护士要发挥积极、主动的精神，不怕苦、脏、累而为医生抢救创造条件，并得心应手地配合抢救。同时，由于有些急诊病人是综合病、复合伤，病情比较复杂，风险也比较大，急诊护士要搞好与多科室、多专业的协同配合，主动参与抢救，并敢于承担责任。如果科室间、专业间发生推诿病人的现象，急诊护士应坚持首诊负责制，同时配合急诊室（部、科）领导根据科室、专业的具体情况予以调节，以免贻误病人的抢救时机。

测试题

一、名词解释题

1. 护理
2. 基础护理
3. 系统化整体护理

二、单选题

1. 现代护理是以
   A. 疾病为中心
   B. 病人为中心
   C. 病人的家庭为中心
   D. 社区的居民为中心
   E. 整体人的健康为中心

2. 下列各项中，不属于现代护理特点的是
   A. 独立性
   B. 依从性
   C. 广泛性
   D. 整体性
   E. 艺术性

3. 关于护理的下列提法中，错误的是
   A. 护理的需要带有全人类性
   B. 护理是单纯性的技术工作
   C. 护理是精细艺术中最精细者
   D. 护理不受国籍、种族、主义等的限制
   E. 护理的本质是尊重人的生命、尊严和权利

4. 1973年修订的《国际护理学会护士守则》中规定，护士的基本任务不包括
   A. 增进健康
   B. 预防疾病
   C. 恢复健康
   D. 减轻痛苦
   E. 治愈疾病

5. 护士自我完善的根本素质是
   A. 遗传素质
   B. 心理素质

C. 身体素质

D. 思想道德素质

E. 科学文化素质

6. 基础护理的道德要求不包括

A. 提高认识，默默奉献

B. 严守纪律，坚守岗位

C. 工作严谨，严防事故

D. 团结合作，协同一致

E. 调动家属，分担风险

7. 系统化整体护理的特点不包括

A. 系统性

B. 整体性

C. 完美性

D. 专业性

E. 规范性

8. 门诊护理的道德要求不包括

A. 热情接待，主动协助病人

B. 保持优美，清洁和安静的环境

C. 密切联系，团结协作

D. 作风严谨，准确无误

E. 不论病情，坚持按挂号顺序就诊

三、问答题

1. 简述护士的医学道德规范。

2. 简述系统化整体护理的道德要求。

3. 简述急诊护理的道德要求。

四、案例题

某医院儿科夜间收治一名急诊"发烧待查，不排除脑炎"的患儿。夜班护士在执行医嘱后，对患儿仔细观察。在观察中，发现患儿的精神越来越差，末梢循环也不好，并且患儿有谵语，但其颈部并无强直。于是，护士又详细询问家长，联系患儿的临床表现，凭多年的经验而怀疑中毒性菌痢，并对患儿行肛门指诊取大便进行化验检查，结果证实为菌痢。护士及时报告值班医生，并配合进行抢救，患儿得救。

请问：1. 夜班护士的行为是否超越了护士的职责，为什么？

2. 夜班护士的行为符合或不符合哪些护士的医学道德规范，为什么？

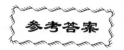

参考答案

一、名词解释题

答案略。

二、单选题

1. E　2. B　3. B　4. E　5. D　6. E　7. C　8. E

三、问答题

1. 答：护士的医学道德规范包括：热爱本职，精益求精；语言文明，举止端庄；同情病人，热忱服务；尊重病人，保守秘密；认真负责，任劳任怨；廉洁奉公，遵纪守法；团结协作，相互监督。

2. 答：系统化整体护理的道德要求是：刻苦钻研的进取性；承担责任的自觉性；独立

思考的主动性。

3. 答：急诊护理的道德要求是：争分夺秒，全力以赴；深切同情，周到服务；灵活主动，尽职尽责；齐心协办，敢担风险。

四、案例题

案例分析：夜班护士的行为并未超越护士的职责，同时也符合对护士要求的精益求精、热忱服务、尊重病人、认真负责和团结协作的医学道德规范。因为，该夜班护士在执行医嘱后，并未去休息或干私活，而却去观察病人。特别是对刚收入病房"发烧待查"且不排除脑炎的患儿，经耐心和仔细观察发现疑点不放松，又进一步询问患儿家长和进行肛门指诊取大便化验，从而明确了诊断为菌痢，并且及时报告给值班医生对患儿共同实施抢救，使患儿转危为安。以上均体现了值班护士的行为符合上述的医学道德规范的要求，也是其高度尽职尽责的表现。

第九章　医疗卫生保健服务中的社会责任和医学道德

学习目标 •

通过本章学习，掌握医务人员在医疗卫生保健服务中的社会责任，以及医学高技术使用的医学道德原则；熟悉优生优育的意义和医学道德规范，以及有缺陷新生儿处理的医学道德原则；了解社会公共医疗卫生保健的内容和医学道德要求。

医务人员的医疗卫生保健服务是在一定的社会关系下进行的，并且与社会有着直接或间接的联系，从而对社会发生影响。因此，医务人员需要处理好与社会的关系，并履行其社会责任和遵守医学道德规范的要求。

第一节　医疗卫生保健服务中的社会责任

美国医学家沃尔势·麦克德莫特（Walsh Mcdermott）在《现代社会中的医学》一文中指出："医生具有三重责任：取得并传授知识；用于保护人体和整个社会的健康；以及对每件直接涉及他人的医疗活动进行道德和伦理上的评价。"在上述的三重责任中，可以看出医生对社会负有责任，而在医疗卫生保健服务中医务人员主要的社会责任包括：

一、在诊治疾病中正确使用医学高技术的社会责任

随着科学技术的进步，医务人员在诊治疾病的过程中越来越广泛地使用医学高技术，即将物理的、化学的和生物的高技术与设备用于诊治人体疾病的医学手段，如辅助生殖技术、器官移植、基因的诊断和治疗，以及X线计算机扫描（CT）、核磁共振、体外碎石等。医学高技术作为一种特殊的卫生资源，它的使用一方面提高了疾病诊治、护理水平，提高了工作效率，挽救了不少疑难疾病的患者，也促进了预防保健和医学科研的发展；另一方面也对病人和社会带来了一些负面影响，如医务人员滥用CT、核磁共振检查造成了卫生资源的浪费和医疗费用的增加，有些医学高技术如器官移植也会发生器官分配的不公正等。因此，医务人员在使用医学高技术时，除了权衡对患者的利弊外，还应注意自己的社会责任。

二、面向全社会预防保健的社会责任

医务人员不仅仅要履行对病人诊治疾病的责任，而且还要重视疾病的预防，不漏报传染病等。同时，还要重视和参与群体的卫生保健及疾病预防，如：热情宣传普及卫生保健知识，提高公众的健康保健意识以及自我保健、自我护理能力；参与公众的体检和疾病咨询、

普查，早发现疾病早进行治疗；支持和参与卫生防疫及爱国卫生运动；积极参加突发性卫生事件，如传染病的流行防治等。以上也是医务人员的社会责任，绝不要忽视，更不能推诿。

三、提高人口质量和生命质量的社会责任

随着医学科学的进步和人们健康需求的提高，人们传统的"多子多福"、"好死不如赖活着"的观念正在向"少生优生"、注重生命质量或生存质量的观念转变，同时也赋予了医务人员重要的社会责任。因此，参与遗传病的咨询、普查或筛查，孕前和孕初期预防胎儿神经等畸形及做好产前诊断，对残疾新生儿和不可逆转的重危病人进行恰当地处理，开展器官移植和辅助生殖技术中的减胚和着床前诊断，重视老年人的保健及疾病防治等都提到了议事日程，医务人员应该履行其社会责任，积极投入提高人口质量和生命质量的研究和具体工作中去。

四、发展医学科学的社会责任

在医学科学中，旧的医学难题尚未完全攻克而新的医学难题又不断出现，如疯牛病（mad cow disease）、非典型肺炎（SARS）、禽流感、甲型 H1N1 流感、艾滋病等疾病，严重威胁着人类的健康和生命。新旧医学难题都需要医务人员开展科学研究，探讨新的医学理论、技术和药物等，以发展医学科学，这是医务人员的社会责任。同时，随着医学科学的发展，科学技术日益增大的力量也提出了一个问题，即在医学上能够做到的都是应当做的吗？一般认为，医学科学技术是一把双刃剑，即既有对人类有益的一面，又有其有害、甚至给人类带来灾难的一面。因此，医务人员从事医学科学研究也有社会责任，就是保障医学科学技术对人类有益的一面，而控制其有害的一面，使医学科学技术对人类有利无弊或至少利大弊小。

五、承担社会重大灾害现场急救的社会责任

社会上的重大自然或人为灾害，虽然不是经常发生，然而一旦发生都需要医务人员奔赴现场急救，这既是医务人员的社会责任，也是对医务人员的生死考验。因此，医务人员不要把职责仅仅限于在医疗卫生保健单位内的疾病诊治和预防，而面对社会上的重大灾害应该闻风而动，赶赴现场，尽力抢救，经得起考验，以履行其社会责任。如果重大灾害发生在国外，也要服从我国政府的调遣，发扬国际红十字会精神，勇挑重担，为国争光。过去大量的事实证明，广大医务人员有较强的社会责任感，经受住了重大灾害的考验，但也有极少数医务人员成了逃兵，这是不称职的。

六、积极参与制定、模范地遵守和执行卫生政策、法规的社会责任

医务人员既要根据国家卫生行政部门的需要而积极参与国家或地方卫生发展战略方针、政策以及卫生法规的制定或提供建议，又要模范地遵守和执行，这也是医务人员的社会责任。如：医务人员带头遵守和执行国家的计划生育政策，带头搞好环境保护和参加爱国卫生运动，倡导文明的生活方式和生活习惯等，并同一切不文明、不卫生的行为进行斗争，以履行自己的社会责任，同时也会对社会起一个表率作用。

总之，上面仅就一些重要方面阐述了医务人员的社会责任，而要履行这些责任必须遵守医学道德原则、规范的要求。

第二节　医学高技术使用的医学道德

医学高技术在临床上的广泛应用，一方面提高了疾病的诊治水平，从而提升了医学价值和人的生命价值；另一方面也引发了一些伦理和社会问题。因此，医务人员在使用医学高技术时，必须遵循医学道德的要求，以履行对病人和社会的责任。

一、医学高技术使用引发的负面伦理和社会问题

（一）医患关系"物化"和医务人员思维"滞化"的现象增强

医学高技术的广泛使用，在医患面前出现了各种各样的仪器或设备，病人从中得到诊断和治疗，但却使医患之间直接沟通和交流减少，病人由对医务人员的绝对信任转向对医学高技术的迷信和依赖，医务人员也由于过分依赖医学高技术而忽视了对病人的直接观察、基本检查和理性思维。因此，医患关系"物化"和医务人员思维"滞化"的现象增强，从而有可能出现医患情感的淡化和一些误诊、漏诊的发生。

（二）医学高技术设备的盲目购进，造成了卫生资源的浪费现象

一些医疗卫生保健单位购进医学高技术设备带有一定的盲目性，表现在不顾及病人的需求和购进一些达不到标准的二手机，其结果造成卫生资源的浪费。例如：1997年4月8日的健康报报道，我国当时已有14台伽玛刀（Gamma knife），它主要用于部分脑肿瘤，而我国每年发生的脑肿瘤共约12万人，其中适用伽玛刀治疗的不过占1/10，虽然伽玛刀已供大于求，然而竟然有些医疗卫生保健单位仍在准备购买。同一天健康报还报道，我国当年CT机已超3000台，其中二手机占1/3。经对有些省进行检测：在二手机中，有的一项指标达不到要求，有的多项指标达不到要求，多数已无维修价值必须报废。

（三）医学高技术设备的过度集中，造成严重的滥用现象

医学高技术设备价格昂贵，所以主要分布在经济发达地区、特别是大城市。例如，根据过去的报道，华北、东北、华东三大区CT机的拥有量约占全国总数的71％，尤其集中在北京、天津、上海和广州等大城市；而西南、西北、中南三区仅占29％，有些地区还是空白。由于CT机的过度集中，造成不少CT机低效或闲置，有些医疗卫生保健单位为了给CT机填饱肚子，采用多开单、多检查的办法，因此滥用现象十分严重。这不但使医疗卫生保健费用猛增而增加了国家、企业、个人的经济负担，同时滥用也会给病人带来不必要的危害，因此如何规范医疗卫生保健单位和医务人员对医学高技术的使用已是迫在眉睫了。

二、医学高技术使用的医学道德原则

（一）最佳选择原则

最佳选择原则即最优化原则（principle of autonomy），也就是说要以最小的投入获得最佳效益的原则。根据这个原则，医务人员在诊断和治疗疾病过程中使用医学高技术时，第一，要严格地掌握适应证和禁忌证，对没有必要或可以使用也可以不使用医学高技术的病人就不要使用，不要随意扩大适应证的范围，即便病人病情需要也要考虑病人能否耐受或者说要排除禁忌证。第二，使用医学高技术要有针对性，不要采取"大撒网"式的检查和"多头堵"的治疗，同时在保证效果的前提下尽量选择费用低、损伤小、污染少的诊治手段，如能

用B超确诊的疾病就不要用CT。否则，不但加重了病人的经济负担，而且也造成了卫生资源的浪费。第三，对使用医学高技术的检查结果要进行综合分析才能取得最佳效果，要避免多次重复或单纯依赖医学高技术检查结果而忽视病史、体格检查和其他辅助检查所提供的资料。否则，容易造成误诊或漏诊。

（二）知情同意或知情选择原则

根据病情需要医务人员使用医学高技术进行诊断或治疗的病人，在诊断或治疗之前应向病人或其家属讲清楚使用的必要性、所需的费用和副作用以及不同诊治方法的利弊等。在病人或其家属知情同意或知情选择后才可实施。如果患者及其家属与医务人员的期望不同，医务人员要抱着负责的态度了解其原因，并且有针对性地予以解释。如果经解释而患者或其家属仍然拒绝，对合理的理由（如无力支付费用等）医务人员应予以理解和同情，对不合理的理由医务人员解释无效时也要尊重患者或其家属的自主性。同时，对不管何种理由的拒绝，医务人员都要尽量让病人或其家属选择或帮助选择其他诊断或治疗手段，以使病人的损失降低到最低限度。

（三）整体效益原则

医学高技术的使用还要坚持整体效益的原则，即在使用医学高技术前，不但要考虑病人的要求，而且还要顾及国家或社会的集体利益以及医疗卫生保健单位的利益。一般情况下，病人、社会集体、医疗卫生保健单位的利益是一致的，但有时也会发生矛盾和冲突。例如，病人的病情需要而又有力支付医学高技术的费用，同时医疗卫生保健单位也有病人需要的医学高技术条件，此时医务人员满足病人对医学高技术的需要，那么病人与医疗卫生保健单位、社会集体的利益是一致的。但是，如果病人的病情不需要或处于临终状态而又不可逆转的病人，使用医学高技术会危害社会的集体利益，此时医务人员既不能迁就病人及其家属的不合理要求，也不能为追求医疗卫生保健单位的经济效益，而滥用医学高技术；如果病人的病情需要而无力支付其费用时，使用医学高技术会使医疗保健单位的利益受损，此时除特殊病人外应选择费用较低的普通技术，否则长此下去医疗卫生保健单位的欠费太多而难以维持和发展，也会影响其他病人和社会集体利益；如果医疗卫生保健单位的条件不具备，医务人员和所在医疗卫生保健单位应转院或请求兄弟医疗卫生保健单位的支援，而不能拒绝病人转院或请求支援的要求，否则会影响病人的利益。综上所述，在使用医学高技术时应遵循整体效益的原则。

（四）精益求精原则

医学高技术在医学领域中的广泛应用和它日新月异的发展，医务人员原来的知识结构已不适应其要求，迫切需要医务人员有积极进取、不断探索和精益求精的精神，并且要克服困难去努力学习新知识、新技术和培养新思维。特别是要有针对性钻研经常使用的医学高技术，要熟练掌握其原理、操作方法和结果的分析技能。同时，还要培养高度的责任感和严谨的作风，在操作上要规范，在结果的判断上要认真细致，以保证医学高技术仪器、设备的正常运转和病人的安全以及结果的准确性。总之，只有精益求精才能发挥医学高技术的优势，使其诊断迅速而准确，使治疗和护理取得良好的效果。

（五）宣传适度原则

为了更好地让患者了解医疗卫生保健单位的服务，向社会和病人宣传医学高技术是必要的，但宣传要适度、动机要纯正，并且实事求是。也就是说，要抱着方便和更好为病人服务的态度而不是纯粹为招揽病人使用医学高技术。因此，宣传时既不要无限夸大医学高技术的作用，使病人迷信医学高技术而产生依赖心理，从而忽视使用适宜技术和调动内在因素的作用；也不要过分宣传医学高技术的负面效应，使病人产生恐惧心理而真正需要使用时予以拒绝。目前，有的医疗卫生保健单位或经销商为争夺病人或争夺市场进行片面的广告宣传，甚至有些医疗卫生保健单位依据医学高技术的使用多少给医务人员"提成"，这些做法都是不符合医学道德要求、甚至是败坏医学职业道德的，卫生行政领导部门应予规范和控制。

第三节　社会公共医疗卫生保健服务中的医学道德

随着人民生活水平的提高，人们的健康需求也发生了变化，即有病能得到及时诊治和社会服务，无病能得到预防保健服务。因此，医务人员要适应这种变化，密切与社会的公共关系，开展公共医疗卫生保健服务，这也是医务人员的直接社会责任，并且在公共医疗卫生保健服务中遵守医学道德的要求。

一、社会公共医疗卫生保健服务的内容

医务人员的社会公共医疗卫生保健服务内容包括：（1）对病人及其家属做好社会工作。医务人员要根据病人的发病原因以及治疗、护理、康复的社会因素，开展社会工作，提供社会支持，妥善解决他们的心理、社会及人际关系中的问题，提供心理卫生指导和社会服务，促进其康复。（2）对高危人群进行健康指导。高危人群是指易受疾病侵扰的妇女、儿童、老年人、残疾人、丧偶者以及在就业、升学和恋爱中受挫者，这些人群易在身体、心理上和社会适应方面发生某些疾患。（3）开展或协助社区医疗卫生保健中心开展妇幼保健、儿童预防接种，老年保健、计划生育和优生优育、家庭病床以及常见病、多发病、地方病、传染病的防治等。（4）对重大灾害的紧急任务如水灾、火灾、地震、传染病流行等提供支持或奔赴现场。

二、社会公共医疗卫生保健服务中的医学道德要求

（一）努力转变医学模式，提高社会责任感

在社会公共医疗卫生保健服务中，首先要求医务人员努力转变医学模式，即由单纯的生物医学模式转变为生物—心理—社会医学模式。也就是说医务人员面对病人要从整体上查找所患疾病的病因、进行诊治和促进康复，改变过去忽视心理因素、社会因素在疾病发生、发展中的作用以及包括心理、社会在内的综合防治。为此，医务人员除了加强医学人文知识的学习以外，还要提高社会责任感，以真正实现医学模式的转变。

（二）履行法律义务，积极、主动地开展健康教育

我国《执业医师法》中，将"宣传卫生保健知识，对患者进行健康教育"列为医师的法律义务之一，当然也是医务人员的道德义务。因此，医务人员不仅要诊治、护理疾病或病人，而且要充分利用病人就诊、候诊、住院等机会和场所，通过口头、壁报、媒体等积极、主动地开展健康教育。如：对疾病的性质和康复方法进行宣报，让病人及其家属了解病因、病情、治疗方法和预后等，树立治疗的信心；对诊查、医疗处理和护理措施进行宣教，即宣传它们的目的、内容和方法，以解除其恐慌与疑虑；对传染病的传播途径、隔离、消毒和预防的宣教，使患者、家属及社区人群得到预防知识，并动员起来共同做好传染病的预防，包

括接受免疫接种等；对妇女、孕妇、中老年人的宣教，通过宣教使不同对象明确预防、保健、增强体质和健康长寿的措施，并使之落实到实处；对不卫生的生活习惯、个人行为、社会环境与疾病关系的宣教，以提高病人、群体的自我保健意识，自觉树立起良好的卫生习惯，纠正不卫生行为，改善社会环境；等等。以上是医务人员履行社会责任的具体体现。

（三）开展或协助社区开展疾病预防和群众保健，逐渐实现工作重心的转变

医务人员开展或协助社区开展疾病预防和群众保健，即积极开展对常见病、多发病、地方病以及传染病等疾病的防治，同时还要开展医学咨询、心理咨询、老年保健、妇幼保健、计划生育等，以使疾病得到预防、优生优育和提高广大公众的健康素质，从而使工作的重心逐渐由医疗转向预防和保健，以实现医学的真正目的。

（四）发扬人道主义精神，勇于投入社会的重大灾害急救

社会重大灾害如地震、水灾、火灾、传染病流行以及工伤、车祸等意外事故的急救是一项崇高的人道主义事业和实践活动，这就要求医务人员克服困难、勇于投入现场，并以人道主义思想和要求作为自己的行为准则，在残酷、危险和艰苦的环境和条件下，保持顽强的意志和坚定的信念，富有科学和奉献精神，最大限度地挽救和护理伤员，尽力减少伤亡。相反，任何背离医务人员崇高职责，贪生怕死而害怕自己受感染、遗弃伤病员或人为延误救治时机等都不符合道德要求，也是不称职的。

第四节　生命质量控制中的医学道德

生命质量的控制包括优生优育、低生命质量病人的处理等，对此医务人员负有社会责任，并且要遵循医学道德的规范去履行这种责任。

一、优生优育的医学道德

优生（good in birth）是指健康的出生，或者说生出一个无缺陷的健康孩子或后代；优育是指运用现代的医学和教育知识，以科学的态度、方法和手段养育儿童，促使儿童身心健康成长的过程，其目的是促进和保障儿童在德、智、体、美诸方面的全面发展。

（一）优生优育的意义

1. 它有利于提高人口素质，加速我国现代化的进程

我国要实现社会主义的现代化，而现代化的本质是人的现代化、人的素质现代化，如果没有高素质的人才，现代化便无从谈起。优生优育的实施可以提高我国人口的素质，从而为社会主义的现代化建设提供最重要的人力资源，可以加速现代化建设的进程。

2. 它有利于计划生育工作的开展

优生优育是计划生育的应有之意，并且是计划生育的保障和目的，所以它有利于计划生育工作的开展。

3. 它有利于节约卫生资源

在我国卫生资源有限的情况下，开展优生优育使之健康出生，提高儿童的健康素质和减少疾病，无疑能够节约卫生资源。

4. 它有利于家庭幸福和社会安定

生一个健康聪颖的孩子和孩子的健康成长，会给家庭带来欢乐和幸福，也有利于社会安

定。相反，生一个痴呆儿或孩子多病，无论在精神上或经济上都会给家庭和社会带来严重负担。所以，优生优育有利于家庭幸福和社会安定。

（二）优生优育的医学道德规范

1. 认真做好遗传病的防治

遗传病是影响优生优育的重要疾病，它包括染色体病、单基因病、线粒体病、体细胞病等已达数千种。因此，遗传病的防治是优生优育的重要措施，认真做好这一工作是医务人员的社会责任和应遵循的医学道德规范。其中，遗传病的预防包括遗传病的普查和咨询、避免接触有害因子以及婚姻生育的指导等，在此基础进行遗传病的诊断，特别是产前诊断是预防遗传病出生的最后一关。对已确诊的遗传病患者，要根据病人的具体情况可以进行外科治疗、内科治疗和基因治疗。在遗传病的防治中，除了要坚持自愿和同意的原则外，还要注意信息的保密以防止产生社会歧视。

2. 积极开展围生育期和儿童的保健

围生育期保健（perinatal health care）是指一次妊娠从妊娠前、妊娠期、分娩期、产褥期（哺乳期）、新生儿期为孕母和胎、婴儿的健康所进行的一系列保健。而儿童保健要从饮食营养、预防保健、体育锻炼、生活习惯、个人卫生等各方面入手，同时还要注意儿童的早期智力开发、加强非智力因素的培养，积极让其参加劳动和社会实践以锻炼适应社会和参与社会的能力等，以上均是优生优育的重要措施，也是医务人员，特别是妇产科、儿科、预防保健科医务人员的社会责任以及应遵循的医学道德规范。

3. 模范的遵守和执行有关法规

我国的婚姻法、母婴保健法等都有优生优育的相关规定。医务人员要履行其社会责任，必须模范遵守和执行有关规定，不能徇私情、丧失原则，否则会给社会带来严重的问题。

二、低生命质量病人处理的医学道德

（一）生命质量的判定标准

生命质量的判定标准可分为三类：

1. 主要质量

是指人体的身体和智力状态，也可称人性素质。这是区别正常人与不健全人的标准。这个标准把无脑儿、白痴、先天愚型等视为非人性素质，因其生命从主要质量来说已低至不应该维持下去的地步。

2. 根本质量

是指生命的目的、意义及与其他人在社会、道德上的相互作用。如严重脊柱裂的婴儿、极度痛苦的晚期癌症病人、不可逆昏迷的病人等都使其生命失去了意义和目的，失去了与他人在社会和道德上的关系，丧失了根本质量。

3. 操作质量

是指利用智商（IQ）或诊断学的标准来测定智能、生理方面的人性质量。如有人把智商高于140者看作高生命质量的天才，智商在70以下者属于心理缺陷的人，智商30以下者是智力缺陷较为严重的人，智商20以下者不算人。

（二）有缺陷新生儿及其处理的医学道德原则

1. 有缺陷新生儿的含义

有缺陷新生儿（defective neonates）是指出生时即具有引起智力低下或身体失能疾病的

婴儿。如果缺陷对新生儿今后的体能、智能发展没有影响或有轻微影响，如并指、单纯兔唇等；或者缺陷对新生儿今后的智能、体能发展有一定影响，但生后或达到一定年龄可以矫治或部分矫治，并且长大成人后具有一定的劳动、生活自理能力，智力也可以达到一般水平，如严重腭裂、某肢体畸形某些先天性心脏病等。以上两种情况均属于轻度缺陷新生儿。如果缺陷对新生儿未来的体能、智能发展有严重影响，长大成人后会丧失全部的劳动、生活自理能力，智力高度低下，并且又无法矫治，如严重多基因疾病、唐氏综合征等；或者缺陷特别严重，目前无法矫治，并且在短期内必定死亡，如无脑儿、某些重要脏器缺损、某些严重的心脏病等。以上两种情况均属于严重缺陷新生儿。

2. 有缺陷新生儿处理的医学道德原则

有缺陷新生儿处理应遵循以下医学道德原则：（1）区别对待的处理原则。对有缺陷新生儿是救治或舍弃，我国医学界、伦理学界和法学界有两种观点：一些学者认为，我国法律明确规定保护患儿的合法权益，严重缺陷新生儿也不例外，不能剥夺他们生存的权利，即对有缺陷新生儿应该救治，不应舍弃；另一些学者虽不同意对所有缺陷新生儿舍弃，而主张对严重缺陷新生儿予以舍弃，理由是他们不是真正的人或他们的生命质量低下，其中有些根本不能存活，即使有些能够存活也无幸福可言，而且给家庭、社会带来严重的负担，救治毫无意义。上述两种观点的争论实质涉及缺陷新生儿的权利和地位，而缺陷新生儿是否是人又是确定其权利和地位的前提。我们认为，缺陷新生儿是否是人取决于他们的生命价值。人的生命价值依赖于两个因素：一是生命的质量；二是生命的社会意义。正常新生儿和有轻度缺陷的新生儿，都具有正常或较正常的生命主要质量，对社会都存在着潜在的价值或意义。因此，他们具有不可剥夺的生存权利，人们有义务维持、提高其生命质量并予以养育成人，不能随意舍弃或杀死，这不取决于包括父母在内的任何人的需要和愿望，而是取决于新生儿的地位。否则，是侵犯新生儿的权利，这既在伦理上通不过，又是违法的。至于严重缺陷的新生儿，虽然他们也是"人"，但从他们的生命价值来看，他们的生命质量低下或丧失了根本质量，也丧失了存在的社会意义，对其救治不但不能使其自身幸福，反而延长其痛苦的生存或死亡，尽管家庭、医务人员、社会付出了沉重代价，而得到的仅仅是负价值。因此，严重缺陷的新生儿不能享受人的权利，对他们的救治和照料不如用在正常儿的保健或轻度缺陷新生儿的治疗上，故对他们的舍弃在伦理上是可以得到辩护的。（2）父母和医生共同商量决定处理的原则。对严重缺陷的新生儿是救治或舍弃应该有谁决定，在学术界和公众中有三种观点：一是由父母决定，理由是新生儿自己不能做决定，父母是他们的监护人，故而父母有权利决定；二是由医生决定，理由是医生拥有合乎理性决定的专门知识；三是父母与医生共同商量决定，理由是由于父母的感情因素和缺乏必要的医学知识，有时不能做出合乎理性的决定，他们需要具有专门知识的医生帮助；而孩子不是医生的，医生单独决定也会因侵犯父母的权利发生纠纷，故而父母与医生共同商量决定比较恰当。我们认为，对严重缺陷新生儿处理由谁决定涉及父母、医生的权利与义务。一般的说，父母具有不可剥夺的权利，其意见具有决定性。但是，父母的权利也不是绝对的，父母还应考虑新生儿的权利及自己的社会义务。对有缺陷而又不是严重缺陷的新生儿，新生儿有权利得到救治与生存，父母应履行救治与养育的义务。如果父母采取轻率的态度而要求舍弃，医生有权利拒绝。如果父母坚持己见，医生也有权利让父母将新生儿接出医院或到法院告其父母。对于判断无误的严重缺陷新生儿，父母虽有权利要求救治且医生也无拒绝的权利，但医生应劝说父母不要单纯从感情出发，还应履行提高人口质量的社会责任。如果父母执意救治，医生也有权利选择如何救治，但一切后果由父母承担。总之，对严重缺陷新生儿的处理，由父母与医生共同商量决定或提交医院伦理委员会帮助父母决定较为适宜。（3）程序性处理原则。对严重缺陷新生儿的处理应遵循一定的程序，即首先让缺陷新生儿的父母知情并让其提出舍弃的书面申请，然后连同医生的诊断和处理报告交医院领导审查批准，最后才能舍弃。至于舍弃的方式有两种意见：一种是停止对严重缺陷新生儿的抢救与治疗，甚至停止喂养让其自然死亡，即采取被动安乐死的方式；另一种是用药物或其他方法让严重缺陷新生儿加速死亡，即采取主动安乐死的方式。我们认为，在同意对严重缺陷新生儿舍弃的前提下，是采取被动安乐死或者主动安乐死的舍弃方式，两者并无本质区别。如果让严重缺陷新生儿自然死亡即被动安乐死，但这种做法对新生儿本身是极其痛苦的，对医务人员也是一种恶性刺激，故采取无痛苦地死亡方式而主动安乐死在道德上更为可取。但是，采取何种方式要根据父母的选择，不过也不能违背法律。不管是那种舍弃方式，有人担心如果医务人员执行会不会对他们的道德直觉有不利作用？会不会削弱他们对病人的同情心？故而建议可否由医务人员之外经过专门训练的人去执行？这虽然有一定的道理，然而目前难以办到。

（三）对不可逆转重危病人抢救的伦理选择

对不可逆转的重危病人是否应该继续抢救，如何抢救？这个问题涉及人们的伦理观念、宗教信仰、法律规定等。传统的生命神圣观念认为，病人只要是心跳、呼吸没有停止，医务人员就应该不惜一切代价地抢救，至今我国医务人员仍然恪守这个原则，除非病人家属提出终止治疗和抢救的要求。但是，医务人员纵然凭借医学高技术，也只能使病人处于很低的生命质量状态，如持续性的昏迷、依赖呼吸机或血液透析、接受各种介入性的监测和操作等，以改变死亡的自然过程和延长死亡时间，并不能挽救病人的生命。其结果，给病人和家属带来巨大的痛苦，也给家庭和社会带来了沉重的经济负担，并且也浪费了有限的卫生资源。随着医学高技术的发展，医务人员延长不可逆重危病人的死亡时间的能力还在增加，从而会给以上诸方面带来更加难以承受的压力。为此，近30多年来一些发达国家都在研究、探讨，并部分实施一些措施，如：（1）实施脑死亡的标准；（2）通过书写"生前意愿"（Living Will），指定监护人或律师来表达病人临终时同意或拒绝某种治疗或抢救的意愿以及对生、死、生存质量的要求，这种表达具有法律效力；（3）根据病情和病人的意愿，医生提前作出不进行心肺复苏的决定；（4）对无望治愈的临终病人逐渐停止或撤除一些生命的治疗措施；（5）停止并撤销一切治疗，仅给病人减轻痛苦的治疗（如镇痛剂等）；（6）实施安乐死，上述（3）、（4）、（5）即被动安乐死，主动安乐死虽已有不少实施的案例，但仅荷兰、比利时、瑞士制定了实施主动安乐死的有关规定等。上述任何一种措施的选择都具有伦理意义。

在我国，有关上述措施的讨论早已展开，但没有制定有权威的规定和法律。因此，应大力宣传生命神圣、质量和价值相统一的生命观和正确的死亡观，并积极开展病人预后测定系统和脑死亡标准的研究，并促进有关问题的立法。在目前的情况下，对不可逆转的重危病人治疗和抢救的伦理选择只能是：（1）沿袭传统尊重病人和家属的意愿，实施临终关怀或被动安乐死；（2）面对病人家属要求不惜代价地治疗和抢救时，医务人员出自病人利益和社会公益，应进行解释和劝导，医务人员也有权利拒绝一切达不到医学目的的治疗和抢救措施，但不能拒绝给予支持疗法和护理；（3）对有些病人和家属要求实施主动安乐死，在没有法律保障的前提下，医务人员要慎重对待。

一、名词解释题

1. 优生优育
2. 生命的主要质量
3. 生命的根本质量
4. 生命的操作质量
5. 有缺陷新生儿

二、单选题

1. 医学高技术使用引发的负面伦理和社会问题不应包括
   A. 医患关系"物化"现象增强
   B. 盲目购进设备而造成卫生资源的浪费现象
   C. 医务人员的思维"滞化"现象也增强
   D. 过度集中而造成滥用高技术设备现象
   E. 完全抵消了医学高技术提升医学价值和人的生命价值

2. 在下列各项中，不适宜作为医学高技术使用医学道德原则的是
   A. 最佳选择原则
   B. 知情同意原则
   C. 整体效益原则
   D. 大力宣传原则
   E. 精益求精原则

3. 在下列各项中，不属于开展优生优育意义的是
   A. 有利于计划生育工作的开展
   B. 有利于节约卫生资源
   C. 有利于家庭幸福和社会安定
   D. 有利于提高人口素质
   E. 有利于我国医疗卫生改革的成功

三、问答题

1. 简述医务人员的社会责任。
2. 简述医务人员使用医学高技术应遵循的医学道德原则。
3. 简述医务人员在开展优生优育工作中应遵循的医学道德规范。
4. 简述有缺陷新生儿处理应遵循的医学道德原则。

四、案例题

产妇王××，26岁，无工作。其丈夫工人，36岁，月收入1500元左右。王××孕期一切正常，骨盆足够大。但是，在产程进展过程中，胎心突然降至60次/分，剖宫产已来不及，医生决定行产钳术。产钳夹住胎儿枕部拉出一男婴，发现脐带绕颈两周。出生新生儿体重3500g，阿氏评分2分钟5分，5分钟10分，因发现头部血肿，即送儿科新生儿病房。经儿科医生诊断有脑出血，三次头颅B超示大脑结构破坏，即或抢救成功也定成为脑瘫。医生向家属交代病情后，家属考虑到家庭生活困难，无力抚养一脑瘫患儿，决定放弃治疗，并已签字让医院处理。儿科护士根据医嘱不再给予特殊治疗，但仍给奶水喂养达6个月，患儿除有吸吮功能外，其他活动均明显低于同龄儿，儿科几次通知家属接出院，家属拒绝。

请问：

（1）患儿的家属决定并签字同意放弃治疗是否符合道德，为什么？

（2）护士的行为是否符合医学道德，为什么？

（3）患儿的家属拒绝将患儿接回家的理由是否充分，为什么？

（4）最后对患儿如何处理更符合医学道德，为什么？

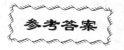

一、名词解释题

答案略。

二、单选题

1.E　2.D　3.E

三、问答题

1. 答：医务人员除了对接待的每一个病人负有减轻痛苦、促进康复的责任外，同时还肩负着一些社会责任，如在诊治疾病中正确使用医学高技术的社会责任、面向全社会预防保健的社会责任、提高人口质量和生命质量的社会责任、发展医学科学的社会责任、承担社会重大灾害现场急救的社会责任以及积极参与制定、模范地遵守和执行卫生政策、法规的社会责任等。

2. 答：医务人员在使用医学高技术时应遵循的医学道德原则包括：（1）最佳选择原则或最优化原则，即让病人以最小的投入获得最佳效益的原则；（2）患者知情同意或知情选择的原则，即医务人员在对患者使用医学高技术前要告知病人或其家属，并让其同意后才可以实施；（3）整体效益原则，即在医务人员给患者使用高技术前，不但要考虑病人的要求或利益需要，而且还要顾及国家或社会的集体利益以及医疗卫生保健单位的利益，把几方面的利益综合起来统一考虑；（4）精益求精原则，以发挥医学高技术的优势，提高诊治效果；（5）宣传适度原则，即对医学高技术向社会和病人宣传时，动机要纯正，要坚持实事求是和适度宣传的原则。

3. 答：医务人员在开展优生优育工作时，首先，要认真做好遗传病的防治，因为遗传病的防治是优生优育的重要措施，认真做好这一工作是医务人员的社会责任和应遵循的医学道德规范。其次，要积极开展围生育期和儿童的保健，这也是优生优育的重要措施，也是医务人员应遵循的医学道德规范。最后，医务人员开展优生优育还必须模范的遵守和执行有关法规，不能徇私情和丧失原则。

4. 答：有缺陷新生儿的处理应遵循以下医学道德原则：（1）区别对待的原则，即对有缺陷的新生儿是救治或舍弃，要坚持区别对待而不要不加区分的一概舍弃或救治；（2）父母和医生共同商量决定或向医院伦理委员咨询后共同决定，不过父母的意见具有决定意义；（3）程序性处理原则，即对严重缺陷新生儿的处理应遵循一定程序，即首先让缺陷新生儿的父母知情并让其提出舍弃的书面申请，然后连同医生的诊断和处理报告交给医院领导批准，经批准才能舍弃。

四、案例题

案例分析：从患儿的生命质量和价值来说，其父母放弃救治并不能说违反道德，加之家庭的收入有限而无力抚养一脑瘫患儿。当父母签字放弃让医院处理后，护士根据医嘱不再给予特殊治疗，仅给奶水喂养，这也不能认为护士违反医学道德，尤其我国尚未对安乐死立法，护士如果给患儿实施安乐死是违法的。因其医患双方已签协议让医院处理，当患儿仍然活着时，反过来医院又让父母接回家缺乏理由和说服力。因此，最后只有将患儿送入孤儿院，因为医院还要收治病人而不能总是养着他。

第十章 医学科研的医学道德

学习目标 •

通过本章学习，掌握医学科研中医学道德的意义和要求，以及人体实验的医学道德原则；熟悉尸体解剖的医学道德要求；了解人体实验伦理审查的有关内容。

医学科研通过基础研究、动物实验、人体实验、尸体解剖等揭示人体生命活动的本质和规律，探索人体疾病发生、发展和转归的机制以及防治对策，以维护和促进人类的健康。它既是求真，又是求善的医学实践活动。因此，医学科研与医学道德是相互影响、互相促进的，重视医学科研中的医学道德，将有助于医学科研的健康发展。

第一节 医学科研中医学道德的意义和要求

一、医学科研中医学道德的意义

医学科研中的医学道德是指在医学科研的实践活动中调节科研人员与他人、集体和社会等之间各种关系的行为规范或准则。它在医学科研中具有以下重要意义：

（一）保障医学科研的正确方向

医学科研既可以造福于人类，也可以祸害人类。如细菌、病毒等生物的研究，既可以指导人们防治由它们引起的疾病，以造福于人类；同样，也可以利用它们制造生物武器用于战争，以祸害人类。高尚的医学科研道德可以端正科研人员的科研动机和方向，依维护和促进人类健康的价值目标去造福于人类。

（二）促进科研人员具有勇攀医学高峰的动力

医学科研是极其艰巨、艰苦地探索活动，没有坚持不懈地顽强意志难以攻克医学难题和达到医学高峰。而医学科研道德可以使科研人员具有不畏艰险、不怕挫折、奋发进取、富有创新、无私奉献和勇攀医学高峰的动力，这是医学科研成功的基础，否则可能是半途而废或以失败而告终。

（三）保证医学科研成果的科学性和严肃性

医学科研是求真的实践活动，而且其科研成果能够经得起重复。而医学科研道德可以引导科研人员实事求是、尊重客观事实，保证医学科研的科学性和严肃性，从而使医学科研成果具有真实性和可重复性。因此，缺乏医学科研道德，而在医学科研中弄虚作假，既可能使科研成果误导或危害人类，也可以造成自己身败名裂的下场。

（四）营造医学科研人际环境的重要条件

医学科研是一种集体活动，医学科研人员在这个集体中需要良好的人际环境。医学科研道德促使科研人员谦逊谨慎、尊重他人劳动、团结协作等，为营造医学科研良好的人际环境创造了条件，在这种环境中科研人员心情舒畅，有利于医学科研的顺利进行和快出科研成果。否则，医学科研人员缺乏科研道德，而以自我为中心，不顾全大局等，必然影响医学科研的进展和取得成果。

二、医学科研中的道德要求

（一）动机纯正

这是指医学科研的动机是为了推进医学科学的发展，使其更好地维护和促进人类的健康。为此，医学科研人员要坚持为人民健康服务的方向，在选择课题、课题设计等方面要首先考虑国家、社会的利益和广大人民的健康需求，把常见病、多发病和严重危害人民生命的疾病作为研究的重点，并且研究的干预措施是迄今当地、当时最佳的可得措施。如果研究的药物或其他干预措施证明有效，还应有向参与研究的地区提供药物或其他干预措施的计划，以提高当地的医疗水平等。

（二）诚实

这是指医学科研人员要坚持实事求是、忠于客观事实。诚实是医学科研的灵魂和医学科研人员的良心。为此，医学科研人员在课题的申报和基金的申请，实验设计，实验中数据的采集、统计和分析，得出的结论和发布的研究成果都要坚持实事求是、忠于客观事实，而不掺半点虚假。同时，对同事、合作者和其他人的直接或间接帮助都要予以承认，正确估价自己和充分尊重他人的劳动等。

（三）有怀疑精神

这是指医学科研人员在遵从一定的规则和立足于一定的科学依据的情况下，对传统的、现代的知识和医学课题研究中的各种假说持怀疑的态度。怀疑精神是医学科学创新的前提，也是医学发展的动力。为此，医学科研人员要从迷信、伪科学、谬论中解脱出来，努力投身到创新活动中，力争成为站在巨人肩上的创新者。

（四）公平无私

公平即公正，无私是公正的前提，也是医学科研人员对医学科学的忠诚和献身精神。公平无私既是医学科研团队内相互合作与团队间相互协作的基础，也是团队间维持平等竞争与促进医学科学发展的保证。为此，医学科研人员既要对医学科学事业忠诚和具有献身精神，又要在医学科研中量才用人以及在获得研究成果时要肯定前人、合作者、甚至是竞争者的贡献，并且能够按贡献大小分享物质利益和名誉。

（五）易与同事合作

现在，医学科研已不再是个人孤军奋战和单科独进的时代，医学科研课题的产生、进程往往都需要多人、多方面、甚至多学科的合作，科研成果也是集体智慧和劳动的结晶，也只有易与同事合作才能早出成果、快出成果。为此，医学科研人员要与同事、他人建立起沟通与交流、尊重与信任、支持与帮助的关系，并且坦诚、谦逊地面对别人的建议、批评和怀疑，而对别人的评价要客观且不带任何私人杂念，不阻碍竞争对方的科研工作，努力培养年青人等，以保持其密切合作、和谐相处，使集体力充分发挥，从而促进医学科研的进步。

（六）关爱动物和受试者

很多医学研究都要开展动物实验和人体实验。其中，动物实验争论很大，在争论中使很多研究者认识到，尽管用动物实验"无罪"，我们也应当在尽可能的限度上尊重和关爱动物。1959年，英国动物学家拉塞尔·罗素（Russell）和微生物学家伯奇（Burch）在他们的著作《人道实验技术的原则》一书中，提出了3R原则的道德概念：减少（reduction）实验动物的使用数量；文明（refinement）地对待实验动物，以尽量减少实验给它们带来的痛苦；尽可能使用计算机模拟和试管实验等先进技术替代（replacement）实验动物。1984年，CI-OMS/WHO制定了《涉及动物的生物医学研究的国际伦理准则》，强调动物实验只有在充分考虑到与保护人类健康的相关性之后才可进行，应该使用有效科学结论所需的最低数量的动物，实验中尽量避免不适、痛苦或使痛苦最小化，必要时进行镇痛、止痛、麻醉或无痛苦处死。1989年世界医学会也发表声明，一方面强调人道地对待实验动物的原则，另一方面也重申人类受试者的生物医学研究必须以动物实验为基础。在动物实验的基础上还要进行人体实验，而在人体实验中，必须把关爱受试者放在首位（详见人体实验的道德原则）。

（七）开放

开放即公开。医学科学是无国界的，任何发明创造都将造福人类。因此，医学科研计划、项目都是以研究成果及知识的公开发表为目标，并促使医学科研的成果和知识向应用转化，以使社会共享，进而促进医学科学的进步。为此，医学科研人员对科研的数据和分析要遵循公开的方式，特别是科研成果一旦发表，应把相关的数据和材料提供给社会上的其他人，除非这些数据涉及伦理保密或知识产权问题。同时，对公布的假说或成果一旦发现错误，也应勇于将错误公开。

第二节 人体实验的医学道德

在医学科研中，人体实验是在基础理论研究和动物实验之后、常规临床应用之前的中间研究环节。由于人与动物的差异性，决定了任何一种新技术、新药物经历动物实验等多种研究之后，必须经过一定的人体实验，证实无害或利大于害时，才能正式推广使用。

一、人体实验的含义和类型

（一）人体实验的含义

人体实验是指以人体作为受试对象，医学科研人员有控制地对受试者进行观察和研究，以判断假说真理性的行为过程。

（二）人体实验的类型

人体实验分为天然实验与人为实验两大类型：前者是指实验的发生、发展和后果是一种自然演进过程，不以医学科研人员的意志为转移；后者是指医学科研人员按照随机的原则，对受试者进行有控制的观察和实验研究，以检验假说。人为实验又分为自体实验、自愿实验、欺骗实验和强迫实验。其中，自体实验是指医学科研人员利用自己的身体进行实验研究，以获得对某种疾病的防治方法或医学信息，这体现了医学科研人员对医学事业的献身精神和高度责任感；自愿实验是指受试者在一定的社会目的、治疗目的或经济目的的支配下，自愿参加的人体实验，这是人体实验中最常见的一类；欺骗实验是指为了达到某种目的，医学科研人员利用受试者的某些欲望而编造谎言去欺骗受试者进行实验，这种实验是不道德的；强迫实验是指在一定的武力或政治压力下，医学科研人员违背受试者的意愿而使之不得不参加的人体实验，这是一种非人道的实验。

二、人体实验的道德原则

根据《赫尔辛基宣言》和相关文件的精神，人体实验必须遵循以下道德原则。

（一）医学目的的原则

人体实验的目的是为了研究人体的生理机制、疾病的发生和发展机制，以及采取的干预措施的安全性和有效性，以改进和提高疾病的防治水平，达到促进医学科学发展和维护、增进人类的健康。背离上述目的的人体实验是不符合医德的，甚至是违法的。

（二）知情同意的原则

知情同意是人体实验受试者自主权的体现。因此，医学科研人员要给准备参加人体实验的受试者提供足够、正确的有关信息，并且使他们能够充分理解和有责任回答他们的质疑。在此基础，由受试者决定是否参加人体实验，并且这种决定是完全自由的；对缺乏或丧失自主行为能力者应征得他们家属或监护人的同意。同时，也应该说明，即使已参加人体实验的受试者，在任何时候都可以撤销同意，并且不因此遭到报复。

（三）维护受试者利益的原则

人体实验必须以维护受试者的利益为前提。因此，它必须以动物实验为基础，并且是在有关专家和具有丰富科学研究及临床经验的医生参与或指导下进行。同时，还要寻求安全、科学的途径和方法，对实验过程中可能出现的特殊情况有充分的估计且准备好可靠的应急和补救措施，在实验中一旦出现严重危害受试者身心的情况时要立即终止，并给予治疗和适当补偿。

（四）随机对照的原则

随机对照既是人体实验中科学和标准化的研究程序，又具有道德意义。因为，随机对照把受试者按随机原则平均分配到实验组和对照组，可以客观、公正地观察干预措施的安全性和有效性，并且保证了利益和风险的公正分配。但是，要使随机对照符合医德必须是医学科研人员对实验组和对照组使用的措施孰优孰劣不能真正确定，而且对照组应该接受业已证明有效的干预措施；当没有有效的或当用已证明有效的干预措施作为对照不能产生科学上的可靠性时可使用安慰剂，不过使用安慰剂不能使受试者增加严重或不可逆性损害。

三、人体实验的伦理审查

开展人体实验，必须要经过伦理审查，下面讨论伦理审查的有关问题。

（一）伦理审查的组织

伦理审查的组织是各级伦理审查委员会（简称伦理委员会）。就我国而言，卫生部、省级卫生行政部门的医学伦理专家委员会是伦理审查指导的咨询组织，但是在必要时可组织对重大科研项目的伦理审查；开展涉及人的生物医学研究和相关技术应用活动的机构，包括医疗卫生机构、科研院所、疾病预防控制和妇幼保健机构等设立机构伦理委员会，对本机构或所属机构涉及人的生物医学研究和相关技术应用项目进行独立、客观、公正和透明的伦理审查，也可以受理委托伦理审查和组织开展相关伦理培训。同时，机构伦理委员会对已批准的研究项目的研究过程中还要进行监督和检查，及时处理受试者的投诉和不良事件。

（二）伦理审查的目的

伦理委员会对涉及人的生物医学研究和相关技术应用项目进行伦理审查的目的旨在保护所有实际的或可能的受试者的尊严、权利、安全和福利，保障研究结果的可信性，促进社会公正。同时，在某种意义上对科研人员也有一定的保护作用。

（三）伦理审查的范围

在我国，伦理委员会对涉及人的生物医学研究和相关技术应用的伦理审查范围包括：（1）采用现代物理学、化学和生物学方法在人体上对人的生理、病理现象以及疾病的诊断、治疗和预防方法进行研究的活动；（2）通过生物医学研究形成的医疗卫生技术或者产品在人体上进行试验性应用的活动。在国外，有些国家将人的心理学研究也包括在伦理审查的范围之内。

（四）伦理审查的依据

伦理委员会对涉及人的生物医学研究和相关技术应用项目的伦理审查要依据国内外颁布的有关文件规定和要求。其中，国际文件有：1947年纽伦堡国际军事法庭制定的《纽伦堡法典》；1964年世界医学会（WMA）在芬兰赫尔辛基制定并经多次修改的《赫尔辛基宣言》；1984年国际医学科学组织与世界卫生组织（CLOMS/WHO）制定的《涉及动物的生物医学研究的国际伦理准则》；1991年CLOMS/WHO合作制定的《流行病学研究的伦理审查的国际准则》；1995年WHO制定的《药物临床试验管理规范》和《针灸研究方法指南》；2000年WHO制定的《生物医学研究审查伦理委员会操作指南》和《传统医学研究和评价方法指南》；2002年CLOMS/WHO合作制定的《涉及人的生物医学研究的国际伦理准则》和WHO制定的《伦理审查工作的视察与评价——生物医学研究审查伦理委员会操作指南的补充指导原则》；2005年WHO制定的《GCP手册：指南的补充》等。国内的文件有：1998年科技部与卫生部合作制定的《人类遗传资源管理暂行办法》；2003年国家食品药品监督管理局制定的《药物临床试验质量管理规范》和卫生部修订的《人类辅助生殖技术和人类精子库的伦理原则》；2004年国家食品药品监督管理局制定的《医疗器械临床试验规范》和科技部与卫生部合作制定的《人胚胎干细胞研究指导原则》；2006年卫生部制定的《人体器官移植技术临床应用暂行规定》；2007年卫生部修订的《涉及人的生物医学研究伦理审查办法（试行）》和国务院颁布的《人体器官移植条例》等。

（五）伦理审查的申请

伦理审查的申请是伦理审查的首要程序。提出申请要交的申请材料包括申请书、实（试）验方案和对方案的有关说明；对研究中涉及的伦理问题的说明；病历报告表、受试者日记卡和调查问卷；为招募受试者使用的文字、影视材料等；知情同意书（包括受试者或者无行为能力的监护人或代理人）；新的医疗器械等质量和安全评审证明书；有关主管部门同意进行研究的批准文件等。

（六）伦理审查的原则

接到伦理审查项目的申请后，应召集伦理委员会进行审查，而伦理审查应遵守国家法律、法规和规章的规定以及国际上公认的不伤害、有利、尊重人和公正的伦理原则。我国卫生部颁布的《涉及人的生物医学研究伦理审查办法（试行）》第十四条将涉及人的生物医学研究伦理审查原则更具体为：（1）尊重和保障受试者自主决定同意或者不同意受试的权利，严格履行知情同意程序，不得使用欺骗、利诱、胁迫等不正当手段使受试者同意受试，允许受试者在任何阶段退出受试；（2）对受试者的安全、健康和权益的考虑必须高于对科学和社会利益的考虑，力求使受试者最大程度受益和尽可能避免伤害；（3）减轻或者免除受试者在受试过程中因受益而承担经济负担；（4）尊重和保护受试者的隐私，如实将涉及受试者隐私的资料储存和使用情况及保密措施告知受试者，不得将涉及受试者隐私的资料和情况向无关的第三者或者传播媒体透露；（5）确保受试者因受试受到损伤时得到及时免费治疗并得到相应的赔偿；（6）对于丧失或者缺乏能力维护自身权利和利益的受试者（脆弱人群），包括儿童、孕妇、智力低下者、精神病人、囚犯以及经济条件差和文化程度很低者，应当予以特别保护。

（七）伦理审查的内容

伦理审查的内容包括科学审查和伦理审查，以及知情同意书的审查。我国卫生部颁布的《涉及人的生物医学研究伦理审查办法（试行）》第二十条将其伦理审查的内容具体化为：（1）研究者的资格、经验是否符合试验要求；（2）研究方案是否符合科学性和伦理原则的要求；（3）受试者可能遭受的风险程度与研究预期受益相比是否合适；（4）在办理知情同意过程中，向受试者（或其家属、监护人、法定代理人）提供的有关信息资料是否完整易懂，获得知情同意的方法是否适当；（5）对受试者的资料是否采取了保密措施；（6）受试者入选和排除的标准是否合适和公平；（7）是否向受试者明确告知他们应该享有的权益，包括在研究过程中可以随时退出而无须提出理由且不受歧视的权利；（8）受试者是否因参加研究而获得合理补偿，如因参加研究而受到损害甚至死亡时，给予的治疗以及赔偿措施是否合适；（9）研究人员是否有专人负责处理知情同意和受试者安全的问题；（10）对受试者在研究中可能承受的风险是否采取了保护措施；（11）研究人员和受试者之间有无利益冲突。

（八）伦理审查的决定

伦理委员会的审查可以作出批准、不批准或者作必要修改后再审查的决定，但作出的决定必须得到三分之二伦理委员同意。伦理审查的决定由伦理委员会办公室或秘书向申请审查项目的负责人传达，并说明作出决定的理由。另外，也要说明伦理审查作出决定不意味着伦理审查的结束，而随着研究项目的进展，还要跟踪检查和监督，这一点国内做的不够。

（九）几种特殊伦理审查的要求

1. 加快伦理审查

我国卫生部颁布的《涉及人的生物医学研究伦理审查办法（试行）》中规定，对于预期损害或不适的发生概率程度不超过受试者日常生活或者常规治疗可能发生的概率和程度的项目（即小于最低风险的项目）可由伦理委员会主席或者由其指定一个或几个委员进行审查。这种规定无疑可以加快审查。

2. 与境外合作研究的伦理审查

上述的"审查办法"中也规定，境外机构或个人在中国境内进行涉及人的生物医学研究，其研究方案已经经过所在国家或者地区的伦理委员会审查的，还应当向我国依照本办法设立的伦理委员会申请审核。

3. 多中心研究的伦理审查

应由项目总负责人单位的伦理委员会进行科学和伦理的审查，参加项目的单位伦理委员会只审查在本单位的可行性。

4. 弱势群体作为受试者的伦理审查

这种研究是为了获得该群体特有的或独特的疾病或其他健康问题的改良诊断、预防或治疗，而正常人群不能替代作为受试者；受试者的风险最小而又能为他们的健康和疾病带来利益；研究开始前有家属或监护人的知情同意，受试者能表示者也要征求意见，并且研究中要有保护他们的措施。

（十）伦理审查的监督管理

在我国，卫生部对全国的伦理委员会实施宏观管理、建立健全伦理审查规章制度，研究制定有关政策；省级的卫生行政部门对本行政区域内的伦理委员会的伦理审查工作负有监督管理的责任；各级卫生行政部门应将涉及人的生物医学研究伦理审查工作纳入科研管理工作范畴。总之，伦理委员会要接受本行政区域和国家卫生行政部门的监督和管理。监督管理的具体内容包括：（1）开展涉及人的生物医学研究的机构是否按要求设立伦理委员会；（2）机构的伦理委员会是否按照伦理审查原则实施伦理审查；（3）伦理审查内容和程序是否符合要求；（4）伦理审查结果执行情况，有无争议。

第三节　尸体解剖的医学道德

尸体解剖是临床和医学科研的重要组成部分，它可以帮助临床医生和科研人员搞清楚一些复杂、疑难和意外死亡的疾病的原因、发病机制等，提高诊断、治疗和科研水平，从而促进医学科学的发展。同时，也有利于医学人才的培养，以及为妥善解决医患纠纷、为侦破案件提供科学客观的证据。但是，受落后观念、封建迷信以及经济利益的影响，目前我国的尸体解剖率较低。因此，为了提高尸体解剖率，除了加强宣传和推动立法外，还应重视尸体解剖中的医学道德。

一、尸体解剖道德的历史演变

在我国，由于封建社会伦理道德的长期统治和影响，尸体解剖在古代是被禁止的，它被认为是大逆不道的事情。传统道德中所谓"身体发肤，受之父母，不敢毁伤，孝之始也"的思想，认为损坏人体的任何部位都是不孝之举，尸体解剖更是不符合封建的仁义之道。据《南史·顾恺之传》记载，一妇女因遵丈夫遗嘱，解剖了丈夫的尸体，结果以伤夫五脏"不道"的罪名被判处徒刑，其子也因不能劝阻，竟以"不孝"之罪被杀头。因此，我国虽早在两千多年前的医书中就有关于人体解剖的粗略描述，清代也有像王清任那样甘冒不韪的医家在坟山弃尸身上做解剖观察，但由于封建伦理道德的长期影响和束缚，尸体解剖一直被认为是不道德的事情，因而人体解剖在我国一直没有能够发展成为一门独立的学科，对祖国医学的发展带来了不利影响。本世纪初，随着西方医学在我国的传播和发展，对尸体解剖的需求日益增加。在医学界的不断努力下，终于在1912年颁布了我国的第一部《尸体解剖法》及《尸体解剖实施细则》，对推动我国医学研究和教育的发展起到了积极作用。

在中世纪的欧洲，在教会的统治和思想禁锢下，人体解剖被视为有违《圣经》，也是属于不道德的行为而被禁止。由于人们只能凭借直观和臆测来解释病理和生理现象，其中不可避免地夹杂有许多错误的成分，近代医学是随着资本主义的兴起而发展起来的。文艺复兴时期，资产阶级在反对封建统治活动中，提倡科学和理性，主张人的自我解放，提出了"我是人，人的一切我都应当了解"的口号，呼吁让医学从神学的束缚中解放出来，对于医学的发展具有积极的影响。一些艺术家首先开始进行人体的解剖研究，如达·芬奇、拉斐尔、米开朗基罗等。16世纪比利时医学家维萨里在大量尸体解剖的基础上，写出了《人体之构造》一书，以事实驳斥了圣经上关于上帝抽出亚当的一根肋骨而创造了夏娃的传说，纠正了古罗马医生盖伦学说的错误二百余处，给了人们新的人体科学认识，使解剖研究工作得到了公认，成为近代人体解剖学的奠基人。18世纪意大利病理学家莫尔干尼就是通过多年的尸体解剖，积累了大量的观察资料，确定了疾病原因与机体器官病变之间的联系，从而建立了一门新的医学学科——病理解剖学。在许多医学家的不断努力下，使人们原来认为尸体解剖是不道德的观念，在医学发展的过程中有了较大的改变。

现今，这种由于医学目的的尸体解剖再也不被社会视为不道德了。此外，更有人出于对医学科学事业的热爱，自愿在死后将遗体捐献给医学机构进行研究，赢得了社会的敬重和赞誉。我国医学界的许多前辈为此做出了榜样，如原北京医科大学名誉校长胡传揆教授自愿捐献遗体作为学生的实习标本；北京同仁医院眼科张晓楼教授死后捐献眼球。邓小平同志逝世后自愿捐献出自己的角膜，更是为国人树立了楷模，激励了许多人决心在死后捐献遗体，影响极为深远。然而，传统思想根深蒂固，至今我国的尸体解剖工作依然是困难重重，仍需要通过不断地宣传、教育，提高全社会对于尸体解剖重要性的认识。

二、尸体解剖的医学道德要求

（一）尊重病人的生前意愿或征得亲属同意

一个人处于健康状态或临终状态，立下了生前意愿或遗嘱，而自愿同意逝世后进行尸体解剖，并且办理了合法手续；或者一个人生前意愿或遗嘱中没有表示逝世后反对尸体解剖，而亲属又同意尸体解剖并签署了知情同意书。在上述两种情况下，医务人员进行尸体解剖是合乎医学道德的。反之，病人生前没有意愿且未征得亲属的同意而进行尸体解剖或摘取逝者的器官是不道德的，也是违法的。

（二）尸体解剖只能用于医学或法律目的

尸体解剖是为了明确死亡的原因，从而提高临床诊治水平或帮助法医鉴定；或者为了摘取器官进行器官移植和其他医学科学研究。上述尸体解剖是用于医学或法律目的，因而是符合医学道德的。否则，用于非医学和非法律目的的尸体解剖是违背医学道德的。

（三）必须以敬重、严肃认真的态度对待尸体

病人或亲属同意尸体解剖是洒向人间的爱，也是对医学发展的无私奉献。因此，医务人员在进行尸体解剖时，要以敬重、严肃认真的态度对待尸体，而不能随意摆弄、嬉笑，并且尸体解剖结束后要使尸体清洁无味、五官端详、肢体舒展、易于鉴别，这也是对逝者的尊重和对家属的极大安慰。

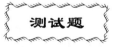

测试题

一、名词解释题

1. 人体实验　　　　　　　　　　2. 3R原则

二、单选题

1. 在下列医学科研的各项提法中，错误的是
　　A. 医学科研都必须以动物实验为
　　　基础
　　B. 医学科研成果是集体智慧和劳动的结晶

C. 诚实是医学科研的灵魂和科研人员的良心

D. 怀疑精神是医学科学创新的前提，也是医学发展的动力

E. 公平无私是医学科研团队内相互合作与团队间相互协作的基础

2. 人体实验的医学道德原则不应包括
　A. 医学目的的原则
　B. 知情同意的原则
　C. 有得无失的原则
　D. 随机对照的原则
　E. 维护受试者利益的原则

3. 人体实验必须坚持
　A. 受试者没有不适
　B. 受试者绝对安全
　C. 受试者知情同意
　D. 受试者获得经济利益
　E. 受试者的疾病获得治疗

4. 在下列关于人体实验知情同意的提法中，正确的是
　A. 任何人要撤销知情同意必须在实验开始之前
　B. 受试者要撤销知情同意必须在人体实验告一段落后
　C. 受试者一旦同意作为受试者不得随意退出人体实验
　D. 任何人撤销知情同意必须经人体实验主持人的同意后
　E. 受试者在任何时候都可以自由撤销知情同意或退出人体实验

5. 在医学科研中，使用随机对照的下列提法中，错误的是
　A. 使用安慰剂的受试者必须知情
　B. 对照组应该接受业已证明有效果的干预措施
　C. 使用安慰剂不能使受试者增加严重或不可逆性损害
　D. 医学科研人员对实验组和对照组使用的措施孰优孰劣不能真正确定

E. 当没有有效或用已证明有效的干预措施不能产生科学上的可靠性时可使用安慰剂

6. 人体实验必须立即中止的是
　A. 人体实验还没有采取对照
　B. 人体实验出现了与预期结果不符
　C. 人体实验对受试者不能起到治疗作用
　D. 人体实验出现了严重危害受试者利益的现象
　E. 人体实验中发现受试者是为了获得一些经济补助

7. 伦理审查委员会开展医学科研项目的伦理审查，在应遵循的原则中不包括
　A. 独立
　B. 客观
　C. 公正
　D. 宽容
　E. 透明

8. 在下列伦理审查目的的提法中，错误的是
　A. 促进社会公正
　B. 保障研究结果的可信性
　C. 保证研究结果与预计结果的吻合性
　D. 在某种意义上对科研人员也有一定的保护作用
　E. 保护所有实际的或可能的受试者的尊严、权利、安全和福利

9. 我国涉及人的生物医学研究和相关技术应用的伦理审查范围不包括
　A. 对人的生理现象的研究项目
　B. 对人的病理现象的研究项目
　C. 对人的心理现象的研究项目
　D. 对人的疾病诊断、治疗和预防方法的研究项目
　E. 对医疗卫生技术或者产品在人体上进行试验性研究的项目

10. 下列关于我国涉及人的生物医学研

究伦理审查一些原则的具体提法中，错误的是

A. 尊重和保护受试者的隐私

B. 严格履行知情同意程序，允许受试者在任何阶段退出试验

C. 减轻或免除受试者在受试过程中因受益而承担的经济负担

D. 确保受试者试验受到损伤时得到及时免费治疗和得到相应的赔偿

E. 对科学和社会利益的考虑必须高于对受试者的安全、健康和权益的考虑

11. 关于弱势群体作为受试者的下列提法中，错误的是

A. 在研究中要有保护他们的措施

B. 大月份的孕妇在任何条件下都不能作为受试者

C. 其风险最小而又能为他们的健康和疾病带来利益

D. 研究开始前有家属或监护人的知情同意，受试者能表示者也要征求意见

E. 为了获得该群体特有的或独特的疾病或其他健康问题的改良诊断、预防或治疗，而正常人不能替代

12. 最能体现医学科研人员献身精神的人体实验是

A. 天然实验

B. 自体实验

C. 自愿实验

D. 欺骗实验

E. 强迫实验

三、问答题

1. 医学道德在医学科研中有什么意义？

2. 在医学科研中，科研人员如何做到尊重科学、严谨求实？

3. 在人体实验中如何维护受试者的利益？

4. 对人体实验的科研项目开展伦理审查的目的是什么？

5. 尸体解剖对医务人员提出的道德要求是什么？

四、案例题

[案例] 某科研小组，利用中、重度哮喘的病人，给不同剂量的呋塞米雾化吸入治疗进行单盲人体试验。自愿参加的受试者被随机分成治疗组与对照组，并且所有的受试者在试验前停用平喘药一天，除有明显的低氧血症的患者给予30％氧气吸入外，均不加用其他药物。治疗组给不同浓度的呋塞米生理盐水溶液雾化吸入20分钟，对照组仅给生理盐水雾化吸入，观察4小时。结果治疗组85％的受试者有效；对照组除1例起效，1例无变化外，82％的受试者肺功能较治疗前恶化。（金布和、赵丽霞·临床药物人体试验不可损害患者权益．健康报，1999－08－14.）

请问：上述案例中科研人员违背了人体实验中的什么道德原则，为什么？

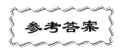

参考答案

一、名词解释题

答案略。

二、单选题

1. A 2. C 3. C 4. E 5. A 6. D 7. D 8. C 9. C 10. E 11. B 12. B

三、问答题

1. 答：医学道德是保障医学科研沿着健康轨道进行，最大限度地开发科研人员的聪明才智，使之勇往直前、团结协作等并取得预期成果的精神支柱和动力。所以，医学道德在科研中具有重要意义。

2. 答：在医学科研中，科研人员要做到尊重科学、严谨求实，必须是在观察、实验或者是统计、分析过程中做到客观、细致和精确，不应受各种因素的影响和干扰。科学的结论只能根据科学的事实作出，只能经过学术讨论去探索和解决，同时敢于坚持真理和勇于修正错误。如果观察不细，实验不严谨，仅凭主观愿望或随心所欲取数据，甚至通过伪造数据而得到结果；如果剽窃他人的科研成果归为己有；如果通过不正当的手段进行成果鉴定或通过媒体、广告夸大自己的科研成果等，都不符合尊重科学、严谨求实的科研道德要求。

3. 答：在人体实验中要维护受试者的利益，必须做到以动物实验为基础，确认进行实验的新药物、新技术对动物无毒无害时，才能在人体上进行实验。同时，人体实验必须在有关专家和具有丰富医学研究和临床经验丰富的医生参与或指导下进行，并要寻求安全、科学的途径和方法。另外，在人体实验开始前，要对本实验有可能出现的特殊情况都有充分的估计，事先准备好可靠的应急或补救措施；在实验中，一旦出现严重危害受试者身心的情况，无论实验多么重要，都要立即终止实验，以使受试者受到的不良影响减少到最低限度。

4. 答：对人体实验的科研项目开展伦理审查的目的旨在保护所有实际的或可能的受试者的尊严、权利、安全和福利，保障研究结果的可信性，促进社会公正。同时，在某种意义上对科研人员也有一定的保护作用。

5. 答：在尸体解剖中给医务人员提出的道德要求是：首先要尊重病人的生前意愿或遗嘱，并征得亲属的同意。否则，是不道德的，也是违法的。其次，尸体解剖必须用于医学或法律目的，而用于非医学和非法律目的尸体解剖是违背医学道德的。最后，在尸体解剖中，所有参与的医务人员都必须抱着敬重的心情和严肃认真的态度对待尸体，并且尸体解剖后要使尸体清洁无味、五官端正、肢体舒展、易于鉴别等。

四、案例题

案例分析：在该人体实验中，科研人员违背了维护受试者利益的原则。因为，该实验的受试者是中、重度哮喘的病人，并且所有受试者在实验前停平喘药一天，显然这会给病人带来躯体和精神上的痛苦。特别是对照组在实验时给生理盐水雾化吸入，并观察 4 小时，致使 82% 的受试者肺功能较前恶化。因此，这样的人体实验是不符合维护受试者利益道德原则的，故而不可取。

第十一章　公共卫生的伦理

学习目标 ●

　　通过本章学习，掌握公共卫生的含义、特点、作用以及公共卫生的伦理原则；熟悉健康教育和健康促进、职业性损害防制、传染病防制、慢性非传染性疾病防制和突发公共卫生事件防制的道德要求；了解环境保护和食品卫生监督的道德要求。

　　随着社会的发展和人们健康需求的提高，公共卫生愈来愈受到社会的广泛关注，而公共卫生实践中的伦理问题也引起了人们的重视，因为它是公共卫生实践顺利开展和健康发展的保障。因此，本章将对公共卫生的伦理原则以及公共卫生几项任务的道德要求等进行讨论。

第一节　公共卫生的概念、特点和作用

一、公共卫生的含义

　　有关公共卫生的概念和内涵是在不断发展的。早在 1920 年，美国耶鲁大学公共卫生学院教授温思络（Winslow）曾提出一个至今仍有生命力的公共卫生定义：即公共卫生是通过有组织的社区行动，改善环境卫生，控制传染病流行，教育个体养成良好的卫生习惯，组织医护人员对疾病进行早期诊断和预防性治疗，发展社会体系以保证社区中的每个人享有维持健康的足够生活水准，最终实现预防疾病、延长寿命、促进机体健康、提高生产力的目标。1952 年，世界卫生组织采纳了温思络的上述定义。1988 年，美国医学研究所（IOM）在其里程碑式的公共卫生研究报告《公共卫生的未来》中提出的公共卫生的定义是：公共卫生是我们作为一个社会为保障人群健康所采取的集体行动。2003 年 7 月，时任我国副总理兼卫生部部长的吴仪在全国卫生工作会议上给公共卫生定义为："公共卫生就是组织社会共同努力，改善环境卫生条件，预防控制传染病和其他疾病流行，培养良好卫生习惯和文明生活方式，提供医疗服务，达到预防疾病、促进人民身体健康的目的。"这一定义与温思络的定义基本一致，即：公共卫生的核心是公共政策，公共政策的主角是政府。也就是说，公共卫生是政府的职能，需要政府强有力的领导和法律法规的保障。公共卫生的目标是促进居民健康，延长预期寿命。公共卫生是一项社会系统工程，需要医疗、预防两大系统密切结合，部门协同，社区参与。这一定义也在我国预防医学的教科书中被采用，我们在公共卫生伦理中也采用该定义。其他尚有不少定义，在此不一一介绍。

二、公共卫生的特点

尽管有关公共卫生的定义颇多，但从这些定义中我们可以发现现代公共卫生具有以下基本特点：

1. 公共卫生既是一种制度、学科和实践活动，又是科学的艺术；
2. 公共卫生成本低、效果好，但它的社会效益回报周期相对较长；
3. 公共卫生的最终目标是促进居民健康，延长期望寿命；
4. 公共卫生以人群为研究重点；
5. 公共卫生的实质体现的是公共卫生政策，政府宏观调控和积极干预在公共卫生工作中将发挥关键作用；
6. 公共卫生在很大程度上是一个社会问题而非技术问题，具体实施中将涉及社会的各个层面，因此应加强部门间协作和社区参与；
7. 应建立一支受过良好教育、具有多学科背景的人组成的队伍，作为公共卫生的技术支撑。

三、公共卫生的作用

（一）疾病预防

疾病预防是公共卫生的最基本任务，它是通过采取措施降低个体发生疾病或伤害的风险，或延缓疾病的发生、发展或恶化的进程，即通常说的疾病的三级预防。现在，我国不仅要应对多种传染病的威胁，而且面临着慢性非传染性疾病的重大影响，并且亚健康状态人群增多、医源性和药源性疾病的不断出现，职业病、中毒与伤害屡有发生等，疾病预防的任务和作用显得非常重要。

（二）健康保护

公共卫生的健康保护表现在两方面：一是对有明确病因或危险因素和具备特异预防手段的疾病或伤害风险采取措施，在预防和消除病因上起主要作用，如免疫接种、食盐加碘、职业病防护、食品安全保障等；二是生命全过程中的健康保护，包括婚前检查和孕产期保健、婴幼儿保健、儿童和青少年保健、老年保健等以及一些特殊人群和职业人群的保健等。

（三）健康促进

健康促进是增加人们对自己健康的控制能力并逐步改善其健康的进程。为此，可以通过健康教育和各种方式向人们提供健康的信息，并通过营造社会的支持环境，促使人们实施维护和改善健康的行为，从而提高人们的生存质量和延长寿命。

（四）安全保障

公共卫生不安全可能会对社会的政治、经济、服务、交往等造成严重的影响或沉重打击，如 SARS 和甲型 HINI 流感的暴发流行和迅速传播就说明了这一点。因此，必须赋予公共卫生安全保障的使命，以使它发挥更大的作用，保障人群、社区、地区、国家、甚至国家与国家之间的健康安全和社会安定。

第二节　公共卫生的伦理原则

公共卫生伦理学即公共卫生与伦理学的交叉学科，也属于应用伦理学，并且有自己独特的研究领域和问题，以及自身的伦理原则和规范。其中，公共卫生的伦理原则是指在公共卫生工作中调节公共卫生从业人员的人际关系以及与社会关系的出发点和指导准则。下面先介绍国外的公共卫生的伦理原则，在此基础上试提出我国公共卫生的伦理原则。

一、美国公共卫生学会提出的"公共卫生伦理实践的原则"

1. 公共卫生应当从原则上强调疾病的根本原因和健康要求，以预防对于健康的不良后果；

2. 公共卫生应以一种尊重社会中个人权利的方式来促进社会社区人群的健康；

3. 公共卫生政策、方案和优先性的提出和评价，应当通过一系列的步骤措施来确保社会社区成员都有参与的机会；

4. 公共卫生应当提倡和努力，为赋予每一个社会成员、所有人都可以得到基本的健康资源和必要的健康条件；

5. 公共卫生应当寻求相关信息，为有效地实施政策和完成方案，保护和促进健康；

6. 公共卫生机构应当为社会社区做政策或方案决策之需要提供其拥有的信息，并应获得社会社区实施此信息的同意；

7. 公共卫生机构应当基于其拥有的信息，在公众赋予的资源和授权的范围内及时采取行动；

8. 公共卫生方案和政策应当把各种取向整合起来，预先考虑到和尊重社会中价值观、信仰和文化的多元性；

9. 公共卫生的方案和政策应当以最能促进自然和社会环境的改善方式来实施；

10. 公共卫生机构应当保护那如果向公众公开便会给个人或者社会带来伤害的信息，除非能证明最有可能给个人或社会带来重大伤害，否则就不应该公开；

11. 公共卫生机构应当保证自己的从业人员是胜任本职工作的；

12. 公共卫生机构和其从业人员应当联合起来，为建立公众的信任和体制的有效运转而努力。

二、辛格等提出的公共卫生的伦理原则

彼得 A·辛格（Peter A·singer）等对发生在多伦多的 SARS 教训中，总结出公共卫生的伦理原则：个人自由原则、保护公众不受侵害原则、比例关系原则、互惠原则、透明原则、隐私原则、保护社区名誉不受损害原则、提供医护责任原则、平等原则和团结原则。

在预防医学和公共卫生实践中，预防医学工作者经常遇到的困惑是如何协调个人隐私的保护和公众的知情权的矛盾。加拿大政府在征得当事人一家的同意后，公布了从中国把 SARS 病毒带到加拿大的妇女和她的儿子的名字，尽管当局尽量避免把种族和疾病联系起来，但这种做法无疑造成了许多人不必要的与中国拒绝商务的往来。比例关系原则认为，只有在不公布个人隐私就会对公众健康产生更大侵害的情况下，才公布个人信息；或只有在被隔离者违反隔离命令时，他的照片和姓名等信息才被公布。

同样，作为医务人员，在面对被传染病传染的风险和减少对家庭、朋友的潜在危害责任时，由于职业的原因，预防医学工作者和临床工作者都不能逃避职业责任和对病人的看护责任。但要求医务人员在紧急关头不顾个人和其家庭的利益，为尽职责牺牲生命，有人认为这种以英雄主义的价值观来要求医务人员不能被广大的医务工作者接受，是不合理的，对这个

问题虽然存在不同的看法，但如何做能协助医务人员减轻其风险，提供物质和精神方面的帮助和保险等确是应该考虑的。互惠原则就是从这个角度被提出来的。

由于交通工具的便捷，飞机 10 几个小时就能把病毒在被检测出来之前就横跨大西洋、太平洋了。这说明全世界的预防医学工作者都应该团结起来，保证信息的透明和公开，共享公共卫生信息，共同维护世界卫生防御网。

三、我国公共卫生的伦理原则

参考上述提出的公共卫生伦理原则，试提出我国公共卫生的伦理原则如下：

（一）目标人群受益的原则

公共卫生的目标是面向人群。因此，公共卫生的伦理首要原则是使目标人群受益，避免、预防和清除对他们的伤害，在受益与伤害兼有的情况下要使受益与伤害和其他代价相抵后盈余最大。如果群体的利益与群体中某些个人利益发生冲突，要坚持群体利益优先而又使个人利益的损失最小。

（二）卫生资源分配公正的原则

在公共卫生工作中的卫生资源分配是一个惹人注目的大问题。因此，在卫生资源分配时要使受益与负担公正分配，并且要照顾到弱势群体而尽力使社会每个人都得到基本的健康资源和必要的健康条件。同时，在卫生资源分配时要确保公众的参与，包括受影响各方面的参与，即做到程序公正。

（三）多部门合作和协作的原则

公共卫生工作的开展需要上至政府、下至不同层次的机构、社会团体、人群等多部门的密切合作和协作才能完成，它不像有些临床工作只要某个医生或几个医务人员就可以完成。因此，公共卫生的各部门之间以及与其他部门之间，要在工作中坚持合作和协作的原则，以促进其公共卫生工作目标的实现。

（四）互相信任和团结互助的原则

在开展公共卫生工作中，公共卫生机构和从业人员要与目标人群建立和维持互相信任的关系，并且还要与其他人群团结互助，这样才能更好地完成工作和取得良好的效果。否则，开展公共卫生工作难以产生合力，甚至会遇到这样或那样的阻力，更谈不上取得满意的效果。

（五）对人尊重与责任分担的原则

在开展公共卫生工作，特别是应对突发性公共卫生事件时，公共卫生机构和从业人员要尊重人的价值观、信仰和文化的多元性以及保护人的隐私、遵守诺言。同时，还要强调政府、公共卫生机构、社会团体、社区、家庭和广大公众都有责任采取共同行动。但是，在个人自由选择与群体利益、个人隐私与公众知情权等发生矛盾时，在征得个人同意的情况下，其个人要做些必要的让步。

（六）信息透明和公开的原则

在开展公共卫生工作的过程中，坚持信息透明和公开是对公众知情权的尊重，在此基础上才能通过多部门合作和协作，不同人群的团结互助、保护弱势群体以及责任分担等来履行公共健康的目的。

第三节　公共卫生某些任务的道德要求

公共卫生的内容或任务涉及的范围广泛，下面仅就健康教育和健康促进、环境保护、职业性损害的防制、食品卫生监督、传染病和慢性非传染性疾病防制以及突发性公共卫生事件的防制的道德要求分述如下：

一、健康教育和健康促进

（一）健康教育和健康促进的含义

1. 健康教育的含义

有关健康教育（Health education）的定义有多种提法：1988年，日本文部省体育局给健康教育的界定是"旨在维护、增进身心健康所必要的知识及态度的习得教育。"同年，第十三届世界健康大会提出："健康教育是一门研究以传播保健知识和技术，影响个体群体行为，消除危险因素，预防疾病，促进健康的科学。"世界卫生组织（WHO）指出："健康教育是诱导人们养成并保持有利于健康的生活，合理并明智的利用已有的保健设施，自觉自愿地从事改进个人和集体的卫生状况或环境的活动。是通过信息传播和行为干预，帮助个人和群体掌握卫生保健知识，树立健康观念，自愿采纳有助于健康行为和生活方式的教育活动过程。"我国学者黄敬亨教授给健康教育下的定义是："通过有计划、有组织的社会和教育活动，促使人们自觉地采纳有益于健康的行为和生活方式，消除或减轻影响健康的危险因素，预防疾病，促进健康和提高生活质量。"综上所述，健康教育的对象包括个体和群体，特别是后者，即广大公众；健康教育的主要方法是为教育对象提供有计划、有组织的学习机会以改变他们不健康的行为和生活方式；健康教育的目标是鼓励或诱导公众养成健康的生活方式，合理的利用现有的保健服务设施，改善卫生状况和环境，促进健康和提高生活质量。总之，健康教育能够有效地控制影响人类健康的四大因素：个人行为和生活方式、环境、遗传和医疗保健服务。因此，世界卫生组织（WHO）认为，健康教育、计划免疫和疾病监测是预防和控制疾病的三大措施。

2. 健康促进的含义

健康促进（health promotion）的含义也有多种提法：1984年，Buttes和Winder将健康促进定义为："把健康教育和有关组织、政治和经济干预结合起来，促使行为和环境改变，以改善和保护人们健康的一种综合策略。"美国学者Lawrence Green将健康促进定义为："健康促进包括了健康教育及能促使行为与环境向有益于健康方向改变的相关政策、法规、组织的综合。"1986年，在加拿大渥太华召开的第一届国际健康促进大会上发表的《渥太华宣言》中提出："健康促进是指促进人们提高和改善他们自身健康的过程。"世界卫生组织（WHO）给健康促进下的定义是："促进人们维护和提高他们自身健康的过程，是协调人类与他们环境之间的战略，规定个人与社会对健康各自所负的责任"；健康促进是指个人与家庭、社会和国家一起采取措施，鼓励健康行为，增强人们改进处理自身健康问题的能力。由上看出，健康促进的活动领域或范围比较广泛，主要包括：①制定健康的公共政策。制定健康促进的公共政策，目的在于创建良好的社会环境，以便使人们更容易的做出健康选择。这不仅是卫生部门的事，需要各级政府、各个部门和组织以及全社会的共同参与。②创建支持性环境。通过制定公共政策以及教育、宣传等方式，动员社会各部门和组织，创建一个良好、安全、和谐的生活环境和工作环境。同时，开发安全有效的评价方法，系统地评估环境变化对健康的影响，以保证社会和自然环境向有利于健康的方向发展。③强化社区行动。社区是健康促进实施的重要场所。强化社区行动，充分发挥社区的作用，就是调动社区成员一切可用的力量，让尽可能多的社区成员积极参与并帮助他们健康计划的制订、执行及评价，实现全社区成员的健康。④发展个人技能。发展个人技能主要是指健康选择的能力，这需要通过健康教育和各种方式向人们提供健康的信息，以更好地控制自己的健康和环境。同时，发展个人技能还要求不断地从生活中学习，主动地寻求健康知识和发展技能，以提高自己健康水平和应对可能出现的健康问题以及预防和处理慢性病、外伤等。⑤调整卫生服务方向。就是建立一个有利于健康促进的卫生保健体系，即在健康促进的过程中，卫生服务的责任应该由个人、所在工作单位、社会团体、卫生专业人员、医疗卫生保健机构、工商机构以及政府共同承担，共同享受高水平的健康。不仅上述，而且 2001 年召开的第 54 届世界卫生大会还指出："支持发展以证据为基础的健康促进活动，把健康促进列为世界卫生组织的最优先重点。"

（二）健康教育与健康促进的关系

健康教育与健康促进两者是相辅相成的。健康教育从改变人群的生活方式入手，注重人群的健康意识与健康技能的培养，帮助人们建立健康的生活方式。但是，如果没有健康促进政策的推动，没有社会大环境的支持，没有社会的广泛参与，没有服务方式的改变，健康教育的实施就会遇到困难，效果也难以持久。要有效地开展健康教育，取得健康教育的最佳效果，必须有相关的政策、环境等社会的支持系统，可见健康促进显得非常重要。相反，如果没有开展健康教育或开展得不好，一些社会的环境和政策的改变也很难使群众接受。可见，两者的关系非常密切。

（三）健康教育和健康促进的道德要求

在健康教育和健康促进的道德要求中，给公共卫生从业人员和临床医疗卫生保健人员提出以下道德要求：

1. 要积极履行健康教育和健康促进的法律义务，充分利用一切机会和场所开展健康教育以及踊跃参与健康促进的公共卫生政策制定和创造支持性环境，以动员全社会参与以使社会和自然环境有利于健康。

2. 深入农村、社区，强化社区行动，把健康教育和健康促进有针对性作为初级卫生保健工作的重要任务和内容，并积极参与建立有利于健康促进的卫生保健体系，使大家共同承担健康促进的责任和共享高水平健康。

3. 要不断自我完善，以科学的态度和群众喜闻乐见的形式开展健康教育和健康促进的活动，以影响人们的认识、态度和价值观念，鼓励人们树立正确的健康意识，养成积极的社会心理态度，提高自我保健能力，培养健康的生活方式，终止不健康的行为，清除危险因素，预防疾病，促进健康。

二、环境保护

（一）环境保护的意义

环境（environment）是指人类和生物赖以生存的空间及外部条件。人类环境包括自然环境和社会环境，这里提的环境保护是指自然环境。自然环境又包括地球上的大气圈、水圈、土壤圈、岩石圈和生物圈所形成的生态系统，它是人类生存和发展的物质基础，也是与人类健康密切相关的重要条件。因此，加强环境保护以防止环境污染，保持生态的动态平衡，可以维护和提高人类的健康水平，以及促进社会的发展。多年来，我国政府和广大环保人员在环境保护方面作了很大努力，但是目前的环境形势依然严峻，如对大自然的过度开发、利用造成的大气污染、水质污染、土壤污染等给人民的生活环境和健康带来了损害。故而，加强环境保护还具有现实意义。

（二）环境保护的道德要求

环境保护人人有责，但本文是针对环保人员提出的道德要求。

1. 履行道德义务，提高全民的环保意识

长期以来，我国大多数群众的环境保护意识比较薄弱，至今有些人或小团体仍只顾追求经济效益而忽视环境保护，因此，造成环境污染和生态的破坏仍比较严重。在此情况下，环境保护人员应该履行道德义务而向广大群众大力宣传保护环境对健康的意义，努力提高全民的环境保护意识，使全民特别是厂矿企业的负责人认识到环境污染、生态破坏的严重性和危害性与环境保护的重要性和迫切性，树立污染环境和破坏生态为耻、保护环境和生态平衡为荣的社会风尚，使人人热爱大自然、以大自然为友。

2. 主动协作，取得社会上的广泛支持

环境保护是一个系统的社会工程，需要社会上各行各业、方方面面的协同努力，只靠环境保护人员自身的力量难以收到满意的效果。因此，除要求各级、各地环境保护部门主动加强协作研究和信息沟通以发挥在环境保护中的指导作用外，还要求环境保护部门及时与社会其他部门、行业进行沟通，特别是卫生行政决策机构和生产、交通、医院等部门，并取得他们的理解、合作与支持。只有齐抓共管、综合治理，环境保护才能取得良好的效果。

3. 依法监测和监督，执法无情

环境污染的因素很多，有些污染会造成急性中毒和死亡；有些污染对人体健康的危害是细微的、缓慢的且可耐受的，容易被人忽视，但会造成慢性毒害，甚至波及后代。因此，环境保护人员要定期进行预防性监测，不断积累可靠的数据以寻求防止和治理污染的措施，如果在监测工作中发现污染物超过国家或地方制定的标准，就要依法监督、限期治理和处罚。然而，在监测和监督工作中会遇到不少阻力，但环境保护人员应以人民的利益为重，以现行的法律、法规为准绳，严格执行，并且做到廉洁奉公、不徇私情。

三、职业性损害的防制

（一）职业性有害因素和职业性损害的含义

职业性有害因素（occupational hazards）是指在生产过程、劳动过程和生产环境中存在的可直接危害劳动者健康的因素。其中：在生产过程中存在的有害因素有化学、物理、生物的因素；在劳动过程中存在的职业性有害因素有劳动组织、劳动强度、劳动定额、作息制度的不合理，个别器官或系统过度紧张等；生产环境中存在的有害因素有卫生条件差，工作场所缺乏卫生防护措施，在野外恶劣的自然环境中工作。职业性有害因素在一定条件下，对劳动者产生的各种危害称之职业性损害，它包括可以致劳动者发生职业病（occupational disease）、工作有关的疾病（work-related disease）和职业性外伤（occupational injury）。其中：职业性有害因素作用于人体的强度与时间超过一定限度时，人体不能代偿其所造成的功能性或器质性改变，出现相应的临床征象，并影响劳动能力，这类疾病通称为职业病，如尘肺等；由于职业性有害因素造成职业人群常见病发病率增高、潜伏的疾病发作或现患疾病的病情加重等，这类疾病统称为工作有关疾病，如高温作业可导致消化不良及溃疡病的发病率增高等；职业性外伤（又称工伤）是指劳动者在工作过程中，由于外部因素直接作用，而引起机体组织的突发性意外损伤。

（二）职业性损害防制的意义

职业性损害都会轻重不等的影响劳动者的健康，甚至残废或死亡，从而造成生产力下降。200 年以前，人们就将煤焦油与英国年轻的烟囱清扫夫常患阴囊癌联系起来，如今全世界铁矿业数以千计的焦炉工人，仍然吸着这些致死的物质。他们因患癌症而死的几率十倍于其他的铁矿工人。以美国为例，每年由于职业卫生而死近 5 倍于因非法贩毒而死的人数，4 倍于艾滋病而死的人数。WHO 的统计数据也指出，全世界每年发生 2 亿 5 千万起工伤事故、1 亿 6 千万例职业病患者，造成 1 千 1 百万人死亡和巨大经济损失；另外，约有 2 亿 5 千万儿童从事有害作业，因此，开展有效职业性损害的防制和职业卫生服务，是新世纪职业卫生面临的挑战。在我国，随着乡镇、民营企业的迅速发展，由于企业的规模小、设备简陋、工艺落后，管理者素质低以及职工缺乏劳动卫生知识，使职业性损害有增加的趋势；加之，企业中新工种、新行业、新毒物的出现，又产生了一些新的职业性损害。所以，重视职业性损害的防制也具有现实意义。

（三）职业性损害防制的道德要求

1. 依法开展卫生管理和监督，对职工的健康和安全负责

我国自 1979 年颁布执行《工业企业设计卫生标准》以来，迄今发布有关化学毒物、粉尘及物理因素的国家职业卫生标准达 200 余个，职业病的诊断标准 70 余种，逐步形成了我国的职业卫生和职业病的标准系列。特别是我国于 2005 年又颁布实施《职业病防治法》和《安全生产法》。因此，医疗卫生保健人员除了对上述法律法规进行宣传外，还要依法开展职业卫生管理，其中职业卫生监督又是职业卫生管理的重要手段，它又包括预防性卫生监督和经常性卫生监督，以履行保护职业人群的健康和安全的责任。

2. 积极开展职业健康教育、卫生监测和健康监护，维护职工的健康

医疗卫生保健人员首先要积极开展职业健康教育，让职工了解职业性有害因素对健康的影响和防护方法，以增强自我保护意识，并积极参与职业性有害因素的防制。其次要积极开展职业性有害因素的监测，包括对职工工作场所的职业性有害因素的检测与评价，为改善劳动条件和实施有效的干预措施提供依据。最后对职工实施健康监护，包括职业健康检查和健康监护档案的管理等，这是早期发现健康损害和及早处理的重要措施，在此基础上进一步采取或完善防制措施。通过上述工作，维护职工的健康。

3. 职业病的诊断要慎重，维护职工、企业和国家的利益

职业病的诊断是一项科学性和政策性很强的工作，它涉及职业人群的职业卫生保护和待遇的落实，也涉及企业和国家的利益。因此，医疗卫生保健人员必须根据国家的有关法规和诊断标准，力求诊断准确，防止误诊和漏诊。根据《职业病防治法》和《职业病诊断与鉴定管理办法》，职业病的诊断要在有诊断权的医疗卫生保健机构进行，并由三名以上取得职业病诊断资格的执业医师进行集体诊断。在职业病诊断前，医师要对患者的职业史、病史、体格检查、实验室检查、生产环境调查材料等进行综合分析，一旦确诊还要按照《职业病报告办法》及时报告给卫生监督部门进一步的分析和处理。以上都要求医疗卫生保健人员对职业病的诊断要保持严肃的态度，以维护职工、企业和国家的利益。

四、食品卫生监督

（一）食品卫生监督的意义

食品是指供人食用的各种原料和成品，以及包括按照传统既是食品又是药品的保健品，但不包括以治疗为目的的物品。食品为人体的生长发育、活动和生产劳动提供所需要的各种营养素（nutrients），包括蛋白质、脂肪、糖类、矿物质和维生素等。这些营养素为人体提供能量、机体构成成分、组织修复以及生理调节功能的化学成分。因此，食品是人类赖以生存和繁衍的物质基础。食品短缺、膳食结构不合理和食品不卫生等，人类就会发生营养不良疾病或其他疾病，特别是食品卫生与人体的健康息息相关。为了防止食品被有害因素，如微生物、寄生虫和昆虫的污染而危害广大公众的健康，我国1995年颁布了《食品卫生法》，2009年又颁布了《食品安全法》。自贯彻和执行上述法律以来，虽然我国的食品卫生状况不断改善，但在食品的生产、加工、储存、运输、销售等各个环节上仍存在着或正发生着许多不卫生现象，如变质和过期食品的出售屡禁不止，食物中毒时有发生等，给人们的健康和生命带来了严重危害。因此，依据《食品卫生法》和《食品安全法》的要求，对食品生产经营的单位或个人实施卫生监督十分必要，它不但关系到人们及后代的健康和千家万户的幸福，而且也关系到我国的社会主义建设和社会的安宁。

（二）食品卫生监督的道德要求

在食品卫生监督中，卫生防疫人员应遵守以下道德要求：

1. 加强食品卫生宣传，履行其社会道德责任

每个人天天都离不开食品，所以食品卫生关系到每个人的健康。但是卫生防疫人员不可能每天都深入到食品生产经营的各个环节的单位和个体摊贩进行检查和监督，更不可能监督到每个家庭的餐桌上。因此，食品卫生监督是一个社会工程，仅仅依靠卫生防疫人员的力量是不够的。为此，卫生防疫人员必须积极开展食品卫生宣传，破除一些人"不干不净，吃了没病"的愚昧观念，提高广大公众的食品卫生意识，养成良好的卫生习惯，并发挥公众对食品生产经营各个环节的单位和个体摊贩的监督作用。这既是保证食品卫生安全、维护群众健康的重要途径，也是卫生防疫人员的社会道德责任。

2. 经常开展食品卫生检查，履行其职业义务和法律责任

在食品卫生监督中，卫生防疫人员应经常深入到食品生产经营各个环节的单位和个体摊贩进行卫生检查，保证落实《食品卫生法》和《食品安全法》的各项规定，并把引起食品污染、变质的隐患及时予以消除。如果发现食品生产经营各个环节的单位和个体摊贩不符合卫生要求或达不到卫生标准，要秉公执法，果断地采取措施，以防止危害广大公众的健康。总之，要尽职尽责地履行职业义务和法律责任，抵制各种不正之风，成为人民的健康卫士。

3. 妥善地处理食品中毒事件，防止继续危害群众

近些年，虽然我国的食品卫生逐渐改善，但食物中毒事件仍在频繁发生。当卫生防疫人员接到食物中毒的报案以后，应迅速赶到现场，一方面要积极配合医生抢救受害人员，另一方面要认真地进行调查，查明原因后应针对其原因对现场进行处理，包括销毁引起中毒的食物、指导现场消毒等，以防事件扩大蔓延而继续危害群众。同时，针对食品污染的原因督促有关部门提出改进的措施，如调离有传染病的炊事员、制定和完善卫生制度等，以防同类的事件再次发生。最后，还要对事故的责任者依法处理。

五、传染病的防制

（一）传染病防制的意义

长期以来，传染病对人类的健康和生命造成了严重危害。在旧中国，由于社会制度、科学技术等原因，对传染病缺乏有效地防制措施，以致造成传染病的流行猖獗，给人民的生命造成了巨大的危害。新中国成立以后，传染病被列为我国疾病的防制重点。经过多年的努力，鼠疫、天花、霍乱、回归热、黑热病等已经消灭或基本消灭，白喉、麻疹、脊髓灰质炎、流行性斑疹伤寒、血吸虫病、布鲁杆菌病等多种传染病和寄生虫病已经有效地控制了流行，即使尚未控制和消灭的传染病其发病率和死亡率均有明显下降。但是，也应该清醒地认识到我国传染病仍维持在较高水平，特别是随着工业发展、交通发达、人群流动以及对外交流活动的频繁等对传染病更不能忽视。事实也如此，有些危害严重的传染病，如霍乱、流行性出血热、病毒性肝炎等有时爆发流行；血吸虫病、黑热病，尤其结核病又有回升；性病死灰复燃，尤其是艾滋病传入我国后逐年增多；新的传染病，如 O_{139} 霍乱、SARS、禽流感、疯牛病、甲型 H1N1 流感等严重威胁着人类的健康。加之，病原体对抗生素类药物的耐药性逐渐增加。因此，从维护和促进人民群众的健康出发，仍应积极防制传染病，以保持社会安定和经济建设的可持续发展。

（二）传染病防制的道德要求

传染病的防制包括疫情未出现前采取的防止疫情发生的预防性措施和疫情发生后采取平息疫情的措施以及长期系统的疾病监测，在上述过程中具体的道德要求是：

1. 积极开展传染病的预防，对广大群众的健康负责

积极开展传染病的预防是防止发生和消灭传染病最经济、最有效的办法。为此，传染病防制工作者要主动、积极地开展健康教育，通过信息传播和行为干预，提高人们的自我保健意识和自我保健能力，这是预防传染病的一种低投入、高效益的决策；实施预防接种，提高人群免疫水平，这是一种特异性预防相应传染病和消灭传染病的重要手段之一；督促和检查有关部门建设和改造公共卫生措施，并对污水、污物、粪便进行无害化处理；检查和督促各级医疗卫生保健单位的消毒隔离制度，防止医源性感染；以及开展爱国卫生运动、加强食品监督和国境检疫等。通过上述措施，可以预防和控制传染病，也履行了传染病工作者对广大群众的健康责任。

2. 认真做好传染病的监测和报告，履行其道德和法律责任

我国已颁布了《传染病防治法》等法律，传染病防制工作者应严格地执行法律，认真做好 36 种法定传染病的监测。一旦发现疫情，除了早诊断、早隔离、早治疗外，还要执行传染病的报告制度，即对 36 种法定传染病的病人、疑似病人或病原体携带者，必须准确填写传染病报告卡，并在规定的时间内向当地卫生防疫部门报告，为及时处理疫情提供可靠依据。同时，卫生防疫部门一旦接到疫情报告，特别是危害严重的传染病，除了向上级卫生行政部门报告外，还要以最快的速度派人前往疫点或疫区进行详细流行病学调查，尽快对传染源、传播途径和易感人群采取防疫措施，将疫情控制在最小范围和尽快平息。以上既是传染病防制工作者的道德责任，也是我国的法律要求，绝不可疏忽大意和有法不依。

3. 尊重科学，具有奉献精神

传染病防制工作者经常深入疫点或疫区，和传染病人或病原体携带者经常接触，尤其是临床传染科的医务人员和传染病人朝夕相处。因此，作为传染病防制工作者既要尊重科学、

以科学的态度对待传染病、保护个人或他人不受传染，同时又要有不怕苦、不怕累和不怕受传染的奉献精神，以履行自己的神圣职责和职业道德要求。

4. 尊重病人的人格和权利

由于传染病人具有传染性，特别是性传播疾病病人不少是性行为不当引起的，故而，传染病人往往有这样或那样的心理负担或隐私，甚至为此不敢求医或寻求"游医"诊治，这样既不利于病人的早日康复，也不利于社会对传染病的防制。因此，传染病防制工作者不要歧视、指责和嘲笑传染病人，一视同仁地尊重其人格。同时，还要尊重病人要求保守秘密的权利，不随便张扬病人的隐私，即使为防止疾病的蔓延和他人的安全而在小范围内不保密，也要取得病人的理解。

六、慢性非传染性疾病的防制

（一）慢性非传染性疾病防制的意义

自20世纪60年代以来，全世界慢性非传染性疾病（chronic non communicable diseases）的发病率、死亡率均逐年上升，已成为世界性公共卫生问题。特别是恶性肿瘤、呼吸系统疾病、脑血管疾病、心脏病、糖尿病等已成为威胁我国广大公众健康的主要疾病。以上疾病固然有些可以治愈，但多数难以治愈而呈慢性状态，不但给病人、病人的家庭带来巨大的痛苦和经济负担，而且对社会的生产力带来了严重影响。以脑血管病人为例，有研究资料表明每千人中有5~10名存活下来，其中3/4的人又不同程度地丧失了劳动能力。可见，积极防制慢性非传染性疾病对维护广大公众的生命和健康、对社会的经济发展都具有重要意义。事实也证明，慢性非传染性疾病也是可以防制的，如国外有研究资料证明，健康的生活方式可以使高血压的发病率减少55%，而且早期控制已发生的高血压病人，又可以使脑卒中和心肌梗死的发病率再减少50%；肿瘤专家也指出，1/3的肿瘤是可以预防的，1/3的肿瘤病人可以早期治愈。因此，预防医学保健人员要同社会一起共同担负起对慢性非传染性疾病的防制工作，并遵循道德的要求开展好防制工作。

（二）慢性非传染性疾病防制的道德要求

1. 履行健康教育的义务，促进人们行为、生活方式的改变

很多慢性非传染性疾病的发生与人们的不良行为、生活方式有关，如长期吸烟导致气管炎、肺气肿、肺癌以及口腔癌、喉癌、食管癌、胃癌、胰腺癌、肾癌、膀胱癌等疾病和发病率增高；长期过量饮酒导致肝硬化，进而与肝癌的发生可能有关等；不平衡的膳食和运动过少引起肥胖，进而又可能导致高血压、冠心病和糖尿病；人喜怒无常和过度紧张，容易发生癌症、高血压、心脏病和情绪失调性疾病。因此，预防医学保健人员应努力履行开展健康教育的义务，并取得社会的参与和支持，促使人们建立起健康的行为和生活方式，如饮用清洁水和合理饮食、适量参加运动、戒烟少酒、保持心理平衡等，对于防制慢性非传染性疾病具有重要意义。

2. 加强监测、筛检和普查等，履行早发现、早诊断和早治疗的道德责任

现在，我国部分地区对慢性非传染性疾病实施监测，特别是心、脑血管疾病和肿瘤。在监测的基础上对高危人群进行筛检或普查，或者定期开展健康体检，可以早期发现高脂血症、高血压、冠心病、糖尿病、乳腺癌、宫颈癌、结肠癌、直肠癌、肺癌等，同时对早发现、早诊断的病人进行追踪和早治疗，这对于慢性非传染性疾病的防制具有重要意义。据报道，有关部门对北京市30岁以上人员中的17.7%的人进行体检发现，患有主要疾病者2604

人，其中 769 人是新发病人，占查出病人数的 30％，可见筛检或普查对发现隐匿性疾病何等重要。因此，预防医学保健人员要通过监测、筛检或普查，履行早发现、早诊断和早治疗的道德责任，以做好对慢性非传染性疾病的防制工作。

七、突发公共卫生事件的防制

（一）突发公共卫生事件防制的意义

突发公共卫生事件是指突然发生，造成或者可能造成社会公众健康严重损害的重大传染病疫情、群体性不明原因疾病、重大食物和职业中毒以及其他严重影响公众健康的事件。由上看出，突发公共卫生事件直接关系到社会公众的健康和安危，进而影响到社会主义建设和社会的安定，2003 年发生在我国和一些国家的"非典"事件就说明了这一点。因此，如何防制突发公共卫生事件，即事件未发生前制定预防措施、应急策略和应急机制，以及事件发生时紧急控制措施且努力把事件的损害减少到最低程度，它具有重要的意义。

（二）突发公共卫生事件防制的道德要求

1. 提高公共卫生的忧患意识，贯彻预防为主、常备不懈的方针

目前，我国的公共卫生还存在着严重的问题或潜在隐患，突发性事件时有发生，从而给公众的健康带来或可能带来严重危害。因此，公共卫生从业人员与临床医务人员应提高公共卫生的忧患意识。同时，要贯彻预防为主、常备不懈的方针。为此，第一，要树立"全民参与、全社会参与"的大卫生观念，这样才能够做好防制工作；第二，配合各级政府和卫生行政部门制定好防制预案，做到有备无患；第三，加强公共卫生检测，以了解疫情和及时发现公共卫生事件；第四，不断提高自己的应急能力，一旦发生公共卫生事件能够反应及时、迎难而上。

2. 服从领导和积极参与，依法做好突发公共卫生事件的防制

突发公共卫生事件的防制，必须坚持统一领导和分级负责的原则。因此，公共卫生从业人员和医务人员应服从统一的领导和指挥，积极参与突发公共卫生事件的预防。一旦事件发生能够迅速深入事件的现场，控制疫情，对病人及疑似病人进行隔离救治，对密切接触者采取必要措施，向广大公众宣传预防知识、稳定人心等，并且一切防制行为都要以《传染病防治法》、《食品卫生法》、《突发公共卫生事件应急条例》等为依据，以保障突发公共卫生事件的有效防制。

3. 提高自己的应急素质，搞好协作

公共卫生从业人员和医务人员处在防制突发公共卫生事件的第一线，其应急素质包括应急意识、应急能力和心理素质对控制灾害的蔓延、减少灾害损失起到至关重要的作用。因此，公共卫生从业人员和医务人员要不断地学习相关知识，接受相关能力的培训，一旦公共卫生事件发生能够有条不紊的应对。同时，还要搞好与各有关部门、学校、科研部门等单位的协作，实现资源共享，以便及时有效、迅速地控制突发公共卫生事件，而将损失降低到最低程度。

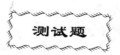

测试题

一、名词解释题

1. 公共卫生

2. 健康教育

3. 健康促进

4. 职业性损害

二、单选题

1. 在下列各项中，不属于公共卫生特点的是
   A. 公共卫生以个人为研究重点
   B. 公共卫生成本低而效果好
   C. 公共卫生的最终目标是促进居民健康，延长期望寿命
   D. 公共卫生在很大程度上是一个社会问题，而非技术问题
   E. 公共卫生既是一种制度、学科和实践活动，又是科学的艺术

2. 公共卫生的作用不包括
   A. 疾病预防
   B. 健康保护
   C. 健康促进
   D. 安全保障
   E. 健康教育

3. 健康教育能够有效地控制影响人类健康的因素不包括
   A. 环境
   B. 遗传
   C. 染色体
   D. 医疗保健服务
   E. 个人行为和生活方式

4. 健康促进的活动范围不包括
   A. 制定健康的公共卫生政策
   B. 创建支持性环境
   C. 强化社区行动
   D. 发展个人技能
   E. 提高公众的道德水平

5. 下列提法中，正确的是
   A. 人类生存的环境特指自然环境
   B. 人类生存的环境不应包括社会环境
   C. 人人热爱大自然、以大自然为友
   D. 环境保护主要是环保人员的责任
   E. 环保人员以单位制定的规定为准

5. 突发公共卫生事件

   绳就是严格执法

6. 下列属于劳动过程中的职业性有害因素是
   A. 异常气压
   B. 生产性粉尘
   C. 劳动强度过大
   D. 卫生条件差
   E. 非电离辐射

7. 医生发生的下述疾病中，不属于职业性损害的是
   A. 外科医生手术时针刺破手指发生感染
   B. 外科医生手术时低着头，天长日久发生了颈椎病
   C. 传染科医生因诊治传染病患者受到感染而发病
   D. 急诊科医生因抢救急危重患者两天两夜未眠而突然晕倒
   E. 妇产科医生在接生过程中发生了急性阑尾炎

8. 下列关于食品卫生监督的提法中，错误的是
   A. 食品卫生监督关系到千家万户的幸福
   B. 食品卫生监督要求公共卫生从业人员监督到每个家庭的餐桌上
   C. 食品卫生监督是一个社会工程，仅仅依靠公共卫生从业人员是不够的
   D. 食品卫生监督要求公共卫生从业人员经常开展食品卫生检查，履行其法律责任
   E. 食品卫生监督要求公共卫生从业人员加强食品卫生宣传，履行其社会道德责任

9. 下列对慢性非传染性疾病的提法中，

不恰当的是

A. 多数慢性非传染性疾病难以治愈而呈慢性状态

B. 很多慢性非传染性疾病的发生与人们的不良行为、生活方式有关

C. 少数慢性非传染性疾病的发生发展与他们的宗教信仰、价值观有关

D. 加强监测、筛查和普查，可以使慢性非传染性疾病得以早诊断和早治疗

E. 人们饮用清洁水和合理饮食，适量参加运动、戒烟少酒，保持心理平衡等，可以防制慢性非传染性疾病

三、问答题

1. 我国公共卫生有哪些伦理原则？
2. 简述职业性损害的道德要求。
3. 简述传染病防制的道德要求。
4. 突发性公共卫生事件的防制有哪些道德要求？

四、案例题

甘肃省徽县有色金属冶炼公司建在该县水阳乡村民居住的密集区，主要从事铅冶炼。由于这家企业对周围环境的铅污染，2006 年 8 月使该县水阳乡的十一名孩子发生铅中毒而住院。

请问：1. 该有色金属冶炼公司对这起铅中毒事件是否负有责任，为什么？

2. 从伦理上分析，如何防止类似事件的发生？

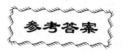
参考答案

一、名词解释题

答案略。

二、单选题

1. A　2. E　3. C　4. E　5. C　6. C　7. E　8. B　9. C

三、问答题

1. 答：我国公共卫生的伦理原则有：目标人群受益的原则；卫生资源公正分配的原则；多部门合作和协作的原则；互相信任和团结互助的原则；对人尊重与责任分担的原则；信息透明和公开的原则。

2. 答：职业性损害防制的道德要求医疗卫生保健人员：依法开展卫生管理和监督，对职工的健康和安全负责；积极开展职业健康教育、卫生监测和健康监护；诊断职业病要慎重，做到维护职工、企业和国家的利益。

3. 答：传染病防制对医疗卫生保健人员的道德要求是：积极开展传染病的预防，对广大群众的健康负责；认真做好传染病的监测与报告，履行其道德和法律责任；尊重科学，具

有奉献精神；尊重病人的人格和权利。

4. 答：突发公共卫生事件的防制对公共卫生从业人员和临床医务人员提出以下道德要求：提高公共卫生的忧患意识，遵循预防为主，常备不懈的方针，一旦发生公共卫生事件能反应及时、迎难而上；服从领导和积极参与，依法做好突发公共卫生事件的防制；提高自己的应急素质，包括应急意识、应急能力和心理素质等，并且还要搞好协作，实现资源共享，以便及时、有效、迅速地应对突发公共卫生事件，而将损失降低到最低限度。

四、案例题

案例分析：该有色金属冶炼公司对这起铅中毒负有不可推卸的责任，因为这家企业建在发生铅中毒的乡村，并且该企业是冶炼铅的且有铅对环境的污染。

要防止类似事件的发生，从伦理上分析要提高公司领导、职工对职业性损害防制意义的认识，并且要坚持对职工负责与对社会负责的统一。也就是说对有污染的企业，一方面要加强对职工的防护，防止职业性损害；另一方面，应将企业建在人烟稀少地区，并将企业内的有害因素尽力控制在企业内处理而变废为宝，或将有害因素在企业内进行无害化处理再排放到社会，以免对周围环境污染而威胁社会公众的健康。

第十二章 卫生事业管理与医学伦理

　　在卫生事业的现代化管理中，卫生事业管理与医学伦理关系密切，如何发挥医学伦理在卫生事业管理中的作用，坚持卫生事业管理的伦理原则，遵守卫生事业管理过程中各环节的伦理规范和医院管理伦理准则，以提高卫生事业管理的效能，促进卫生事业的发展，这是值得研究的一个重要的课题。

第一节 卫生事业管理与医学伦理的关系

一、卫生事业管理与医学伦理的关系

　　卫生事业管理是由政府权威机构以提高全民健康水平为根本目标，制定并实施其发展战略、方针与政策，以此达到控制医学知识和卫生资源的社会使用并使之最优化的谋略。

　　医学伦理和卫生事业管理关系密切：卫生事业管理建立在一定的社会伦理思想基础之上，而一定的社会伦理思想又总是体现在卫生事业管理发展的谋略上；卫生事业发展及其战略、方针、政策的制定，必然要涉及伦理价值取向的选择，二者相辅相成，相互影响。

　　（一）医学伦理是卫生事业发展战略、方针、政策制定的重要理论基础

　　卫生事业发展战略、方针、政策的制定受多种因素的影响，其中社会伦理思想的影响是不可忽视的重要因素。因为在卫生事业发展的战略、方针、政策的制定与其指导思想和理论基础密不可分，其理论基础包括政治学、经济学、管理学和伦理学等，其中伦理学起着重要的作用。卫生事业发展战略上如何体现医学目的，为人民健康服务的宗旨；在卫生事业发展方针上如何贯彻既突出重点、又兼顾其他的思想；卫生事业发展政策上如何落实公正、公平，实现人人享有基本医疗服务的目标。总之，卫生事业发展既为当代人的健康负责，还要对后代人的健康负责；既要考虑抢救人的生命，还是考虑在抢救生命的基础上注重生命质量的提高等，必然直接或者间接地受到医学伦理思想的制约和影响，可以说，医学伦理是卫生事业发展战略、方针、政策制定的重要理论基础。

　　（二）卫生事业发展战略、方针、政策制定受医学伦理的价值观指导

　　医学伦理的价值观指导作用主要体现在：

　　1. 它用来指导进行价值定向，即价值定向的范围和层面上是将基本医疗作为社会公共

产品属性和社会政策向全体公民提供还是部分提供，居民是均等地享有公共卫生健康权利还是分等级、有差别地享有权利等。

2. 它可以在不同的战略决策之间进行选择，如医药卫生体制改革是坚持公益性为主导还是走市场化道路，这显然取决于不同的价值观念。

3. 卫生事业发展战略、方针、政策赖以建立的医学事实，也在很大程度上取决于一定的价值观念。医学本身是中性的，但选择却是多种多样的，有时甚至是相互冲突的，而决策者强调和选择哪些事实作为决策依据或政策解释，直接受其价值观的影响。

二、医学伦理在卫生事业管理中的作用

伦理学是如何证明社会每个成员都享有法律上承认的基本医疗保健的权利，又如何保证按照社会公平原则去实现这个权利。因此，卫生事业管理部门和管理人员要确保每个社会成员公平、合理地享有基本医疗保健的权利，就必须按照医学伦理原则去解决政府、集体和个人在卫生保健中的责任问题。医学伦理起着确保政策制定中伦理选择，卫生资源分配中公正性和区域卫生规划合理性的作用。

（一）卫生政策制定中的伦理选择

卫生行政管理部门和管理人员参与国家卫生政策的调研、制定及贯彻执行，在其过程中不可避免地涉及伦理价值的选择。伦理学是卫生政策与价值之间的桥梁，它考察所做出的选择在伦理上的正确性，并在选择中产生价值冲突时，根据伦理原则调节政府、社会人群、医务人员等之间的行为。无论是制定新时期党的卫生工作方针、政策，或是颁布一系列卫生法令、法规，还是确定当今医药卫生体制改革的指导思想，都要体现出伦理选择。2009年7月16日发布的《中共中央、国务院关于深化医药卫生体制改革的意见》（以下称新医改）及相配套的政策性文件，其指导思想是"着眼于实现人人享有基本医疗卫生服务的目标，着力解决人民群众最关心、最直接、最现实的利益问题。……不断提高全民健康水平，促进社会和谐。"新医改方案中的创新之处在于理念创新将基本医疗卫生制度成为社会公共产品为全民提供；首次提出实现医保的全覆盖；首次确立基本公共卫生服务均等化目标等。新医改可让群众得到四方面实惠：其一，按照国家制定的基本公共卫生服务项目，通过提前预防，让群众"平时少得病"；其二，通过扩大基本医疗保障覆盖面，提高医保的筹资水平和保障水平，使群众"得病有保障"；其三，通过加强基层医疗卫生机构建设、人才培养和公立医院改革，使群众"看病更方便"；其四，通过建立国家基本药物制度、改革"以药补医"机制，降低医疗费用的自付比例，使群众"治病少花钱"。这些都体现了利民、公正、平等、效用的伦理思想，它将有利于推动新医改方案的深入和发展，确保改革的成功。

（二）卫生资源分配中的公正性

卫生资源是指一个国家向卫生事业投入的人力、物力、财力和信息的总和。在有限的卫生资源分配中遇到的最突出问题是社会公平，一个公正的社会必须处理好以下两个问题：

1. 宏观卫生资源分配的公正性

宏观卫生资源分配是指国家及卫生行政部门从国民经济全局出发对卫生资源作出的分配决定。如何体现社会公正，这与卫生行政部门及卫生管理人员的伦理思想有直接的关系，集中两个问题：其一，从国民经济总收入中拿出多大比例分配给医疗卫生保健，我们认为公正的做法是国家对卫生事业的投入应不低于国民经济增长速度，以确保满足社会成员日益增长的基本医疗卫生服务的需求；其二，分配给医疗卫生保健的资源在内部各部门如治疗与预

防、临床医学与基础医学、高精尖技术与适宜技术等，要做到公平分配。纠正重治疗轻预防、重临床轻基础、重高精尖技术轻适宜技术的倾向，既要兼顾各方面的发展，又要考虑社会公众的利益，坚持宏观卫生资源分配的公正性。

2. 微观卫生资源分配中的公正性

微观卫生资源分配是指卫生管理部门和卫生管理人员从局部地区或具体专业角度对卫生资源作出的分配的决定。对微观卫生资源分配尤其是在卫生资源不足或涉及稀有资源时，必须坚持两个伦理原则：公正和效用。公正原则是指在形式上公正和实质上公正的统一；效用原则就要考虑治疗后病人的生命质量或病人对社会的可能贡献。

参照发达国家的经验，稀有卫生资源公正分配可以分两个阶段实施：第一阶段按医学标准筛选，排除医学上不可接受的候选治疗对象，这要考虑年龄、并发症、成功的希望和可能、预期寿命等因素；第二阶段根据下述的社会价值伦理原则进行选择：

（1）回顾性原则：照顾到病人过去的社会贡献。

（2）前瞻性原则：在诊疗中考虑到病人未来对社会的作用。

（3）家庭角色原则：一个家庭经济收入的主要负担者，应该优于其他家庭角色。

（4）科研价值原则：罕见病人应该优先于常见病人，有科研价值的优先于一般病人。

综合以上四个原则，通常由医院伦理委员会无记名投票作出公正的选择。

2009 年，英国国际权威杂志《柳叶刀》刊文指出，器官和疫苗等紧缺医疗资源的分配应该遵循平等医疗、倾向重症患者、总效益最大化及社会回报率四个原则。然而在现实中，没有一项原则可以兼顾各层面的伦理和利益原则。人们必须进行抉择，采取相对公正的原则，以保证社会的稳定和人类种族的延续。

（三）区域卫生规划中的合理性

区域卫生规划是以满足区域内全体居民的基本医疗卫生服务需要，对机构、床位、人员、资金、设备等卫生资源进行统筹规划，合理配置。区域卫生规划的制订与实施要体现效用、合理的伦理原则。过去，受计划经济体制的影响，区域卫生规划不尽公正、合理，突出表现在：

1. 布局不合理，资源过剩与不足并存

城市卫生资源过分集中，农村卫生资源不足；临床医疗资源投入较多，而预防保健卫生资源相对短缺。

2. 总量过大，利用效率低，重复建设，职能交叉

许多基层医院就诊量较低，医务人员相对过剩，而大医院和基层医院功能重复，效益和效率低下，浪费了大量的卫生资源。

3. 质量较差，水平不高

卫生资源过多地被用于医院规模的扩大，不注意提高基础服务手段和基础设施的建设，造成卫生服务水平和资源质量不能满足社会需要。

上述已造成地区之间、城乡之间差距拉大，影响到人民群众享受基本医疗卫生保健的公平性，成为一大社会伦理问题。

目前，我国正通过深化卫生改革，本着公平、合理、利民的伦理原则，由政府负责、卫生事业管理人员参与，制定区域卫生规划，合理调节卫生资源的配置。已经供大于求的地区，不再新建或扩建医疗机构；减少过多床位，一部分转向社区及护理、康复服务；调整卫生技术人才结构，引导富余人员向基层和社区卫生服务组织、卫生执法监督机构和医疗服务

薄弱的地区流动；开展业务培训，提高人员素质，加强培养专科医生和全科医生；严格审批大型医疗设备配备，调整现有设备分布，提高使用效率；对医疗服务量长期不足，难以正常运转的医疗机构，引导其拓展老年病护理、康复等服务领域，或通过兼并、重组等方式进行调整；鼓励社会资金发展医疗卫生事业等，使现有的卫生资源配置更加公平、合理，提高其效能，更好地为广大人民群众健康服务。另外，在贯彻落实新医改方案中，卫生部发布了《区域医疗中心设置原则》和《国家医疗中心评定和管理办法》其指导原则是提高医疗服务的可及性、公平性、服务均等化，也体现了区域卫生规划的合理性。

第二节　卫生事业管理的伦理原则与规范

一、卫生事业管理的伦理原则

（一）公益性原则

卫生事业的公益性是指国家制定的卫生事业发展战略、方针、政策，为谋求大多数人健康利益的一种价值导向和选择。例如新医改的指导思想、基本原则和总体目标是坚持以人为本，把维护人民群众健康权益放在第一位，为实现人人享有基本医疗卫生服务。为此，在基本医疗保障制度、国家基本药物制度、基层医疗卫生服务体系、基本公共卫生体系和推进公立医院改革等重大决策上都要体现社会公益性原则。在具体政策上如基本公共卫生服务均等化的提出，就是从公益性原则出发的一种公正选择。公益性原则并不是为了实现一个低水平的卫生保健目标，也不是卫生资源短缺情况下的权宜之计，而是从绝大多数社会成员健康利益出发的正确选择。因此，是否执行公益性原则，将决定和影响着国家卫生事业的发展。

（二）公正性原则

医疗卫生事业的公正性是指每个社会成员在医疗卫生保健权利上能得到的公正对待。医疗卫生保健的公正性要求人人为健康尽义务，人人享受健康的权利，根据不同的需要，采取切实可行又满足需要的方针。但由于我国尚处于社会主义初级阶段，实现公正原则一要强调初级卫生保健范围内，人人只能享受基本医疗卫生服务；二要和区域化的发展相结合，在一个区域内实现与其经济发展相适应上的公正，并注意避免各个区域卫生发展上的不平衡，对老、少、边、穷地区实行政策上的倾斜；三要注意把公正和效率结合起来，而不应使二者相互冲突。在卫生资源分配方面上的公正分为宏观和微观两个方面，上面已阐述过，这里不再重复。

（三）效益性原则

医疗卫生事业的效益性是指坚持最有效、最合理地利用卫生资源，使卫生资源的利用出现最高限度的效率增长，减少或杜绝资源浪费。这既是新医改的重要指导思想，也是保证其改革成功的一条伦理原则。卫生事业的发展需要投入，更需要产出。产出就是向人民群众提供一定数量和质量的医疗卫生服务项目，产出的效益大小要看人民群众的身心健康需要程度的满足，这种供与求的一致程度越高其效益就越大。效益的最终评价在于广大人民群众是否满意，广大人民群众的健康水平是否得到提高，以及卫生事业是否得到长足发展。目前，我国既存在着卫生资源投入不足，又存在着卫生资源的浪费现象，造成效益和效率不高，这正是这次新医改所要解决的问题。因此，坚持效益性原则在新医改和科学管理中尤为重要。

二、卫生事业管理过程中各个环节的伦理规范

伦理在卫生事业管理中具有举足轻重的作用，它要运用体现伦理学倡导的"应当"与"不应当"的计划、组织、决策、指挥、控制、协调进行管理与引导。因此，探讨卫生事业管理过程中各个环节的伦理规范就成为卫生事业管理研究的重要内容。

（一）卫生事业决策管理中的伦理规范

卫生事业决策管理是指日常医疗、预防、保健、教学、科研工作中对遇到的问题，以及突发公共卫生事件的应对中问题所作出的决定。它具有政策性、科学性和时效性强等特点，卫生事业管理人员必须恪守下述的伦理规范：

1. 注重社会效益，利患利群

卫生事业是实行一定福利政策的社会主义公益事业，既受社会影响，又影响于社会，因此在卫生事业决策管理中，必须考虑社会效益、病人利益和群众利益，并以社会效益作为决策的基本原则和出发点。如若决策中只重工作数量，轻医疗质量；重经济效益，轻社会效益；重医疗工作，轻预防工作等，势必影响卫生事业的发展，也违背了卫生事业管理的伦理要求。

2. 从实际出发，提高管理时效性

在卫生事业决策管理中要实事求是，从实际出发，尊重客观规律，集思广益，广泛听取广大群众、专家、医务人员的意见，克服片面性和盲目性。当紧急情况特别是突发公共卫生事件发生时，既善于抓突发公共卫生事件预案的落实，又要当机立断、不失时机地作出决策，以大无畏精神应对挑战，提高管理工作的时效性。

（二）卫生事业计划管理中的伦理规范

卫生事业计划管理是在国家统一规划下，卫生事业管理人员为了实现既定目标，根据实际情况策划人、财、物，制定实施的步骤和方法，以及采取相应措施的一系列管理活动。卫生事业计划具有全局性、指导性和相对稳定性等特点，做好计划管理必须遵循下述的伦理规范：

1. 忠于决策目标，及时调整修订

卫生事业计划目标是经过反复酝酿、调研、分析和论证，集中多方面的智慧而产生的。计划工作要忠于卫生事业决策目标，并制订卫生事业各部门、各地区切实可行的方案，力争整体决策目标的实现。离开卫生事业决策目标另搞一套是绝对不允许的。但是，在计划实施过程中，由于情况的变化和进度不一致，出现了不平衡，以致影响计划的落实。这时，要及时总结经验教训，不失时机地做出必要的调整和修订，以达到新的平衡。调整与修改都需要严格的科学论证，卫生管理人员要心中有全局，调整要慎重，修订要及时，这是卫生管理部门的职责，也是管理伦理规范的重要内容。

2. 加强协调，双向监督

卫生事业计划的制订是运用从群众中来到群众中去的方法，同样，在实施计划中，要实行领导机关和卫生基层单位领导与群众相结合，加强协调，相互沟通，双向监督，以保证计划的切实落实。领导监督是指上级机关包括各级人大机关、人大代表、政协委员定期听取卫生基层单位计划执行情况的汇报，并进行检查，对于存在的问题要帮助解决。群众监督包括两个方面：一方面广开言路，形成群众"参政议政"的民主气氛，使广大基层单位和广大医务人员对卫生计划执行情况给以监督，提出批评与建议；另一方面基层单位在落实计划时，

要及时向广大医务人员通报情况，"政务公开"增加透明度。加强协调、双向监督是保证计划落实，防止形式主义和官僚主义的好方法，也是勤政廉政、推进民主建设的管理伦理要求。

（三）卫生事业组织管理中的伦理规范

卫生事业组织管理是运用组织管理学有关的原理和方法，研究卫生事业组织结构的合理化和人的管理，进而提高卫生管理的整体功能，保证各项任务的完成。卫生事业组织管理通过卫生工作目标设定、机构的合理设置、人员的配备、人员的选择和培养、有效的信息反馈、加强思想政治工作、医德医风建设及集体领导来实现的。它具有职位层次的清晰性、信息渠道的流畅性和人员组织的严密性三大特点。做好卫生事业组织管理应遵循的伦理规范是：

1. 目标一致，分工协作

卫生事业系统内横向、纵向关系要协调，注意权利平衡，各部门之间、部门内部以至各个基层单位之间都要彼此协作，密切配合，恪守各自职责，形成合力，保证总体目标的实现。卫生事业组织机构的设置是为了组织目标的实现，贯彻执行党的卫生工作方针、政策。那么，它的组机构及其形式应本着机构精减、分工协作和新医改方针中"管办分开，政事分开"的精神贯彻落实。这既是现代管理的要求，也是管理伦理的规范。

2. 权责一致，高效工作

卫生事业组织管理赋予卫生系统各部门、各地区乃至每个人的职责和权利，履行一定职责，就应该有相应的权利，职责和权利必须协调一致，才能有效、高效工作。过分强调职责而权利不相适应，其职责承担者的积极性、主动性必然受到束缚；过分强调权利而忽视职责，将会导致滥用权利、瞎指挥，滋生腐败和官僚主义。这两种倾向都直接影响高效工作，也是管理伦理规范所不允许的。

（四）卫生事业指挥管理中的伦理规范

卫生事业指挥管理是指卫生事业领导者和管理者运用丰富的专业知识、管理组织能力，及时、准确地把握医疗卫生工作的现有状况，通过果断、谨慎的指挥，保证工作顺利进行，以实现卫生工作目标的过程。它具有权威性和艺术性的特点，而伦理在指挥中起重要的作用。因此，在卫生事业指挥管理中必须遵守以下伦理规范：

1. 对人民负责，敢于指挥

卫生事业中各级医疗卫生机构都有自己的指挥系统，执行效果如何，关键在于领导者敢不敢进行指挥，敢不敢以对人民负责的精神去指挥，特别是在上级给予的社会重大灾害紧急救助任务，在时间短、任务重的情况下，敢于果断地下达任务，指挥医务人员去完成任务，并能做到指挥若定、运用自如，这是领导者应具有的素养。

2. 以人民利益为重，善于用权

卫生事业领导的指挥权直接影响到医疗、教学、科研、预防等各项任务的完成，指挥权是人民给的，因此要以人民利益为重，不仅敢于用权，还要善于用权。首先，出于公心，用权要适当，讲求实效，特别是使用强制权要慎重，切忌感情用事而滥用权利。其次，使用奖励权要恰当，要以对医学科学进步和对人民健康贡献大小，公正地给以各种奖励，并要采用公示制度而防止个人专权。最后，要善于运用个人影响力即非权力因素，这是由领导者个人品格、才能和知识形成的，在医务人员心中具有感召力和凝聚力。

3. 善于组织，合理用人

卫生事业领导者和管理者事无巨细，不必事必躬亲，要善于组织，善于授权，学会合理用人。为此，首先要善于发现和识别人才，对下属管理人员的实际工作能力、业务水平以及思想、伦理素质等要有全面了解，知人善任，用人之长，充分调动每个人的积极性和创造性。其次，要善于发现人才，敢于放手使用，对德才兼备、年富力强的人才提拔到领导岗位挑重担，要重视培养各专业学科带头人和拔尖人才，这不仅是卫生系统领导者和管理者必备的领导风范，也是他们应承担的责任。

（五）卫生事业控制管理中的伦理规范

卫生事业控制管理是为了确保卫生事业总体目标和具体目标的实现而制定的数量与质量标准，用以衡量和评价其工作业绩。如医疗上的治愈率、病床使用率和周转率、平均住院日、各种诊断治疗指标；科研与教学上的质量指标；公共卫生各项指标等，卫生事业管理者要善于运用指标和信息反馈衡量、评价与控制，它具有客观性、灵活性和随机性的特点，卫生事业管理人员要遵守下述伦理规范：

1. 胸怀全局，着眼整体

卫生事业是由各部门、各专业组成的，各部门都在为实现自己的目标而工作着，各专业主管人员往往从本专业出发，而容易忽视卫生总体目标的实现。对此，卫生部公布了一系列关于病种临床路径、病种质量控制指标、病种费用检测和评估指标。作为卫生事业领导者、管理者要从整体利益出发，认真贯彻落实，为实现卫生总体目标而做好控制工作。

2. 职责分明，敢于负责

卫生事业管理控制工作的基本过程是以确立的指标、标准去衡量医疗工作所取得的成效，一旦发现偏差，就应立即分析原因，明确发生差错的责任，并及时采取纠正措施。但在实际控制活动中，往往由于人们顾虑较多，出现扯皮现象。对此，领导者、管理者要分清职责，坚持原则，敢于负责，这是一条重要的管理伦理规范。

3. 前馈控制，防患未然

前馈控制又称预先控制，指在计划执行以前进行认真分析，科学预测，对可能出现的偏差采取防范措施，以确保实现计划目标的一种控制方法。前馈控制可以防患于未然，减少损失，是一种成功的控制方法。实现前馈控制，需要相应的措施，如通过法律、法规、政策、条例以及伦理规范等，做好思想教育工作，就会起到预期的控制作用。

（六）卫生事业协调管理中的伦理规范

卫生事业是以医疗卫生工作为中心的多层次、多专业、多序列结合的综合体。各部门、各专业、各系列在整个医疗卫生活动中相互依赖、相互制约，形成卫生工作的合力。为此，卫生事业管理者在各部门、各专业、各系列之间的协调工作是十分必要的。卫生事业协调管理具有方向性、制约性和合作性特点，卫生事业管理者必须遵循以下管理伦理规范：

1. 平等待人，秉公办事

在卫生事业协调管理中，为了保证卫生总体目标的实现，各部门、各专业都要制定一系列规章制度和规范，要求人人遵守，一旦哪个部门或个人因工作疏漏违反规范，造成损失甚至医疗事故，应立即严肃处理。卫生事业管理者要平等对待、秉公办事，不能因一些人有意见而放弃原则，这是领导者和管理者应具备的伦理素养。

2. 排难解惑，协调利益

卫生系统中各部门、各专业、各系列之间都会遇到难题，需要协调解决，卫生事业管理者要以卫生工作指导方针为前提，从全局通盘考虑，贯彻科学发展观，沟通协调，排难解惑，消除一些误会和隔阂。在利益分配上要协调关系，本着同舟共济、利益共享的原则，及时加以解决，不可久拖不决，否则形成矛盾，分散了合力，影响卫生总体目标的实现。

第三节　医院管理伦理与建立和完善医院伦理委员会

一、医院管理伦理

学习与研究医学伦理与医院管理的关系，把握医院管理应遵循的伦理准则，对于提高医院管理效益和管理水平具有重要意义：

（一）医学伦理在医院管理中的意义

1. 医学伦理是医院管理的基础

医院管理必须有正确的指导思想和理论基础，而医学伦理是医院管理的理论基础。伦理是利益关系的调整，而医学伦理则是以救死扶伤、实行社会主义人道主义为宗旨，以不伤害、有利、公正、尊重为原则来调节医患关系以及各方面利益关系的，它所起的作用是最基础的。只有以医学伦理为准则，才能理顺并调节好医院社会效益与经济效益、长期效益与短期效益的关系，促进医院的健康发展。否则，当医院管理指导思想以经济为杠杆，照此下去医务人员的价值信念、伦理规范、声望与信誉等意识形态的东西就会失去吸引力，医院管理与发展将不堪设想。

2. 医学伦理是提高医疗质量的保证

提高医疗质量是医院管理的中心环节，而医疗质量的高低受很多因素的影响和制约，其中最主要的是医务人员的医术和医德，并贯穿到诊治疾病的全过程。高尚的医学伦理道德，就会使医务人员千方百计为恢复病人的健康而努力；为救治病人而在技术上一丝不苟、精益求精；为确保医疗质量与医疗安全而专心致志、殚精竭虑。因此，高尚的医学伦理道德是提高医疗质量的保证，反之，不但不能保证良好的医疗服务质量，而且会酿成医疗差错、医疗纠纷，甚至医疗事故。

3. 医学伦理是协调医院人际关系的关键

医院是一个多系统、多层次、多专业的各类人员组成的统一整体。在这个整体中存在着各种关系，如领导与被领导之间、医生之间、医护之间、管理部门与业务科室之间、各科室之间等，要处理好这些关系，使之配合完成医院防病治病、救死扶伤的任务，最关键的方法和途径是运用医学伦理道德调节各部门、各类人员之间的关系，使之心往一处想，各方形成合力，团结协作，为实现医院的共同目标而奋斗。

4. 医学伦理是执行医院规章制度的保障

现代医院分工越来越细，协作越来越紧密，执行规章制度越来越显得重要。在医院管理工作中，建立必要的规章制度是完成医院管理任务、保证医院正常运转的重要手段。然而，规章制度是由医务人员、管理人员贯彻执行的，他们的高尚伦理道德又是贯彻执行制度的重要保证。在贯彻执行医院规章制度的过程中，主要靠医务人员内心信念去自觉行动，靠管理人员的伦理责任，而规章制度的完善和发展也靠医务人员和管理人员的积极性、创造性。

（二）医院管理应遵循的伦理准则

为了实现医院管理总体目标，坚持公立医院的社会性和公益性，保证医院沿着健康的轨道发展，医院管理应遵循以下伦理准则：

1. 患者利益优先

构建和谐医患关系最重要的是维护医患利益，而维护医患利益就要坚持以患者为中心、患者利益优先的伦理准则。要通过高质量的管理工作，使患者在医院得到良好的治疗和热情的服务，如医务人员要同情、关心患者，理解患者难处，处处以病人为中心，维护患者利益，为缓解"看病贵""看病难"而努力；要搞好医院"窗口"服务，把好"第一关"，尤其在挂号、划价、收款、取药、急诊、化验等为患者提供优质服务；在住院诊疗每一个环节如药物、手术治疗及影像诊疗中，要加强医务人员人员的服务与质量意识，确保医疗安全；医务人员要主动接受患者和社会的监督，不断改进工作，体现患者利益优先的伦理准则。

2. 诊疗质量优先

诊疗质量优先伦理准则是由医院的任务和特点决定的，医疗是医院的主要功能和中心任务，服务目标是保证医疗质量、注重医疗效果。诊疗质量从狭义上讲，主要是指医疗服务的及时性、有效性和安全性，从广义上还强调患者的满意度、医疗工作效率、医疗技术水平以及医疗的连续性和系统性等。诊疗质量优先伦理准则就是要求医务人员针对上述具体内容进行高质量的医疗服务。在医疗质量保障六大体系（准入、控制、评价、检查监督、检测信息预警、医疗责任保险体系）中，医院管理人员和医务人员都要严格遵守、贯彻执行，只有提高医疗质量，医院才能体现以病人为中心，履行一切为了人民健康的光荣使命。

3. 社会责任优先

医院承担维护人体健康、提高生命质量的医疗卫生服务工作，这项工作具有明显的社会性特点，赋予大量的社会责任：其一，在贯彻落实新医改方案中，加大公立医院改革的力度，以实际行动让广大人民群众得到实惠，体现社会责任；其二，公立医院特别大医院承担着医疗、教学、科研以及疑难重症的诊治任务，担负住院医师和专科医师的培训职责，指导基层医疗卫生机构的任务，为社会尽义务；其三，医院在承担社会重大灾害紧急救助的任务中要闻风而动，奋力抢救，履行社会职责；其四，医院还要模范地遵守、执行卫生法规和各项卫生方针政策。医务人员应带头模范地执行计划生育政策，搞好爱国卫生运动和环境保护，倡导健康文明的生活方式和生活习惯，在社会生活中起示范带头作用。在医院现代化管理中，必须坚持上述四个方面的社会优先伦理准则。

二、建立和完善医院伦理委员会

（一）医院伦理委员会的产生背景

美国是医院伦理委员提出和建立最早的国家。20 世纪 20 年代以来，美国逐渐出现了一些审议绝育、流产、人体实验等问题的特殊委员会。这些委员会根据当时的情况，主要在伦理评议、论证方面起作用，并没有产生更大的社会影响。1975 年，美国医生 Karen Feel 在《贝勒法律评论》（Bayl Law Review）冬季号中，曾提出有关伦理委员会的思想。1976 年美国新泽西州发生了著名的凯瑞·安·昆兰（Karen Ann Quinlan）的案件，此案件是由于凯瑞多年处于"植物性"生命状态，她的父亲要求法院同意撤掉维持她的生命装置，让她保持高尚和有尊严的死。但是，新泽西州高等法院的法官缪尔（Muir）驳回了凯瑞父亲的要求，坚持"认可这一点就是杀人"，破坏了"生命的权利"。后来，另一名法官休斯（Hughes）推翻了缪尔的否决，同意凯瑞的父亲作为监护人的要求，并且援引了 Karen Teel 医生的观点，认为凯瑞的家长和医生应向一个伦理委员会咨询。虽然法官当时并不太清楚大多数医院尚没有这样的组织，但自此却引起了人们对医院伦理委员会的关注与兴趣。然而，导致美国医院伦理委员会兴起的真正原因，是由于生物医学技术的发展和在临床上应用所带来的伦理学难题，这些难题在公众中的广泛讨论和争论，促进了公众自主性的增强，因而在医疗活动中更多的患者和患者家属要求参与有关他们自己和家属的医疗决定。不过，自主权的要求与自主权的缺乏便引起了医患之间的矛盾，因伦理冲突引起的医患矛盾使患者及患者家属到法院的诉讼大量增加，医生为此有一种紧张感。为使医务人员对医疗活动中的伦理问题敏感起来，并指导医院内伦理问题的解决与防范，从而防止或减少因伦理冲突的诉讼，于是医院伦理委员会应运而生。

（二）医院伦理委员会的性质和功能

1983年Ronald Carfford和Edward Doudera给医院伦理委员会定义为："由某个保健机构建立的、多学科职业人员组成的、为发生在该机构内的伦理难题而设立的小组。"尔后，C·Levine也明确指出："医院伦理委员会是由医院或保健机构设立的正式负责调解、咨询、讨论在临床保健中所引起的伦理决定和政策问题的小组。"借鉴上述定义，联系我国具体情况，作者认为医院伦理委员会是建立在医院的、由多学科职业人员组成的、为发生在医学实践中的伦理问题或难题提供伦理咨询和教育的机构。医科大学或学院、其他医疗卫生机构、甚至医学专业团体也可以建立伦理委员会或小组，只是前面不应冠以"医院"，而可以冠以其他名称，如我国已建立的人体实验伦理委员会、人类辅助生殖技术伦理委员会等。医院伦理委员会应由有实际工作经验的医务人员和非医务人员组成，即除有医生、护士参加外，还应有医院管理人员、社会工作者、心理学家、伦理学家、律师等人员参加，多学科的人员参加有利于从多个角度分析问题。一般提交医院伦理委员会的问题，委员会将为咨询者提供建议而一般不作决议。如果是需要作出决议的问题，应在充分讨论的基础上再作表决。

由上述定义和分析可以看出，医院伦理委员会是医院内的一种咨询、教育机构，而不是权力机构，这种性质也决定了它的功能。

（三）医院伦理委员会的功能

一般的说，医院伦理委员会的功能有教育培训功能、制定规章制度的功能、咨询服务功能等。

1. 教育培训

医院伦理委员会往往从自我教育开始，因为委员会的成员来自不同的学科，知识结构不同，医务工作者往往对伦理、法律等了解得不够，而非医务工作者又缺乏必要的医学知识。因此，通过委员会内部的讲座、讨论和自学，达到知识的充实，这一点目前在我国尤其必要。在自我教育培训的基础上，医院伦理委员会再将教育培训扩大到医务人员和社会公众。对医务人员的教育培训主要通过讲座、讨论，也可以通过查房、会诊的形式进行。对公众的教育培训主要通过新闻媒体等方式传播。

2. 建章立制

医院伦理委员会主要是协助医院院长对于一些复杂的问题，特别是涉及伦理的一类问题，通过建章立制如撰写医院医务人员行为规范条例、建立健全规章制度等，促使医务人员自觉遵守，以预防和减少医患之间及医务人员之间的伦理纠纷。

3. 咨询服务

对来自医务人员的伦理咨询，如果是简单的问题，可以通过个别交谈解决。如果是疑难的案例，可以通过全体委员会讨论，通过讨论给医务人员提出意见或建议，不做决定。也可以接受病人或病人家属的咨询，甚至可以通过伦理委员会向医疗机构传达病人或病人家属的意见和伦理委员会的建议。

至于人体实验伦理委员会、人类辅助生殖技术伦理委员会等主要是审查和监督的功能。

（四）卫生事业管理与医院伦理委员会的关系

卫生事业管理涉及诸多方面的利益关系，在管理过程中不可避免地会出现一些矛盾和利益冲突，其中有些涉及伦理问题。加之，随着医学科学的进步、特别是生命科学的迅速发展，也会产生一些伦理难题。从上述医院伦理委员会的性质和功能来看，它可以作为医院管理者教育、防范和处理医院伦理问题的助手、参谋和咨询机构。因此，医院伦理委员的建立和开展工作，有助于医院的职业道德和精神文明建设，也有助于医务人员对伦理问题难题的咨询和进行医疗决策，从而预防和减少医患之间、医务人员之间及医院与社会间的伦理、法律纠纷，使医院管理更加规范，促进医学科学的健康发展。所以，在卫生事业管理中应积极促进医院伦理委员会或其他伦理委员会的建立和完善。

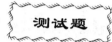

测试题

一、名词解释题

1. 回顾性原则
2. 前瞻性原则
3. 家庭角色原则
4. 科研价值原则

5. 卫生事业的公益性
6. 卫生事业的公正性
7. 卫生事业的效益性

二、选择题

1. 微观卫生资源分配必须坚持的两个伦理原则是
    A. 公正和效用
    B. 经济和实惠
    C. 近期和长期
    D. 理想和现实
    E. 平等和自主

2. 卫生事业管理的伦理原则之一是
    A. 前瞻性
    B. 公益性
    C. 技术性
    D. 规范性
    E. 理论性

3. 医院管理应遵循的伦理准则之一是
    A. 经济利益
    B. 效率优先
    C. 恪守规章

    D. 预防医疗事故
    E. 社会责任优先

4. 医院伦理委员会的功能之一是
    A. 制定政策
    B. 咨询服务
    C. 检查评比
    D. 参与决策
    E. 上传下达

5. 伦理要运用体现它倡导的（　　）与"不应当"的计划、组织、决策、指挥、控制、协调进行管理与引导。
    A. 必须
    B. 允许
    C. "应当"
    D. 同意
    E. 肯定

三、问答题

1. 宏观卫生资源分配中如何体现社会公正问题？

2. 微观卫生资源分配坚持的伦理原则和做法是什么？

3. 简述卫生事业管理中的伦理原则。

4. 简述医学伦理在卫生事业管理中的作用。

5. 简述卫生事业管理与医学伦理的关系。

6. 简述医学伦理在医院管理中的意义。

7. 简述医院管理应遵循的伦理原则。

8. 医院伦理委员会的性质和功能是什么？

四、案例分析题

有3位严重心脏病人正期待着心脏移植以挽救其生命：一位17岁，某市重点中学高二学生，市级三好学生；一位38岁，国家某机关处长；一位55岁，科技人员，过去对社会作出过较大贡献。某日，一车祸被判定脑死亡病人的家属愿捐出病人的心脏，在此情况下，你认为谁应优先获得这一心脏，理由是什么。

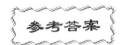

参考答案

一、名词解释题

答案略。

二、单选题

1. A　2. B　3. E　4. B　5. C

三、问答题

1. 答：如何体现社会公正，有两个问题：其一，从国家的国民经济总收入中拿出多大比例分配给医疗卫生保健，我们认为公正的做法是国家对卫生事业的投入不低于国民经济增长速度，以确保满足社会成员日益增长的卫生保健需求；其二，分配给医疗卫生保健的资源在内部各部门如治疗与预防、临床医学与基础医学、高精尖技术与适宜技术等要做到公正分配。

2. 答：卫生管理部门和卫生管理人员经常要作出卫生资源微观分配的决定，尤其是在卫生资源不足或涉及稀有资源时，必须坚持两个伦理原则：公正和效用。具体做法是微观分配可以分两个阶段：第一阶段按医学标准筛选，排除医学上不可接受的后选治疗对象，这要考虑年龄、并发症、成功的希望和可能、预期寿命等因素；第二阶段根据下述的社会价值伦理原则进行选择，即回顾性原则、前瞻性原则、家庭角色原则、科研价值原则。

3. 答：（1）公益性原则；（2）公正性原则；（3）效益性原则。

4. 答：卫生政策制定中的伦理选择；卫生资源分配中的公正性；区域卫生规划中的合理性。

5. 答：（1）医学伦理是卫生事业发展战略、方针、政策制定的重要理论基础；（2）卫生事业发展战略、方针、政策制定受医学伦理的价值观指导。

6. 答：（1）医学伦理是医院管理的基础；（2）良好的伦理道德是提高医疗质量的保证；（3）良好的伦理道德是协调医院人际关系的条件；（4）良好的伦理道德是执行医院规章制度的保障。

7. 答：（1）患者利益优先原则；（2）诊疗质量优先原则；（3）社会责任优先原则。

8. 答：医院伦理委员会是医院内的一种咨询、教育机构，也是一个参谋机构，而不是权力机构。医院伦理委员会有教育培训功能、建章立制及咨询服务功能。

四、案例分析题

伦理分析：本案例涉及稀有卫生资源分配中如何坚持公正、效用原则，参照其回顾性原则、前瞻性原则、家庭角色原则、科研价值原则等，综合考虑，作出谁应优先获得心脏移植的机会的抉择。据此，38 岁职位处长为优先考虑。

第十三章　人体器官移植的伦理

学习目标 ●━━━━━━━━━━━━━━━━━━━━━━━━━━

　　通过本章学习，掌握人体器官移植引发的伦理问题；熟悉我国人体器官移植应遵循的伦理准则；了解人体器官移植的国际伦理准则。

━━━━━━━━━━━━━━━━━━━━━━━━━━●

　　器官移植是 20 世纪医学领域最重要的进展和成就之一，随着外科技术、器官保存技术的进步和新的免疫抑制药物的问世，使器官移植的范围愈来愈广泛。现今除了头颅和脊髓不能移植外，几乎全身的主要器官均可移植，并且多个器官可同时联合移植，从而使某些因脏器损伤、病变而导致脏器功能衰竭的终末期患者获得了有效治疗，提高了生命质量，甚至是新生。但是，伴随着器官移植的开展也引发了一些伦理、甚至法律问题，对这些问题的认知和讨论将有利于器官移植的健康开展，也有助于推动医学伦理学或生命伦理学自身的发展。

第一节　器官移植的含义、分类和进展概况

一、器官移植的含义

　　器官移植（organ transplantation）是指通过手术摘除一个人体的有活力器官（整个器官或器官的一部分）并把它置于自身或通常是另一个人体体内某一部位，去替代因损伤、病变而失去功能且无法医治的脏器，以达到救治病人的一种现代治疗方法。其中，捐出器官的一方称为供体，接受器官的一方称为受体。现代，广义的器官移植已不限于人体器官，也包括异种器官等。

二、器官移植的分类

（一）依照供体和受体之间的关系分类

1. 自体移植

即器官移植的供、受体为同一个体，如自体的皮肤等移植。

2. 同种异体移植

即同一种属的不同个体之间的器官移植，如人与人之间的器官移植等。

3. 异种移植

即供体、受体各为一种种属之间的器官移植，如将动物的器官移植给人。

（二）依照移植的位置不同分类

1. 原位移植

即移植的器官在移植后位于移植前的解剖学原来的位置，如肾、心脏移植等。

2. 异位移植

与上相反，如烧伤后的皮肤移植等。

（三）依照不同的移植技术分类

依照不同的移植技术分为：吻合血管的移植术、带蒂的移植术、游离的移植术等。

三、器官移植的进展概况

据记载，两千五百年前皮肤移植就已成功，1933 年角膜移植获得成功。然而，现代的器官移植在动物实验、特别是血管吻合成功的基础上，从肾移植开始发展起来的。最早的肾移植是在 1936 年，一位前苏联医生沃罗诺夫（Voronov）将一个尸体肾移植到一位汞中毒的病人体内，病人在 48 小时内死亡。直到 1954 年美国波士顿的默里（Murray）首次为同卵双生间的肾移植获得成功，并意识到器官移植的免疫学问题；1958 年法国的道斯特（Dausset）发现人的白细胞抗原，从此揭开了人类白细胞抗原（HLA）的序幕；1959 年美国的默里和法国汉堡格尔（Hamburger）各自为异卵双生的同胞间进行了肾移植，受者以接受全身 X 射线照射为免疫抑制，使移植肾长期存活；1962 年美国的默里改用硫唑嘌呤作为免疫抑制药物，进行尸体肾的同种异体移植获得长期存活。上述三种不同肾移植的成功和免疫抑制药物的应用，既标志着现代器官移植的开始，又使其他器官移植迅速开展起来。如：1963 年美国的斯塔齐（Starzl）和美国的哈迪（Hardy）分别进行了首例肝移植和首例肺移植；1966 年美国的凯利（Kelly）进行了首例胰腺移植；1967 年南非的巴纳德（Barnard）进行了首例心脏移植等。1968 年，美国通过了脑死亡的哈佛标准，进一步推动了器官移植地开展。因此，心肺的联合移植、腹部多器官的联合移植等，都先后获得了成功，并且由于国际上普遍推行 HLA6 点配型和环孢霉素 A 免疫抑制药物出现以及采用新的免疫抑制剂联用方案使器官移植的存活率也在不断提高。在我国，1960 年北京医学院吴阶平进行了首例肾移植，1977 年上海第二医学院林言箴进行了首例心脏移植，1978 年上海第二医学院张世泽进行了首例肝移植，等等。目前，我国肾、肝、心、肺、脾、胰岛、睾丸等器官移植，在种类和数量及移植疗效上都达到或接近国际先进水平。现在，我国已制定了器官移植条例和正在制定脑死亡的法规，相信随着这两个文件的出台，会推动我国器官移植的开展。

第二节　器官移植引发的伦理问题

随着器官移植地开展，也引发了一系列的伦理问题，包括供体、受体和器官分配的伦理。器官移植伦理讨论的深入和认识的统一，将有利于器官移植的健康开展。

一、供体引发的伦理问题

（一）普通死者的器官供体

以普通死者的器官作为供体，在我国必须以死者生前的意愿（又称预嘱）或遗嘱为依据，并取得死者亲属或监护人的同意，否则既违反伦理，也是违法的。由于我国有"人体发肤，受之父母，不敢毁伤，孝之始也"、"完尸寿终"的传统伦理观念，加之有些人担心生前签署器官捐赠书不吉利，故而自愿死后捐献器官的人寥寥无几。虽然，我国有些领导人和医学科学家呼吁并带头在死后捐献器官而使捐献器官的人有所增加，但由于相关的制度尚不健全，也影响了人们捐献器官的积极性。尤其是我国仍沿用心跳、呼吸停止的死亡标准，即使人们有死后捐献器官的愿望，由于死后热缺血时间过长，那么大多数器官已不适合器官移植。一般的说，器官允许缺血的时间：大脑 2～4 分钟，心脏 3～4 分钟，肝脏 5～8 分钟，肾 30 分钟，骨和角膜 24 小时。按照习惯，病人心跳、呼吸停止后还要抢救一段时间，确诊病人死亡后家属又要悲伤一段时间，这样大多数器官已经不是处于存活状态，因而也就不适合用于器官移植。由上看出，传统的伦理观念、制度不健全和心肺的死亡标准是制约我国普通死者作为器官供体的主要障碍。然而，现在不少国家的器官移植与实施脑死亡的标准已经立法，对尸体器官的获取规定以下办法：（1）自愿捐献。即强调自愿的伦理原则，如 1968 年美国通过的《统一组织器官捐献法》中规定："任何超过 18 岁的个人可以捐献他身体的全部或部分用于教学、研究或移植的目的；如果个人在死前未做此捐献的表示，他的近亲可以如此做，除非已知死者反对；如果个人已做出捐献的表示，不能被亲属取消。"（2）推定同意（presumed consent）。这是指国家法律授权给医生，在死者生前或其亲属没有明确反对时，可以从尸体摘取所需要的组织和器官。现在有不少国家立法，采取这种政策收集组织和器官，如丹麦、波兰、新加坡、瑞典、芬兰、澳大利亚、比利时、法国、意大利、英国、西班牙等国家，这在一定程度上缓解了供体不足的困难，但有时可能与死者家属自主权矛盾。（3）有偿捐献。有些西方国家尝试通过一些财政手段来鼓励捐献器官，如减免部分的住院、治疗费，减免某些地方税等以及非钱的其他报酬，这样可减轻捐献者家庭的负担，也有利于缓解供体不足。但是，对这种做法也有争论，主要担心破坏利他主义的价值观等。

综上所述，由于我国供体尤其困难，因而可以借鉴国外的一些做法。

（二）普通活体的器官供体

由于尸体器官供体的严重不足，使很多需要器官移植的病人在等待中死亡。因此，现在国外使用活体捐献器官作为供体愈来愈多，包括有血缘关系的亲属和非血缘关系的配偶、自愿者。如：美国 1989～1998 年间活体器官捐献者增加了三倍；我国也有增多的趋势。普通活体供体的器官移植，在排除传染病、遗传病等疾病的情况下，首先，要遵守知情同意的伦理原则，即让供体充分知情的情况下达到自由同意，要排除来自内、外的心理压力：内部压力来自于道义和心理紧张；外部压力可能来自家庭、医务人员和社会的舆论或干预。如：国外有报道，供肾者在接受者死亡后有自杀的案例；国外还有人调查，4% 供者对自己的供肾决定不满意或后悔，4% 供者感到有压力，另有 4% 供者感到压力过重。因此，伦理要求供者一定是出自自觉自愿和爱的感情捐献器官。其次，尽力保障供者的安全，努力将伤害减低到最小程度，这也是应关注的伦理要求。美国调查 9692 例活体供肾者，发现 3 名供者死亡，22 名供者发生了威胁生命的并发症，15 名供者发生了肾功能不全。国内也有人报道，调查 10 名活体供肾者，其中 2 名发生不同程度的肠梗阻，同时 1 人还合并伤口感染和肾病综合征，另有 1 名发生伤口感染和两名一度出现焦虑。当然，要求供者绝对安全是不可能的，但医务人员在供器官前让其了解风险和尽力保障安全是伦理要求。最后，活体供体的另一伦理问题是器官的商业化。过去个别国家，如印度、中东、菲律宾等有器官商业化，甚至有人建议建立器官贸易中心或肾脏贸易市场。这样有钱人可以买到活体器官；甚至个别国家有专门绑架人口、取出脏器卖的匪帮；有个别私人医生麻醉病人偷走脏器的现象；有拐卖儿童的集团或潜入医院偷走婴儿将其卖到国外取其脏器；有些治疗弱智的医院或精神病院竟成了提供器官的供应站；有个别医生滥用脑死亡标准而取其器官而被追究法律责任等，现在以上现象也并没有销声匿迹。在我国，也有出卖器官的广告和给医院来信要求取其器官而获取资助者。从伦理上讲，器官的买卖将人体变成商品，是对人类尊严的亵渎；器官的买卖使有钱人可以获得活体器官，而穷人为生存只能出卖器官，这也是不公正的。再者，器官买卖其供体器官的质量也难以保证。至于出于商业目的的犯罪行为，为法律所不容。因此，1984年美国政府通过立法，确认买卖器官非法，其他像印度、新加坡、巴西及欧洲许多国家等都立法禁止买卖器官。1994年世界人体器官移植协会也再次呼吁禁止人体器官买卖。我国的《人体器官移植条例》对此也有明确规定。

（三）囚犯的器官供体

菲律宾从1975年始规定，对捐献一只肾脏的囚犯可以换取减刑或赦免以及改善生活条件，这种规定有利于活体器官的来源，但在某种意义上是一种诱骗或变相强迫的捐献器官，这是违背伦理原则的。有些国家，特别是发展中国家（包括我国大陆在内）利用死囚犯的器官作为供体，对此有不同的意见和争论：赞成者认为，利用死囚犯器官可以缓解供体的不足，处决后摘取其器官也不增加他们的痛苦，而且给死囚一个为社会奉献爱心和赎回他们罪行的机会等。反对者认为，如果事先确定用死囚犯的器官就可能影响对他们量刑，即不是根据客观的犯罪事实量刑，从而也为购买器官的人提供可乘之机——收买司法人员贪赃枉法，制造冤案；死囚处于弱势地位，真正的意愿难以表达，并且行刑前医务人员对他们做一些检查和处置也可能造成对死囚的强迫，因而显得不人道；利用死囚的器官难以达到真正的知情同意，在行刑前医务人员又参与一些操作，医务人员的道德自律可能懈怠，有可能造成"道德滑坡"等。现在，许多国家和地区明令禁止利用死囚犯处决后的器官作供体。综上所述，利用死囚犯的器官作供体，有进一步深入讨论的必要。

（四）未成年人的器官供体

一般地说，不主张用未成年人的活器官作为供体，如：1986年国际移植学会发布的活体捐赠肾的准则中规定："捐赠者应已达法定年龄"；1989年第42届世界卫生大会通过的《人体器官移植指导原则》（guiding principles of Human organ transplantation）中有一条规定："不得从活着的未成年者身上摘取移植用器官。在国家法律允许的情况下对再生组织进行移植可以例外。"从伦理上说，即使利用未成年人的再生组织或死亡后器官作为移植供体，也必须经他的亲属或监护人的同意；如果未达到法定年龄而孩子已经懂事，而利用再生组织移植，也必须同时有亲属或监护人和未成年本人的同意才行。

（五）胎儿的组织和器官供体

胎儿的组织和器官用于移植的供体有独特的优势，即容易得到、生长力强、免疫排斥反应弱，因此为组织和器官移植的医生所青睐。美国、英国等国家已经用胎儿组织有效的治疗糖尿病、帕金森氏综合征、白血病等，胎儿的器官作供体也在开展。但是，对此也有伦理争论，主要涉及生命的起始，胎儿是不是人以及缺陷胎儿的处理。我国大部分学者认为，由于母亲或胎儿的原因，不适宜继续怀孕而实施人工流产、引产下胎儿的组织和器官用于移植是可行的，与其将其弃掉而不如用于治病救人，并且也坚持了淘汰在先。但是，必须征得其父母的知情同意和伦理委员会的审查、认可；同时还要防止有些人受利益驱动而滥施人工流产、引产作为组织和器官移植的供体，因为这是不尊重生命的非人道行为。1986年瑞典提出了胎儿材料用于移植的道德准则；1987年北京市神经外科研究所在进行胎儿黑质组织尾状核内移植治疗帕金森氏病时，制定了获取胎儿脑组织的原则；1990年美国科学事务委员会也制定了有关准则等。

（六）动物的器官供体

利用动物的细胞、组织、器官作为供体而移植给人，这是异种移植。最早的异种移植是在 1905 年，普林斯特罗将一家兔的肾移植给一个肾衰竭的儿童，16 天后儿童死于肺部感染。以后，南非、美国先后用黑猩猩、狒狒的肾或心脏进行了异种移植，均在短期内死亡。在动物中黑猩猩、狒狒、猴子等灵长类动物是人类的近亲，从长相到机体结构跟人类有较多的相似之处，但这些动物稀少且与人有感情，从而遭到动物保护组织和动物权利主义者的反对，并引起了有关动物实验的伦理争论。现在，多用家养的猪进行实验。猪属于比较低等的偶蹄目动物，在外形上与人相差甚远，但猪的主要器官与人的对应器官大小、形态、结构和功能相仿，而且来源不困难。因此，猪有望成为异种器官移植的供体。但因物种间的剧烈免疫排斥反应，科学家正在进行多种转入基因猪的实验，以解决超急性排斥问题。1992 年圣诞节，世界上第一头带有人类基因的猪在伦敦降生，不过距临床应用仍有较大的距离。

二、受体引发的伦理问题

（一）受体的心理变化

有报道：个别接受尸体的肝移植者发生焦虑；接受尸体手移植者一例认为不是自己的手；接受活体器官移植的病人往往心理不安，包括对供者的内疚感和担心手术的失败与供者的安全，甚至担心手术成功后长期应用免疫抑制剂给家庭带来的经济负担等；接受死囚器官中的个别接受者认为是自己剥夺了一个人的生命，还担心自己跟犯人一样容易冲动和犯罪等。我国上海某医院一个成功肾移植的病人一年后要求取出体内移植的肾，理由是长在体内的死人肾不吉利，"祖孙三代都会遭报应的"。因此，对接受器官移植者除了要坚持知情同意的伦理原则外，还要注意心理测试、心理准备和心理适应的训练，以保障器官移植手术的顺利进行和手术后的尽快康复。

（二）受体的同一性改变

一个人接受尸体或活体的多个器官、性腺器官（如睾丸、卵巢等）以及异种器官，那么受体的同一性会不会受到破坏，这也是一个值得关注的伦理问题。因此，随着器官移植的进展和范围的扩大，应该慎重实施，并提请伦理委员会的审查和监督。

（三）受体面临的危险与尊严的下降

接受动物器官移植，强烈的免疫排斥和动物的病毒或人类的病毒与动物的病毒的重组对接受者、甚至后代和人类都面临危险。同时，接受者的同一性受到质疑，包括转入基因的动物器官移植给人，都面临不同生物物质的混杂，会不会降低人的价值与尊严等，都是需要慎重对待的。因此，轻易地进行异种移植的人体实验不符合不伤害的伦理原则。

（四）受体可能受到社会歧视

接受尸体（特别是死囚）的组织、器官，尤其外露的脸、肢体等除了可能引起自身心理变化外，有可能不被家人、他人接受，甚至遭到歧视。如上述移植尸体的手就受到了别人的歧视，换脸术也不易受到家人、他人的接受。至于接受动物的器官，也可能受到"狼心狗肺"的社会舆论。因此，应加强宣传教育，把受体的生命与痛苦放在第一位。

（五）受体身份、性别界定的困难

原苏联 20 世纪 50 年代始、美国 20 世纪 60 年代始都开展了脑移植的实验研究，将来一旦用于人就面临着受体身份、性别界定问题，即是以头或躯体为标准定身份、性别的伦理难题，如果滥用还会发生更严重的社会后果。

三、卫生资源分配引发的伦理问题

（一）卫生资源的宏观分配

器官移植作为一种医学高技术，其治疗价值愈来愈明显，但其费用也是非常昂贵的。在美国，肾移植需3万美元，心脏移植需10万美元，肺移植需20万美元，肝移植高达25万美元。在我国，器官移植的费用虽然相对较低，但是对个人的经济承受能力来说，仍然是高费用项目。这样对于政府或社会资助支付的卫生服务，就有一个卫生资源如何宏观分配与合理使用的伦理问题。因此，在卫生资源不足的情况下，有些病人甚至无法获得最基本的医疗卫生保健服务，而器官移植则可能是花费大量的卫生资源去挽救一个存活期有限的生命，这是不是对卫生资源的浪费？是不是公平？但是，随着器官移植治疗效果的提高，对患有器官衰竭的病人而言又可能是一个挽救生命的治疗手段，不开展器官移植也是不现实的，否则会影响医学的发展和人的生存权。因此，如何解决这个伦理问题，就面临着常见病的防治和卫生保健与开展器官移植的平衡问题，并且要在卫生政策、法规中有所体现，即既要照顾到很多无力就医者的心理和需求，又要兼顾到器官移植地开展，并且要作风险-效益分析。同时，在器官供不应求的情况下，也要做好器官的微观分配。

（二）器官的微观分配

器官作为一种卫生资源，也面临着微观分配的问题。器官的微观分配是指在器官供不应求的情况下，谁应该得到和先得到器官，接受器官移植的标准是什么？对此，不少国家、地区或移植中心都制定了标准。通常包括医学标准与社会标准，也有其他标准。

1. 医学标准

该标准是根据器官移植的适应证和禁忌证来选择受者，包括患者的年龄、健康状况、原发疾病及合发症、免疫的相容性等。各国的器官移植水平有差别，所以医学标准也有差别；随着医学的发展而移植技术的提高，医学标准也会随之变化。

2. 社会标准

经医学标准筛选，供体器官仍不能满足符合医学标准患者的需要，再依据社会标准即参考有关的社会因素进行选择分配器官。它包括病人的社会价值、患者的急迫程度、在家庭中角色的地位及作用、个人的应付能力（包括病人配合治疗的能力、社会应付能力、经济支付能力）等。不同社会和国家的价值观念不同，因而其社会标准也有差别。但共同的是先考虑医学标准，再考虑社会标准。

3. 其他标准

我国深圳的《人体器官捐赠移植条例》中规定："依申请时间的先后确定接受器官移植的患者。"由荷兰、比利时、卢森堡、德国和奥地利参与组建的"欧洲器官移植中心"将患者分成四个等级：0级：患者如果不能很快得到一只异体器官，就一定会死亡；1级：必须在数周内获得他人器官，否则也会死亡；2级：没有异体器官，也能活一段时间；3级：因感染等原因暂时不能做器官移植手术的病人。然后，根据由小到大级别分配器官或者说根据患者的急迫程度确定器官分配的优先顺序。

第三节　器官移植的原则、准则和立法状况

随着器官移植的迅速发展，出现了一系列的社会、伦理和法律问题，故而引起了国际组

织和各国政府有关部门的重视，并制定了一些器官移植的指导原则、准则及其条例、法规，以规范器官移植的开展。下面仅将有代表性文件摘要如下。

一、人体器官移植指导原则

1987年5月13日，第40届世界卫生大会上通过了《人体器官移植指导原则》。此后，曾两次召开器官移植非正式咨询会，广泛征求多方面专家的意见，三易其稿，于1989年5月15日第42届世界卫生大会上通过了以下指导原则：

1. 可从死者身上摘取移植用的器官，如果：①得到按法律要求的任何赞同；②在死者生前无任何正式同意等情况下，现在没有理由相信死者会反对这类摘取。

2. 可能的捐献者已经死亡，但确定其死亡的医生不应直接参与该捐献者的器官摘取或以后的移植工作，或者不应负责管理这类器官的可能接受者。

3. 供移植用的器官最好从死者身上摘取，不过活着的成人也可捐献器官。但总的来说，这类捐献者与接受者应有遗传上的联系，骨髓和其他可接受的再生组织的移植是一个例外。如果活着的成人答应免费提供，则移植用的器官可从其身上摘取。这种捐献人不应受到任何不正当的影响和压力，同时应使其充分理解并权衡答应捐献器官后的危险、好处和后果。

4. 不得从活着的未成年者身上摘取移植用的器官。在国家法律允许的情况下对再生组织进行移植可以例外。

5. 人体及其部件不得作为商品交易的对象。因此，对捐献的器官给予或接受支付（包括任何其他补偿或奖赏）应予禁止。

6. 为提供或寻求支付，对需要或可得到的器官进行广告宣传应予禁止。

7. 如果医生和卫生专业人员有理由相信有关的器官是从商业交易所得，则应禁止他们从事这类器官的移植。

8. 对任何从事器官移植的个人或单位接受超出合理的服务费用的任何支出应加以禁止。

9. 对患者提供捐献的器官，应根据公平和平等的分配原则以及按医疗需要而不是从钱财或其他方面考虑。

二、人体器官移植的国际准则

1986年国际移植学会发布了活体捐赠肾脏和尸体器官分配的准则，其基本内容如下：

（一）活体捐赠肾脏的准则

1. 只有在找不到合适的尸体捐赠者或有血缘关系的捐赠者时，才可接受无血缘关系者的捐赠。

2. 受植者及相关医师应确认捐献者系出于利他的动机，而且应有社会公正人士出面证明捐赠者的"知情同意"不是在压力下签字的。也应向捐赠者保证，若切除后发生任何问题，均会给予援助。

3. 不能为了个人的利益，而向没有血缘关系者恳求，或利诱其捐出肾脏。

4. 捐赠者应已达法定年龄。

5. 活体无血缘关系之捐赠者应与有血缘关系之捐赠者一样，都应符合伦理、医学与心理方面的捐肾标准。

6. 接受者本人或家属，或支持捐赠的机构，不可付钱给捐赠者，以免误导器官是可以买卖的。不过，补偿捐赠者在手术与住院期间因无法工作所造成的损失及其他有关捐赠的开支是可以的。

7. 捐赠者与接受者的诊断和手术，必须在有经验的医院中施行，而且希望义务保护捐赠者的权益的公正人士也是同一医院中的成员，但不是移植小组中的成员。

（二）尸体器官分配的准则（摘要）

1. 所捐赠的器官，必须尽可能予以最佳的利用；

2. 应依据医学与免疫学的标准，将器官给予最适合移植的病人；

3. 决不可以浪费可供使用的器官，应成立区域性或全国性的器官分配网，做公平合适的分配；

4. 分配器官必须经由国家和地区的器官分配网安排；

5. 分配器官的优先顺序，不能受政治、礼物、特别给付或对某团体偏爱的影响；

6. 参与器官移植的外科与内科医生，不应在本地、本国或国际上从事宣传；

7. 从事移植的外科医生和其他小组成员，不可以直接或间接地从事牵涉买卖器官，或任何使自己或所属医院获益的行为。

三、美国医学会器官移植准则

1968 年，美国医学会制定了器官移植准则，具体内容如下：

1. 在一切医生与病人的职业关系中，医生首先关心的是病人的健康，要对病人忠诚老实。这种关心和忠诚，必须保持在一切医疗过程之中，包括从一个人身上把器官移植到另一个人身上，受体和供体都是病人。因此必须注意保护供体和受体的权利。除非供体与受体的权利不分彼此地也得到保护，否则医生不能承担器官移植的责任。

2. 对未来的器官移植，放松常规的医疗护理是不公正的。医生对于准备做供体的病人，必须如同类似创伤或疾病一样，照常护理。

3. 当单一的活器官被移植时，供体的死亡应该由受者医生以外一个以上的医生确定。医生根据临床诊断确定其死亡，道德高尚的医生必须运用一切现代可以接受的科学试验加以确定。

4. 对拟议中的手术方案，同供体及受体或其亲属、代表人进行讨论是义不容辞的，医生对手术方案的讨论必须客观，要申明手术的危险性和可能困难，提供可能的选择。除非环境许可，医生不能随便许愿。关心病人第一，医生对发展医学知识的兴趣第二。

5. 进行人体器官移植手术，①经过特殊训练和研究，有实验室的经验和实践，有特殊医学知识和技术熟练的医生充当；②医学科研部门有足够的力量足以保护手术组的健康和良好。

6. 人体器官移植必须在周密估计别的可能治疗的可行性和有效性之后方可进行。

7. 医学界认识到器官移植是有新闻价值的，公众有资格要求给予正确的报道。正规地说，手术过程的科学报道必须先由医学界加以审阅和评估，重大的医学进展问题，为了避免同已确认的手术过程纠缠在一起，可以由适当的权威医生向传播媒介做客观的、实事求是和审慎的公开报道，但必须尽可能快地向医学界作全面的科学报告。

四、我国器官移植的伦理准则

为规范人体器官移植的管理和行为，根据我国《人体器官移植技术临床应用暂行规定》、《人体器官移植条例》上述两个文件的精神，并参考人体器官移植的国际伦理指导原则和准则，提出我国人体器官移植的以下伦理准则。

1. 人体器官移植有可能挽救病人的生命，提高生命质量，为人类造福，使病人、家庭和社会受益，国家和社会理应推广和支持。但是，由于器官移植还可能对器官捐赠者和接受者有诸多风险，因此开展人体器官移植的医疗机构要向有关单位申请办理人体器官移植诊疗科目登记，已办理登记的医疗机构对移植治疗还应慎重选择；当不再具备应具备的人体器官移植条件或在专家评估时不合格者应停止人体器官移植。

2. 推广应用人体器官移植，国家和社会应积极鼓励公民发扬团结互助精神、死后捐献器官，以利于他人、社会和人类，促进社会和谐。

3. 器官的捐赠必须坚持自愿的原则。死者器官的捐赠者，必须有死者的生前书面意愿或遗嘱；或者死者生前无反对捐赠器官的表示，而家属或监护人又知情同意的前提下，才能作为摘取器官的对象。对自愿的活体捐赠者主要限于配偶、直系血亲或者三代以内旁系血亲，否则必须有证据表明供者与接受者因帮扶等形成的亲情关系，而且捐赠者已达法定成人年龄（年满18岁）和具有完全民事行为能力，以及医务人员确认无不正当压力的情况下，才能作为摘取器官的对象。任何人无权强迫、欺骗、诱使他人生前或死后捐赠器官或器官的一部分。

4. 在器官捐赠者决定进行捐赠之前，医务人员必须明确告知捐赠的意义、过程和后果，特别是活体捐赠者可能发生的并发症和意外。在捐赠者充分理解之后，捐赠者或死者的家属（或监护人）在知情同意书上签字和对活体捐赠者严格的术前检查后，才能摘取器官。在没有摘取器官以前，捐赠者或死者的家属（或监护人）有随时取消捐赠的权利。

5. 在分配捐赠的器官时，医务人员必须坚持公正和公开的原则，即要严格根据制定的分配标准进行分配，其优先顺序不应受经济或其他考虑的影响。各省、市、自治区应建立器官协调分配系统或网络，达到公正分配，并使所捐赠的器官尽可能最佳利用，而不浪费可供使用的器官。

6. 在器官移植前，医务人员对捐赠者和接受者的风险/受益要认真评估，尤其是要考虑对活体捐赠者可能带来的伤害和接受者的可能受益，努力使风险最小化和受益最大化。如果评估风险大于受益，那么，不应选择器官移植治疗；如果风险与受益相当，除非不得已的情况下才可选择器官移植治疗。

7. 对死后器官的捐赠者，医务人员要尊重其生前对死亡标准的选择权利，并且得到家属或监护人的认可。同时，还要尊重器官捐赠者生前或死后家属（或监护人）对尸体处理的正当意愿，并保护摘取器官的尸体外观形象和维护死者的尊严。

8. 在器官移植过程中，医务人员进行手术要努力做到优质、安全和有效。对活体捐赠器官者要尽力避免或减少并发症，并且一旦发生并发症而医疗机构和医务人员要及时给予医疗救助。

9. 在器官移植手术后，医务人员对患者和活体器官捐赠者要建立不良反应和不良事件的报告制度，以及跟踪和随访制度。在随访中，一旦发现异常应及时予以指导或治疗，以保障患者和活体器官捐赠者的安全，并不断地提高器官移植的质量。

10. 医务人员对器官捐赠者、接受者和申请人体器官移植的患者的个人信息和病情资料要保密，包括对捐赠者与接受者之间的保密，对接受者的雇主、保险公司以及医药厂商等不得随意泄露，除非事先征得他（她）们的同意或法律需要。

11. 从事器官移植的医务人员不能从事有关器官移植的广告宣传；不能参与死后捐赠器

官者的死亡判定；不能接受器官接受者与提供器官移植器械、药品的厂家或公司的"红包"或任何馈赠；如果是伦理委员会成员要回避自己参与的器官移植的伦理审查等，以防止利益冲突。

12. 禁止任何组织、个人买卖器官用于器官移植，否则将导致对穷人和脆弱人群的剥削、牟取暴利、贩卖和残害人口。医务人员不能直接或间接参与器官买卖、也不应利用器官移植收取远超出合理服务的成本而谋取高额利润或暴利。任何胁迫、欺骗、介绍、组织他人买卖器官的行为都是违背伦理的，也是违法的。不过补偿死后捐赠器官者的丧葬费或活体器官捐赠者的医疗、交通、营养等费用是合理的。

13. 临床开展器官移植要经过伦理委员会审查并随时接受其检查和监督，特别是试验性人体器官移植、活体供肾配对交换以及利用胎儿、儿童死后的器官、多器官、生殖器官、转基因器官、嵌合体器官等进行移植，伦理委员会更要慎重进行审查和论证；在超急排斥反应和人—动物共患传染病未能得到确实控制之前，禁止任何形式的临床异种移植试验。

五、器官移植的立法状况

最早有关人体器官移植的法规条文见于 1956 年奥地利制定的《医院法》中；1968 年美国颁布了《统一组织器官捐献法》；1984 年美国国会又通过了《全国器官移植法》。以后，随着国际移植学会发布的《活体捐赠肾脏和尸体器官分配的准则》以及世界卫生大会颁布的《人体器官移植指导原则》，不少国家纷纷立法，如 1986 年新加坡制定的《肾脏捐献法案》和比利时、澳大利亚等国制定的《推定同意法》等，现在已有 70 多个国家和地区制定了《人体器官移植法》或《人体器官移植条例》等。我国卫生部于 2006 年制定并颁布了《人体器官移植技术临床应用管理暂行规定》，而国务院于 2007 年制定并颁布了《人体器官移植条例》。近些年，不少国家对异种器官移植也进行了立法，如 2000 年美国政府制定了《异种器官移植的准则草案》等。

测试题

一、名词解释题

1. 人体器官移植　　　　　　　　2. 推定同意

二、单选题

1. 1967 年进行世界首例心脏移植的国家是
   A. 美国
   B. 法国
   C. 德国
   D. 南非
   E. 中国

2. 下列各项中，不符合 1986 年国际移植学会发布的《活体捐赠肾脏的准

则》的是
   A. 绝不可接受无血缘关系的活体捐赠
   B. 受植者及相关医师应确认捐赠者系出于利他的动机
   C. 捐赠者应已达法定年龄
   D. 不能利诱无血缘关系者捐出肾脏
   E. 不可付钱给捐赠者

3. 下列各项中，不符合 1986 年国际移

植学会发布的《尸体器官分配的准则》要求的是

A. 所捐赠的器官，必须尽可能予以最佳的利用

B. 应依据医学与免疫学标准，将器官给予最适合移植的病人

C. 决不可以浪费可供使用的器官，应成立区域性或全国性的器官分配网，做公平合适的分配

D. 参与器官移植的外科与内科医生，不应在本地、本国从事宣传，但可以在国际上宣传

E. 从事移植的外科医生和其他小组成员，不可以直接或间接地从事牵涉买卖器官

4. 下列各项中，不符合 1989 年第 42 届世界卫生大会上形成的《人体器官移植指导原则》文件规定的是

A. 得到按法律要求的任何赞同，可以从死者身上摘取移植用的器官

B. 确定其死亡的医生不应直接参与该捐献者的器官摘取或以后的移植

C. 为提供或寻求支付，对需要或可得到的器官进行广告宣传不应禁止

D. 对任何从事器官移植的个人或单位接受超出合理的服务费用的任何支出应加以禁止

E. 人体及其部件不得作为商品交易的对象，因此对捐献的器官给予或接受支付应予禁止

5. 下列各项中，符合 1989 年第 42 届世界卫生大会上形成的《人体器官移植指导原则》文件规定的是

A. 如果死者生前有口头反对捐赠器官的表示，而死后家属同意捐赠时，也可摘取尸体的器官作移植之用

B. 不得从活着的未成年人身上摘取

任何的细胞、组织和器官

C. 如果医生和卫生专业人员有理由相信有关的器官是从商业交易所得，也无法拒绝器官移植

D. 可能的捐献者已经死亡，判定死亡的医生不应直接参与器官的摘取，但可以负责管理这类器官的可能接受者

E. 对患者提供捐献的器官，应根据公平和平等的原则以及按医疗需要分配而不是从钱财或其他方面考虑

6. 对活体捐赠器官者，医务人员不应该

A. 确认在无不正当压力的情况下才作为摘取器官的对象

B. 告知捐赠者捐赠器官的意义和过程

C. 告知捐赠者捐赠器官可能发生的并发症或意外

D. 在签署知情同意书后不同意捐赠者撤销捐赠

E. 尽可能使捐赠的器官最佳使用

7. 在器官移植中，医务人员对捐赠者、接受者和申请人体器官移植的患者的信息资料保密不应包括

A. 捐赠者与接受者之间

B. 法律部门的需要

C. 接受者的雇主

D. 接受者的保险公司

E. 与器官移植有关的医药厂商

8. 从事器官移植的医务人员，应该

A. 从事有关器官移植的广告宣传

B. 参与捐赠器官者死亡的判定

C. 对活体捐赠器官者发生的并发症给予医疗援助

D. 接受提供器官移植器械、药品的公司的馈赠

E. 参与自己参加的器官移植的伦理审查

9. 从事器官移植的医务人员，可以
  A. 直接或间接参与器官买卖
  B. 利用器官移植谋取高额利润或暴利
  C. 要求接受者或其家庭补偿死后捐赠器官者的丧葬费
  D. 在目前器官供体缺乏的情况下使用异种器官移植
  E. 不经过伦理委员会审查而开展试验性人体器官移植

10. 我国国务院制定的《人体器官移植条例》颁布于
  A. 2005 年
  B. 2006 年
  C. 2007 年
  D. 2008 年
  E. 2009 年

三、问答题

1. 简述人体器官移植中普通尸体器官供体引发的伦理问题。
2. 简述人体器官移植中活体器官供体引发的伦理问题。
3. 利用死囚犯的尸体器官做人体器官移植的供体引发的伦理争论是什么？
4. 在人体器官供不应求的情况下，器官供体如何微观分配？

四、案例题

患者张××，男，16 岁，因慢性肾炎、肾功能衰竭医生建议他肾移植。因肾源紧张，其患者父亲考虑让他的哥哥供肾。患者的哥哥，20 岁，因幼年患脑炎留下智力障碍后遗症，未能参加正常学习而待业，生活尚能自理。当患者父亲提出上述想法后，其患者母亲开始不同意，因为对长子的智力障碍已感内疚，不忍心再让其供肾给弟弟，但经丈夫说服最后表示同意。

请问：（1）患者的哥哥是否适合供肾，如果适合医生是否仅根据父母同意就可以取肾给患者进行肾移植？
　　　（2）如果患者的哥哥不同意供肾怎么办？

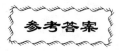

参考答案

一、名词解释题

答案略。

二、单选题

1. D　2. A　3. D　4. C　5. E　6. D　7. B　8. C　9. C　10. C

三、问答题

1. 答：在人体器官移植中，利用普通尸体器官供体可引发的伦理问题有：（1）我国传统伦理观念的束缚；（2）不同死亡标准摘取器官的时机；（3）当死者生前没有捐赠遗体器官的意愿而又无反对表示时，是否可以做供体，是否必须征得家属的同意；等等。

2. 答：在人体器官移植中，利用活体器官做供体引发的伦理问题有：（1）未成年人的器官能否做供体；（2）供体的安全性保障到什么程度；（3）供体捐赠器官的动机如何把握；（4）能否有偿捐献器官或器官商业化；等等。

3. 答：在人体器官移植中，利用死囚犯的尸体器官做供体有不同的意见或争论：赞成者认为，利用死囚犯器官可以缓解供体的不足，处决后摘取器官也不会增加他们的痛苦，并且给了死囚犯一个为社会奉献爱心和赎回他们罪行的机会等。反对者认为，如果事先确定用死囚犯的器官就可能影响对他们的量刑，即不是根据客观的犯罪事实量刑，从而也为购买器官的人提供可乘之机——收买司法人员贪赃枉法，制造冤案；同时，死囚犯处于弱势地位，真正的意愿难以表达，并且由于行刑前医务人员会对他们做一些检查和处置，这也可能造成对死囚的强迫等。总之，现在，许多国家和地区明令禁止利用死囚犯处决后的器官做供体，但也有进一步讨论的必要。

4. 答：在人体器官供不应求的情况下，谁应该得到或先得到器官，接受器官移植的标准是什么？这就涉及器官的微观分配。为此，不少国家和地区或移植中心都制定了一些标准，包括医学标准、社会标准和其他标准。我国目前多根据医学标准和申请器官移植的先后顺序，今后有必要进一步完善标准，以使其微观分配尽量达到公正。

四、案例题

案例分析：患者的哥哥如果肾脏功能正常，而其他主要脏器如心脏、肝脏、肺脏等无明显病变时，仅有智障适合供肾。但是，其哥是否供肾，不能单根据父母的意见，还要看其哥是否同意，如果其哥不同意供肾，任何人也不能强制取肾，否则就侵犯了其哥的自主权，尤其是残疾人，社会和亲属更应维护他们的权利。

第十四章　人类辅助生殖技术的伦理

学习目标 ●────────────────────────

　　通过本章学习，掌握我国人类辅助生殖技术的伦理原则；熟悉人类辅助生殖技术引发的伦理问题；了解人类辅助生殖技术的分类。

　　人类的自然生殖是由性交而使男子精子在女子输卵管内与卵子受精形成受精卵，该受精卵分裂成胚胎，胚胎在女子子宫内着床、发育成熟而分娩的一个连续过程。当上述自然过程中的某一步骤或全部步骤发生了障碍，都会发生女子或男子的不孕或不育症。其中，因女子原因引起的不孕症占育龄妇女的 10% 左右，而因男子原因引起的不育症低于前者，也有夫妇双方的原因。为解决不孕或不育症夫妇的生育问题，而逐渐发展起人类辅助生殖技术，从而为不孕或不育症夫妇带来了福音。

第一节　人类辅助生殖技术的含义和分类

一、人类辅助生殖技术的含义

　　人类辅助生殖技术（assisted reproductive technology，ART）是指运用医学技术和方法对配子、合子、胚胎进行人工操作，以达到受孕目的的技术。这种技术将性同生殖分开，以解决男女不孕或不育，在其发展的过程中也用于防止部分出生缺陷。

二、人类辅助生殖技术的分类

　　人类辅助生殖技术包括人工授精（artificial insemination，AI）和体外受精与胚胎移植（in vitro fertilization and embryo transfer，IVF-ET）及其衍生技术两大类。至于无性生殖，克隆胚胎虽然已经成功，但世界上普遍反对克隆人。

　　人工授精是指用人工方式将精液注入女性体内以取代性交途径使其妊娠的一种方法。根据精子来源分为丈夫精液人工授精（artificial insemination by husband semen，AIH）和供精人工授精（artificial insemination by donor semen，AID）。根据授精部位分为阴道内人工授精（intravaginal insemination，IVI）、宫颈内人工授精（intracervical insemination，ICI）、宫腔内人工授精（intrauterine insemination，IUI）和输卵管内人工授精（intratubal insemination，ITI）等。

　　体外受精与胚胎移植及其各种衍生技术是指从女性体内取出卵子，在器皿内培养后，加入经技术处理的精子，待卵子受精后，继续培养到形成早早胚胎时，再转移到子宫内着床、发育成胎儿直至分娩的技术（又称试管婴儿）。目前，这种技术主要包括体外受精与胚胎移植、配子或合子输卵管内移植或宫腔内移植、卵浆内单精注射（intra cytoplansmic sperm injection，ICSI）、植入前胚胎遗传学诊断（preimplantation genetic diagnosis，PGD）、卵浆置换、卵核移植、卵子赠送、胚胎赠送等。

在人工授精和体外受精与胚胎移植及其衍生技术中都有代孕母亲（surrogate mother）或代理母亲的形式。在人工授精中，如果妻子不能排卵和缺乏子宫或有子宫而不能使受精卵着床，那么将丈夫的精液注入愿意代理妻子怀孕并能提供卵子的第三者女性宫腔内受精、怀孕和分娩，所得子女交给提供精液的男性妻子以母亲身份抚养。在体外受精与胚胎移植及其衍生技术中，由于夫妻中的男方、女方或双方的原因不能怀孕，将丈夫的精子与妻子的卵子、丈夫的精子与第三者的卵子、妻子的卵子与第三者的精子、第三者的精子与第三者的卵子，在体外受精后产生的受精卵，均置入第三者愿意代理怀孕的女性子宫内着床、怀孕和分娩，而上述四种代孕母亲的形式所生子女均为不孕或不育的夫妻抚养。

第二节　人类辅助生殖技术引发的伦理问题

1890年，美国医生RL Dulemson将人工授精应用于临床，20世纪60年代已普遍开展起来，随着精子库的建立为供精人工授精创造了更好的条件，从而促进了人工授精的发展。1978年，英国诞生了世界第一例试管婴儿路易斯·布朗，20世纪80年代不少国家逐渐开展起来。随着人类辅助生殖技术的开展和新技术的应用，也引发了不少伦理问题。

但是，配偶间（同源）的人类辅助生殖技术，因系夫妻的精子和卵子结合所生的子女，只是生殖方式的差异而已，在伦理上无大争议。而非配偶间（异源）的人类辅助生殖技术（供精、供卵、供胚胎）及代孕母亲则不然，它们引发的伦理问题较多，归纳起来有以下诸方面。

一、是否破坏了婚姻和家庭和睦

传统观念认为，妇女的贞操和生儿育女是维持婚姻和家庭美满、幸福不可缺少的。异源性人类辅助生殖技术不但与贞操观念相冲突，而且切断了婚姻与生儿育女的必然联系。因此，有人认为，异源性人类辅助生殖技术是对忠贞爱情的亵渎，甚至将人工授精与通奸相提并论，从而破坏了婚姻和家庭的和睦。但是，也有人认为，异源性人类辅助生殖技术既维护了夫妻彼此爱情的忠贞和夫妻生活的专一性，又满足了他们想生孩子的正常要求，因而是巩固爱情、婚姻和家庭和睦的催化剂。作者认为第二种意见是有道理的，不过在实施异源性人类辅助生殖技术时必须遵守一定的伦理原则和法律规定，严格按照一定程序，采取切实有效的措施，以防止危害婚姻、家庭和社会的行为发生。

二、谁应该是孩子的父母

通过人类辅助生殖技术生育的孩子可有多个父母，包括遗传父母（提供精子和卵子的父母）、养育父母（孩子出生后负责养育的父母）、完全父母（既是遗传父母，又是养育父母）、孕育母亲（提供子宫的母亲）。至于通过异源性人类辅助生殖技术出生的孩子的父母有多少，视所用异源性人类辅助生殖技术的方式而定。但是，在多个父母共存的情况下，谁应该成为孩子的真正父母呢？传统观念强调亲子间的遗传关系，那么孩子的真正父母应该是遗传父母，但是这样会破坏异源性人类辅助生殖技术的夫妻与子女之间的相互关系，不利于家庭稳定和生殖技术的开展。现在，多数国家和学者（包括我国在内）主张遵循抚养-赡养的原则，并以法律形式确认养育父母为真正的父母，因为养育比遗传物质更为重要，同时这也利于家庭稳定和辅助生殖技术的开展。为此，主张对孩子要保守遗传父母的秘密，但也有少数国家和学者主张孩子有了解遗传父母的权利，如英国允许了解不提供姓名的供精者的某些情况，瑞典、澳大利亚等国允许孩子成年后查阅遗传父母的情况，这样就潜藏着孩子和养育父母关系破裂的危险。

三、代孕母亲合乎道德吗

20 世纪 70 年代末，在国外开始有代孕母亲。现在，美国有代孕母亲中心，并出版代孕母亲通信和组织代孕母亲协会。我国卫生部发布《人类辅助生殖技术管理办法》以前，也有少数医院开展了代孕技术。代孕母亲是否合乎道德？这是一个有争议的问题，如美国就有赞同和批评的两种意见：赞同者认为，代人怀孕是一个"有美好社会目的之事"，应该受到欢迎，因而不赞同用法律禁止代人怀孕；批评者认为，代人怀孕不是灵丹妙药，是一个有疑问的实验，是"商业性行为"，使大多数去做代孕母亲的妇女的动机不是高尚的……现在，大多数国家反对代孕母亲，更禁止商业性代孕母亲，如：法国禁止代孕母亲，英国还禁止代孕母亲的广告，德国发现了代孕母亲要罚款，1986 年欧洲"生命科学发展专家委员会"提出禁止使用代孕母亲，中国内地从 2001 年 8 月 1 日起也禁止实施任何形式的代孕技术，香港地区允许代孕但不允许商业化。从伦理上分析，如果出自自愿且以助人为动机的代孕母亲，那是符合伦理的。但是，由于"十月怀胎"而形成代孕母亲与孩子难以割舍的感情，或妊娠发生严重的并发症，甚至意外，也会发生不孕夫妇与代孕母亲（或其丈夫）之间的纠纷。如果是商业性代孕母亲，不仅上述情况存在，而且代孕母亲靠"租子宫"赚钱，即把子宫变成为赚钱而制造婴儿的机器，这不但贬低了人的价值和尊严，而且也容易产生富人雇穷人为代孕母亲的社会不公正，因此是不符合伦理的。尽管如此，代孕母亲在有些国家实际存在，有时还发生有关代孕母亲的法律案件。

四、精液、卵子、胚胎是否可以商品化

目前，精液、卵子，甚至胚胎的买卖不足为奇，在美国、墨西哥等国家均有出售。对此，人们有不同的看法，特别是精液能否商品化有两种意见：反对者认为，提供精液是一种人道行为，应该是无偿的；精液的商品化可能使精子库为追求盈利而忽视精液的质量，供精者也可能为金钱隐瞒自己的遗传缺陷或传染病，从而影响用辅助生殖技术出生后代的身体素质；精液的商品化也可能使供精者多次供精，从而造成同一供精者的精液为数位妇女使用，那么这些妇女所生的后代是同父异母的兄弟姐妹，这些孩子长大后有可能近亲婚配；精液的商品化也会产生连锁效应，促使其他人体组织或器官的商品化，等等。支持者认为，精液商品化可以解决目前的精液不足；精液的商品化虽然可能会引起精液质量的下降或多次供精，但可以采取措施加以控制而避免；精液和血液一样可以再生，收集适当的精液是非侵害性的，它与取人体的活组织或器官的侵害不同，因此精液可以商品化而活体组织和器官不能商品化，等等。就总的趋势来讲，反对精液、卵子和胚胎商品化的人居多，因此有些国家倾向立法禁止其商品化，如：加拿大规定有管制的进口或出口配子或胚胎，英国政府规定"对捐赠者只能支付与医疗有关的花费"，澳大利亚政府规定"禁止出售精液、卵子与胚胎"。我国大陆禁止精液、卵子和胚胎的商品化，但给捐赠者一些误工、交通和医疗补助也是合情理的。

五、非在婚妇女能否进行人工授精

未婚、同性恋、离婚的女子或亡夫者是否可以依其请求而实施供精人工授精，对此各国的伦理观和法律不太一致。多数国家和学者主张限制或禁止非在婚妇女实施供精人工授精，因为利用这种形式出生的孩子，在家庭中缺乏两种性别角色模型，容易受到心理和社会的伤害，因此对后代的健康和成长不利，其母亲的负担也较重。如：挪威只允许给已婚妇女实施，瑞典只允许给已婚或处于永久同居关系的妇女实施，法国禁止给单身妇女实施等。少数国家和学者认为，妇女既有选择结婚或不结婚或同性恋家庭的自由，也应有选择自由生育的权利，如果她能为孩子提供良好的生长发育环境，就应该允许她使用这种技术，故而主张允许或不干涉使用供精人工授精。如：英国允许给单身妇女实施；美国虽没有明文规定，但对同性恋能否实施，则有两种不同的意见：一种意见认为，同性恋本身是一种不道德的行为，当然不应该实施；另一种意见认为，只要他们愿意负起养育子女的责任，医生应该答应为其实施供精人工授精的请求。我国规定，医务人员不得对单身妇女实施辅助生殖技术。

六、能否利用胎儿、女尸的未成熟卵进行辅助生殖

卵子的获得较为困难，因为捐卵必须经历服药、采卵等步骤，捐卵者要面临一些痛苦，甚至风险。然而，流产、早产的胎儿和女尸的卵巢有未成熟的卵，经过体外培养可以发育成熟而用于体外受精与胚胎移植，使缺乏有活力的卵或不排卵的不孕妇女获得生育的机会。但是，用胎儿的未成熟卵一方面会提高流产率，同时这种方法对出生的孩子也会带来心理和社会的伤害；利用女尸的未成熟卵，虽然生前表示同意，为延续家族的遗传而安慰悲哀中的家属，但出生的孩子也将面临严重的心理和社会伤害。因此，多数人不支持这种做法。

七、体外受精与胚胎移植后剩余的胚胎是否可用做科学研究

体外受精与胚胎移植后剩余的胚胎具有科研价值，可以用它们作实验材料，如在体外试验抗不育剂的有效性，通过体外试验来评价有毒物质和致畸因素对胚胎的作用，研究产生唐氏综合征的发病机制，提取胚胎干细胞进行研究和应用等。但是否可行，由于人们对人的生命标准的认识、观点不同，即胚胎是不是生命、是不是人，因此就出现了差异。对此各个国家的立法不同，如：法国、德国不允许用胚胎进行研究，英国允许用14天前的胚胎进行研究，有些国家规定在严格的控制下可以进行胚胎研究。即使同意研究的国家也规定：要征得其夫妇同意，夫妻一方死亡后生存的一方享有控制权，夫妻双亡后除非有事先捐赠的意愿，否则国家有关部门或辅助生殖机构在规定的时限内应予以销毁、禁止其商品化等。我国规定，剩余的胚胎由胚胎所有者决定如何处理，因此利用体外受精与胚胎移植后剩余的胚胎进行科学研究应该取得胚胎所有者的知情同意，并且要严格控制。

八、名人精子库能否达到"优生"

国外有诺贝尔奖金获得者精子库，国内也曾有过名人精子库、博士精子库，这种精子库推出的理念是名人智商高，其精子用于辅助生殖出生的孩子必定是聪明健康。这实际上是宣扬"遗传决定论"或"基因决定论"。固然一个人的智商、体貌特征等受遗传的影响，但一个人要成为名人主要还是要靠后天的环境、教育等因素的作用，况且名人的精子质量也未必高，受精后基因还会发生突变，甚至有些名人还带有致病基因。因此，通过上述精子库达到

"优生"缺乏科学依据，这是一种商业炒作行为。同时，也冲击了生命尊严、平等的观念而限制了更多的普通男性捐精，进而也限制了不孕夫妇对精子的选择。名人精子库受到大多数人的批评，是不足取的。

第三节　人类辅助生殖技术和精子库的伦理原则

2003 年 6 月卫生部公布了修订后的人类辅助生殖技术和人类精子库的伦理原则，从事人类辅助生殖技术和人类精子库的医务人员应遵照执行。

一、人类辅助生殖技术的伦理原则

人类辅助生殖技术是治疗不育症的一种医疗手段。为安全、有效、合理地实施人类辅助生殖技术，保障个人、家庭以及后代的健康和利益，维护社会公益，特制定以下伦理原则。

（一）有利于患者的原则

1. 综合考虑患者病理、生理、心理及社会因素，医务人员有义务告诉患者目前可供选择的治疗手段、利弊及其所承担的风险，在患者充分知情的情况下，提出有医学指征的选择和最有利于患者的治疗方案。

2. 禁止以多胎和商业化供卵为目的的促排卵。

3. 不育夫妇对实施人类辅助生殖技术过程中获得的配子、胚胎拥有其选择处理方式的权利，技术服务机构必须对此有详细的记录，并获得夫、妇或双方的书面知情同意。

4. 患者的配子和胚胎在未征得其知情同意情况下，不得进行任何处理，更不得进行买卖。

（二）知情同意的原则

1. 人类辅助生殖技术必须在夫妇双方自愿同意并签署书面知情同意书后方可实施。

2. 医务人员对有人类辅助生殖技术适应证的夫妇，须使其了解，实施该技术的必要性、实施程序、可能承受的风险以及为降低这些风险所采取的措施、该机构稳定的成功率、每周期大致的总费用及进口、国产药物选择等与患者作出合理选择相关的实质性信息。

3. 接受人类辅助生殖技术的夫妇在任何时候都有权提出中止该技术的实施，并且不会影响对其今后的治疗。

4. 医务人员必须告知接受人类辅助生殖技术的夫妇及其已出生的孩子随访的必要性。

5. 医务人员有义务告知捐赠者对其进行健康检查的必要性，并获取书面知情同意书。

（三）保护后代的原则

1. 医务人员有义务告知受者通过人类辅助生殖技术出生的后代与自然受孕分娩的后代享有同样的法律权利和义务，包括后代的继承权、受教育权、赡养父母的义务、父母离异时对孩子监护权的裁定等。

2. 医务人员有义务告知接受人类辅助生殖技术治疗的夫妇，他们通过对该技术出生的孩子（包括对有出生缺陷的孩子）负有伦理、道德和法律上的权利和义务。

3. 如果有证据表明实施人类辅助生殖技术将会对后代产生严重的生理、心理和社会损害，医务人员有义务停止该技术的实施。

4. 医务人员不得对近亲间及任何不符合伦理、道德原则的精子和卵子实施人类辅助生殖技术。

5. 医务人员不得实施代孕技术。

6. 医务人员不得实施胚胎赠送助孕技术。

7. 在尚未解决人卵胞浆移植和人卵核移植技术安全性问题之前，医务人员不得实施以治疗不育为目的的人卵胞浆移植和人卵核移植技术。

8. 同一供者的精子、卵子最多只能使5名妇女受孕。

9. 医务人员不得实施以生育为目的的嵌合体胚胎技术。

（四）社会公益原则

1. 医务人员必须严格贯彻国家人口和计划生育法律法规，不得对不符合国家人口和计划生育法规和条例规定的夫妇和单身妇女实施人类辅助生殖技术。

2. 根据《母婴保健法》，医务人员不得实施非医学需要的性别选择。

3. 医务人员不得实施生殖性克隆技术。

4. 医务人员不得将异种配子和胚胎用于人类辅助生殖技术。

5. 医务人员不得进行各种违反伦理、道德原则的配子和胚胎实验研究及临床工作。

（五）保密原则

1. 互盲原则：凡使用供精实施的人类辅助生殖技术，供方与受方夫妇应保持互盲、供方与实施人类辅助生殖技术的医务人员应保持互盲、供方与后代保持互盲。

2. 机构和医务人员对使用人类辅助生殖技术的所有参与者（如卵子捐赠者和受者）有实施匿名和保密的义务。匿名是藏匿供体的身份；保密是藏匿受体参与配子捐赠的事实以及对受者有关信息的保密。

3. 医务人员有义务告知捐赠者不可查询受者及其后代的一切信息，并签署书面知情同意书。

（六）严防商业化的原则

机构和医务人员对要求实施人类辅助生殖技术的夫妇，要严格掌握适应证，不能受经济利益驱动而滥用人类辅助生殖技术。供精、供卵只能是以捐赠助人为目的，禁止买卖，但是可以给予捐赠者必要的误工、交通和医疗补偿。

（七）伦理监督的原则

1. 为确保以上原则的实施，实施人类辅助生殖技术的机构应建立生殖医学伦理委员会，并接受其指导和监督。

2. 生殖医学伦理委员会应由医学伦理学、心理学、社会学、法学、生殖医学、护理学专家和群众代表等组成。

3. 生殖医学伦理委员会应依据上述原则对人类辅助生殖技术的全过程和有关研究进行监督，开展生殖医学伦理宣传教育，并对实施中遇到的伦理问题进行审查、咨询、论证和建议。

二、人类精子库的伦理原则

为了促进人类精子库安全、有效、合理地采集、保存和提供精子，保障供精者和受者个人、家庭、后代的健康和权益，维护社会公益，特制定以下伦理原则。

（一）有利于供受者的原则

1. 严格对供精者进行筛查，精液必须经过检疫方可使用，以避免或减少出生缺陷，防止性传播疾病的传播和蔓延。

2. 严禁用商业广告形式募集供精者，要采取社会能够接受、文明的形式和方法，应尽可能扩大供精者群体，建立完善的供精者体貌特征表，尊重受者夫妇的选择权。

3. 应配备相应的心理咨询服务，为供精者和自冻精者解决可能出现的心理障碍。

4. 应充分理解和尊重供精者和自冻精者在精液采集过程中可能遇到的困难，并给予最大可能的帮助。

（二）知情同意的原则

1. 供精者应是完全自愿地参加供精，并有权知道其精液的用途和限制供精次数的必要性（防止后代血亲通婚），应签署书面知情同意书。

2. 供精者在心理、生理不适或其他情况下，有权终止供精，同时在适当补偿精子库筛查和冷冻费用后，有权要求终止使用已被冷冻保存的精液。

3. 需进行自精冷冻保存者，也应在签署知情同意书后，方可实施自精冷冻保存。医务人员有义务告知自精冷冻保存者采用该项技术的必要性、目前的冷冻复苏率和最终可能的治疗结果。

4. 精子库不得采集、检测、保存和使用未签署知情同意书者的精液。

（三）保护后代的原则

1. 医务人员有义务告知供精者，对其供精出生的后代无任何的权利和义务。

2. 建立完善的供精使用管理体系，精子库有义务在匿名的情况下，为未来人工授精后代提供有关医学信息的婚姻咨询服务。

（四）社会公益原则。

1. 建立完善的供精者管理机制，严禁同一供精者多处供精并使五名以上妇女受孕。

2. 不得实施无医学指征的 X、Y 精子筛选。

（五）保密原则

1. 为保护供精者和受者夫妇及所出生后代的权益，供者和受者夫妇应保持互盲，供者和实施人类辅助生殖技术的医务人员应保持互盲，供者和后代应保持互盲。

2. 精子库的医务人员有义务为供者、受者及其后代保密，精子库应建立严格的保密制度并确保实施，包括冷冻精液被使用时应一律用代码表示，冷冻精液的受者身份对精子库隐匿等措施。

3. 受者夫妇以及实施人类辅助生殖技术机构的医务人员均无权查阅供精者证实身份的信息资料，供精者无权查阅受者及其后代的一切身份信息资料。

（六）严防商业化的原则

1. 禁止以盈利为目的的供精行为。供精是自愿的人道主义行为，精子库仅可以对供者给予必要的误工、交通和其所承担的医疗风险补偿。

2. 人类精子库只能向已经获得卫生部人类辅助生殖技术批准证书的机构提供符合国家技术规范要求的冷冻精液。

3. 禁止买卖精子，精子库的精子不得作为商品进行市场交易。

4. 人类精子库不得为追求高额回报降低供精质量。

（七）伦理监督的原则

1. 为确保以上原则的实施，精子库应接受由医学伦理学、心理学、社会学、法学和生殖医学、护理、群众代表等专家组成的生殖医学伦理委员会的指导、监督和审查。

2. 生殖医学伦理委员会应依据上述原则对精子库进行监督，并开展必要的伦理宣传和教育，对实施中遇到的伦理问题进行审查、咨询、论证和建议。

测试题

一、名词解释题

1. 人类辅助生殖技术

2. 代孕母亲

二、单选题

1. 在下列辅助生殖技术中，可以减少出生缺陷的是
   A. 夫精人工授精
   B. 卵胞浆内单精子注射
   C. 供精人工授精
   D. 植入前胚胎遗传学诊断
   E. 实施代孕

2. 1978 年世界第一例试管婴儿诞生在
   A. 美国
   B. 法国
   C. 匈牙利
   D. 台湾
   E. 英国

3. 下列关于实施人类辅助生殖技术的医务人员的有关义务提法中，错误的是
   A. 告知捐赠者对其进行健康检查的必要性
   B. 告知接受辅助生殖技术的夫妇及其已出生的孩子随访的必要性
   C. 告知接受者通过辅助生殖技术出生的后代与自然受孕分娩的后代享有同样的法律权利和义务
   D. 告知接受辅助生殖技术的夫妇，他们对通过该技术出生的孩子负有伦理、道德和法律上的权利和义务
   E. 对正在实施辅助生殖技术的夫妇，在任何情况下，医务人员都没有义务停止该技术的实施

4. 根据我国人类辅助生殖技术的伦理原则，医务人员可以实施的辅助生殖技术是
   A. 非商业化代孕
   B. 商业化代孕
   C. 近亲间的配子赠送
   D. 非近亲间的配子赠送
   E. 非近亲间的胚胎赠送

5. 在实施辅助生殖技术中，下列医务人员的行为不符合我国人类辅助生殖技术伦理原则的是
   A. 同一供者的精子使 4 名妇女受了孕
   B. 拒绝给单身的妇女实施辅助生殖技术
   C. 不让配子的捐赠者查询受者及其后代的一切信息
   D. 给配子的捐赠者发必要的误工、交通和医疗补偿费
   E. 在实施供精人工授精前，先将供精者的姓名、身份等告知接受者

6. 在下列各项中不易引起伦理争议的是
   A. 夫精人工授精
   B. 供精人工授精
   C. 供卵体外受精
   D. 供精体外受精
   E. 代孕母亲

7. 根据我国人类辅助生殖技术的伦理原则，医务人员可以实施的技术是
   A. 生殖性克隆技术
   B. 医学需要的性别选择技术

C. 以生育为目的的嵌合体胚胎技术

D. 将异种配子和胚胎用于人类辅助生殖技术

E. 以治疗不育为目的的人卵胞浆移植和人卵核移植技术

8. 根据我国人类辅助生殖技术的伦理原则，对准备或已实施辅助生殖技术的不孕或不育症夫妇没有

A. 向生殖伦理委员会咨询的权利

B. 因男子精子过少而要求卵胞浆内单精子注射的权利

C. 将剩余的胚胎捐赠给他人实施辅助生殖技术的权利

D. 在已接受辅助生殖技术而在促排卵后提出中止该技术的权利

E. 在实施辅助生殖技术过程中对获得的配子选择处理方式的权利

9. 在下列各项中，精子库医务人员不应该

A. 严格对供精者进行筛查

B. 向捐精者提供任何补偿

C. 开展相应的心理咨询服务

D. 尊重受者对供精者体貌特征的选

择权

E. 让供精者查阅受者及其后代的一切身份信息资料

10. 在下列各项中，不应该禁止精子库医务人员

A. 让供精者知道精液的用途

B. 用商业广告形式募集供精者

C. 同一供精者使 5 名以上的妇女受孕

D. 实施无医学指征的 X、Y 精子筛选

E. 采集、检测、保存和使用未签署知情同意书者的精液

11. 在下列各项中，精子库医务人员可以实施

A. 给 6 名以上妇女受孕

B. 精子库尚未被批准而提供供精服务

C. 有医学指征的 X、Y 精子筛选

D. 通过市场交易而获得精液

E. 告知开展辅助生殖技术的医生其供精者的姓名和住址

三、问答题

1. 简述我国实施人类辅助生殖技术应遵循哪些伦理原则？

2. 代孕母亲合乎道德吗？

3. 在我国实施人类辅助生殖技术中，保密原则的具体要求是什么？

4. 在我国实施人类辅助生殖技术中，维护社会公益原则的具体要求是什么？

四、案例题

一对夫妇，婚后 8 年不育，原因是男方患无精症。夫妇双方感情很好，虽然男方患尿毒症一直在治疗，但双方很想拥有一个孩子，然而男方的父母不知晓自己的儿子不能生育。经夫妇商定就诊于某生殖医院，要求接受供精人工授精治疗，并签署了知情同意书。结果女方在第二个治疗周期助孕成功。当女方怀孕 5 个月时，男方因病情恶化而死亡，临终前男方告知家人其妻是做供精人工授精而怀孕的，但没有留下其他遗嘱。男方去世后，婆家拒绝孩子的财产继承权。于是，女方将婆家告上法庭。

请对上述案例进行伦理分析。

参考答案

一、名词解释题

答案略。

二、选择题

1. D 2. E 3. E 4. D 5. E 6. A 7. B 8. C 9. E 10. A 11. C

三、问答题

1. 答：我国实施人类辅助生殖技术应遵循的伦理原则有：有利于患者的原则；知情同意的原则；保护后代的原则；社会公益原则；保密原则；严防商业化原则；伦理监督的原则。

2. 答：代孕母亲是否合乎道德是一个有争议的问题，在美国就有赞同和批评的两种意见。作者认为，出于助人动机而非商业目的的代孕不能认为是不道德的，但实施代孕必须有法律保证，否则由代孕引发的一系列问题难以解决，从而会招致一些社会问题和法律纠纷。

3. 答：在我国实施人类辅助生殖技术，保密原则的具体要求是：凡是利用捐赠精子、卵子，捐赠者与受方夫妇、出生的后代须保持互盲，供精者与参与操作的医务人员也保持互盲；参与操作的医务人员须对捐赠者和受者的有关信息保密；捐赠者不可以查询受者及其后代的一切信息，并签署书面的知情同意书。

4. 答：在我国实施人类辅助生殖技术，社会公益原则的具体要求包括：医务人员不得对不符合国家人口和计划生育法规和条例规定的夫妇和单身妇女实施辅助生殖技术；不得实施非医学需要的性别选择；不得实施生殖性克隆技术；不得将异种配子和胚胎用于人类辅助生殖技术；不得进行违反伦理、道德原则的配子和胚胎实验研究及临床工作。

四、案例题

案例分析：首先，针对男方的身体状况，从保护后代的伦理原则出发，当夫妇双方作出接受供精人工授精决定前，生殖医院就应该将相应的权利与义务等做出说明，以与其进行商讨，不能草率决定实施。其次，夫妇享有生育的权利，接受供精人工授精并不需要男方父母的同意，而且签署的知情同意书可以作为男方的真实意愿表达的证据。又根据我国人类辅助生殖技术的伦理原则的规定，通过人类辅助生殖技术出生的后代与自然分娩的后代享有同样的法律权利和义务，因此供精人工授精生育的孩子具有财产继承权。

第十五章 人胚胎干细胞与克隆人的研究伦理

学习目标 •————————————

通过本章学习，掌握人胚胎干细胞研究的价值和我国《人胚胎干细胞研究的指导原则》；熟悉人胚胎干细胞研究的伦理争论的焦点和各种观点；了解国外人胚胎干细胞研究的限制和规范，以及克隆人的伦理争论。

人胚胎干细胞与克隆人的研究引发了尖锐的伦理争论。由于人胚胎干细胞研究具有巨大的潜在价值，各国政府既不肯轻易禁止人胚胎干细胞的研究，又不得不采取一些限制措施以规范科学家的行为；对于克隆人的研究却不然，各国政府和广大公众基本上持否定的态度。

第一节 人胚胎干细胞研究的伦理

一、干细胞和人胚胎干细胞的概念

（一）干细胞的含义

干细胞（stem cells）是指在生命的生长和发育过程中起"主干"作用的原始细胞，它具有自我更新、高度增殖和分化潜能的特点。

（二）干细胞的分类

干细胞从功能上分三类：全能干细胞（totipotent stem cells），即具有发育成人体所有细胞类型潜能的细胞，再由这些细胞构成人体的组织和器官，最终可以发育成一个完整的个体，如受精卵及其头三次分裂产生的 8 个细胞均是全能干细胞；多能干细胞（multipotent stem cells），即能产生多种类型的细胞，有些细胞也能发育成人体的组织和器官，但不能生长发育成一个完整个体，如：胚泡的内胚层细胞、脐血和人的骨髓中具有发育成多种细胞潜能的干细胞；单能或专能干细胞（uripotent stem cells），即存在于人体的组织和器官中而具有发育成一种或密切相关的两种细胞类型潜能的干细胞，如皮肤干细胞。但是，1999 年 12 月美国科学家 Goobell 发现小鼠的肌肉组织干细胞可以"横向分化"成血液细胞，这一发现立即被世界不少科学家所证实，并且科学家还发现"横向分化"具有普遍性，如造血干细胞可以"横向分化"为肌肉、肝脏和神经等组织细胞，而脑干细胞可以发育成血细胞等。因此，上述多能干细胞与单能干细胞的分法可能不是绝对的。

干细胞从来源上分两类：人胚胎干细胞，即只存在人的胚胎之中的全能和多能干细胞；成体干细胞，即存在于人体的组织中干细胞，如骨髓血、外周血、脐带血以及成人的许多体细胞中的干细胞，目前已分离到造血干细胞、神经干细胞、上皮干细胞和间充质干细胞等。随着干细胞研究的进展，2007 年 1 月 7 日美国研究人员在 Nat Biotechno（2007，25：100）

上发表了一项研究显示，从羊水中可以分离出多能干细胞，这一重要的研究发现为获取干细胞提供了第三种来源，即界于胚胎干细胞与成体干细胞之间的羊水干细胞。

二、人胚胎干细胞研究的价值

提取人胚胎干细胞，结合现代生物医学和工程技术进行研究，有可能再造人的各种细胞、组织和器官，从而使衰老、病变的细胞、组织和器官得以修复或替代，以达到治疗一些疑难病的目的，如糖尿病、心肌梗死、肝硬化、帕金森病等；如果与基因治疗相结合，还可以解决众多的遗传疾病。另外，人胚胎干细胞的体外研究还可以研究人胚胎的发育过程和机制以及胚胎的非正常发育、发现人的新基因、疾病的发生和发展机制、药物的筛选和致畸实验等。

如果通过患者的体细胞核移植克隆胚胎，提取干细胞用于自身的细胞、组织和器官移植，那么不会发生免疫排斥反应。另外，人们也设想不通过克隆胚胎，而改变胚胎干细胞的某些基因而创建"万能供者细胞"，从而躲开免疫系统的监视而防止免疫排斥反应的发生。

因此，人胚胎干细胞的研究将成为21世纪生命科学的热点之一，并将成为人类拯救生命的有效手段。

三、人胚干细胞研究的伦理争论

（一）人胚胎干细胞研究伦理争论的焦点

人胚胎干细胞研究存在着尖锐的伦理争论，其焦点集中在胚胎是不是生命、是不是人？胚胎是否具备"道德人格"和道德地位？以及对其应持的态度。具体地说，有三种不同的观点：

第一种观点认为，人胚胎从受孕那一刻起开始就应该受到保护。因为从受孕那一刻起，一个新的生命开始了，只要条件许可，它就具备发育成一个独特个体的潜能。人的生命不应该为任何目的而牺牲，因此为研究而毁坏人胚胎毫无道理可言。

第二种观点认为，人胚胎确实应该得到应有的保护和一定的尊重。但是，与充分发育的婴儿相比，保护和尊重的程度上应该有所不同。从这个角度看，人胚胎的道德地位随它的发育逐步提高。一旦出生，他们就有权享有人类的全部权利和应有的保护。人胚胎的道德地位不是绝对的，而是相对于其他的道德规范而言。因此，当将处于某一发育阶段的人胚胎地位与减轻人类痛苦的道德原则放在一起权衡时，可以认为，为治疗患者而毁坏胚胎是正当的。尽管减轻痛苦在目前仍属假设，但这种观点为用于治疗目的的人胚胎研究提供了正当理由。

第三种观点认为，在胚胎发育过程中存在着某些改变人胚胎地位的重大转折点。处在发育早期的人胚胎有可能发育成一个或多个个体，但在某个时间段后，人胚胎便不能再发育成一个以上的个体，这个"不可逆"点最早可在卵子受精后14天左右观察到，这时原条即神经系统的原基出现了。因此，这一观点强调时间上的分界线，认为可以采用发育不到14天的人胚进行研究，以起到减轻他人痛苦的作用，而在14天后，胚胎的道德地位则比他人（可能获得的）利益更加重要。

上述不同观点的伦理争论与各国的文化背景有关，但又不是绝对的，而且有些国家执行双重标准，如德国禁止以研究为目的杀死人类胚胎，但却准许德国科学家在严格限制下进口胚胎干细胞用于科研目的。

（二）人胚胎干细胞研究使用胚胎来源的伦理争论

人胚胎干细胞研究使用的胚胎可来源于：（1）人工、自然流产下的胚胎或死胎的性腺分离培育的生殖细胞系；（2）通过体外授精产生的胚胎用于治疗不孕症后，其不孕症夫妇不需要且自愿捐赠的 14 天以下的剩余胚胎；（3）用男、女自愿捐赠的配子，通过体外授精产生的胚胎；（4）通过体细胞核移植技术，以无性繁殖的方法产生的胚胎，即克隆胚胎。对上述（1）的伦理争论取决于人们对人工流产本身的看法和态度，认为人工流产并不违反伦理和法律的人一般支持这种研究，相反是反对的。对上述（2）的伦理争论取决于人们对 14 天前胚胎道德地位的看法，前已述及；当然还要取得不孕夫妇的知情同意，并禁止胚胎的买卖。对于（3）的伦理争论较大：支持者认为，这种特制的胚胎可以弥补被废弃的剩余胚胎的不足和具有巨大的医学价值，况且用解冻的方法毁灭准备废弃的胚胎与用实验操作毁灭特制的胚胎无本质的区别等；反对者认为，特制的胚胎不应该为了达到人的某种具体目的而成为工具，并且废弃或特制的两种胚胎的道德法律地位和社会的认同性也是不同的，另外亦会引起配子的买卖活动等。对于（4）的伦理争论主要是人们担心进行克隆人的实验以及安全性和滥用的问题，对于解决组织、器官移植的疾病和线粒体遗传疾病的基因治疗等研究有些人可以接受。

第二节　人胚胎干细胞研究的限制和规范

一、国外一些国家的做法

在德国，1990 年制定的《胚胎保护法》，严禁以研究为目的的杀死人类胚胎；2002 年 4 月 25 日，德国的立法者最终同意在严格控制下进口人类胚胎干细胞以供研究之用，条件是避免这些人类胚胎在德国境内被破坏。

在英国，2000 年 8 月卫生部提出的"干细胞研究：医学进步与责任"的报告被议会通过，报告中提到"应该允许旨在增加对人类疾病的了解和以细胞为基础治疗这些疾病的人类胚胎研究（无论是体外授精产生的胚胎，还是由细胞核替代所产生的胚胎）"，但是这种研究应该服从 1990 年的《人类受孕和胚胎学法》的管理。

在美国，1999 年国家生命伦理学顾问委员会提出的"人类干细胞研究的伦理学问题"的报告则主张：有关获取和利用来自流产后胎儿尸体组织中的胚胎生殖细胞的研究与有关提取和使用来自治疗不孕症后遗留胚胎中的人类胚胎干细胞的研究，应该继续有资格或有资格获得联邦资助；而联邦机构不应该资助仅仅为了研究的目的用体外授精制造胚胎与涉及以体细胞核转移入卵母细胞制造胚胎，从中提取或使用人类胚胎干细胞的研究。2000 年 8 月 4 日，当时的美国总统克林顿宣布，美国政府今天开始准许用政府经费进行人类胚胎干细胞的研究，他认为干细胞研究会带来"令人难以置信的潜在益处"。接着，美国国家卫生研究院（NIH）提出并于 2000 年 8 月 25 日生效的"关于使用人类多能干细胞进行研究的指导准则"，2000 年 11 月 23 日又进行了修改。但是，2001 年 7 月 30 日美国政府就人体克隆又发表了一份声明，声明中说：布什政府"明确反对人体克隆技术用于人类繁殖或科学研究。在科学探索之路上，克隆技术对人类提出的伦理道德不容忽视。"并且，第二天美国众议院又通过了一项禁止任何克隆人类胚胎行为的法案。2001 年 8 月 9 日，当时的美国总统布什同意用联邦政府资金资助人类胚胎干细胞研究，不过仅限于 9 日前已经提取的 64 个干细胞株。

然而，无法禁止非政府或私人资助的研究，事实上 2001 年 11 月美国先进细胞技术公司宣布克隆出人的胚胎，以供研究干细胞之用。

比利时和一些国家同英国一样，允许受精后 14 天之内的人胚胎进行研究；日本和丹麦等国允许对体外授精—胚胎移植不孕症夫妇剩余的胚胎进行研究，但是禁止纯粹为研究而培育人胚。

二、我国《人胚干细胞研究指导原则》

人类胚胎干细胞的研究和应用，对于有效地治疗人类多种疾病，维护和促进人类的健康具有巨大的潜在价值，但同时也引发了若干社会、伦理和法律问题。因此，2004 年 1 月科技部和卫生部联合下发了《人胚胎干细胞研究指导原则》，以规范我国人类胚胎干细胞的研究和应用。

第一条　为了使我国生物医学领域人胚胎干细胞研究符合生命伦理规范，保证国际公认的生命伦理准则和我国的相关规定得到尊重和遵守，促进人胚胎干细胞研究的健康发展，制定本指导原则。

第二条　本指导原则所称的人胚胎干细胞包括人胚胎来源的干细胞、生殖细胞起源的干细胞和通过核移植所获得的干细胞。

第三条　凡在中华人民共和国境内从事涉及人胚胎干细胞的研究活动，必须遵守本指导原则。

第四条　禁止进行生殖性克隆人的任何研究。

第五条　用于研究的人胚胎干细胞只能通过下列方式获得：（一）体外受精时多余的配子或囊胚；（二）自然或自愿选择流产的胎儿细胞；（三）体细胞核移植技术所获得的囊胚和单性分裂囊胚；（四）自愿捐献的生殖细胞。

第六条　进行人胚胎干细胞研究，必须遵守以下行为规范：（一）利用体外受精、体细胞核移植、单性复制技术或遗传修饰获得的囊胚，其体外培养期限自受精或核移植开始不得超过 14 天。（二）不得将前款中获得的已用于研究的人囊胚植入人或任何其他动物的生殖系统。（三）不得将人的生殖细胞与其他物种的生殖细胞结合。

第七条　禁止买卖人类配子、受精卵、胚胎或胎儿组织。

第八条　进行人胚胎干细胞研究，必须认真贯彻知情同意与知情选择原则，签署知情同意书，保护受试者的隐私。

前款所指的知情同意和知情选择是指研究人员应当在实验前，用准确、清晰、通俗的语言向受试者如实告知有关实验的预期目的和可能产生的后果和风险，获得他们的同意并签署知情同意书。

第九条　从事人胚胎干细胞的研究单位应成立包括生物学、医学、法律或社会等有关方面的研究和管理人员组成的伦理委员会，其职责是对人胚胎干细胞研究的伦理学及科学性进行综合审查、咨询与监督。

第十条　从事人胚胎干细胞的研究单位应根据本指导原则制定本单位相应的实施细则或管理规程。

第十一条　本指导原则由国务院科学技术行政主管部门、卫生行政主管部门负责解释。

第十二条　本指导原则自发布之日起施行。

第三节　克隆人的伦理

一、克隆的含义

克隆是英语"Clone"的音译。"Clone"源于希腊语的"KλWV"，意为嫩枝。这个词最早用于 20 世纪初的植物学时，是指植物的嫁接。后来，该词又被应用到微生物学中，如细菌通过二等分裂增殖自我称为克隆。20 世纪 70 年代，这个词开始用来指单亲产生的、能存活的动物或人。1997 年 3 月，世界卫生组织在一份关于克隆的非正式声明中将"克隆"定义为遗传上同一的机体或细胞系的无性繁殖。近些年，克隆的含义包括人工操作所产生的、在遗传学上与现存生命形式相同的复制品。

二、克隆人的伦理争论

克隆人的思想古已有之，而要真正实现人的克隆，还是从 20 世纪 30 年代末动物的克隆开始，直到 1997 年"多莉"羊诞生，才使人的克隆成为可能。关于克隆人的伦理争论，早在克隆爪蛙成功后就开始了，只是"多莉"羊的出现和有些人想尝试克隆人才使这种争论达到了高潮。

关于克隆人的争论有支持者与反对者，我国还有中间派的观点。其中，支持者的观点：克隆人可以使人成为生殖的选择者、设计者和制造者，这更合理、合乎人道；可以增加特定基因型的比例，以保证物种中的最佳基因或阻止有缺陷的基因传播，从而改变人的遗传素质；为不孕不育患者提供了新的选择机会，特别是不想要第三者基因的孩子或领养他人的孩子；可以满足特殊人群的需要，如从事特殊职业者、同性恋者获得后代、思念死去亲人等；保存可能断后的家族、族群和弱势民族，提供移植器官等；反对克隆人将阻碍科学技术的发展等。反对者的观点：克隆人的技术和医学上的安全性令人质疑；对生殖和家庭概念造成破坏；克隆人与亲代间造成模糊关系；克隆人的个人身份感产生混乱、心理发育受到伤害；优生学复活使人忧虑；对人类尊严的侵犯；使"婴儿设计"及"人类优化"的思潮得以助长等。中间派的观点：在克隆动物成功率较低、克隆的后代容易发生先天或遗传缺陷的情况下，应该暂时禁止克隆人。但是，在条件成熟时，证明对人的克隆安全可靠时，则没有理由禁止克隆人的尝试，但成批地克隆同一个人在任何条件下都是应该禁止的；也有的科学家认为，克隆人至少在其他哺乳动物成功率达到 50％以上才能考虑。

三、克隆人伦理争论的发展趋势

"多莉"羊的出现使克隆人的争论达到高潮，促使各国政要纷纷发表谈话，反对克隆人的呼声远远高于支持者，国内外的媒体对广大公众的调查结果也如此。1997 年 5 月 13 日，世界卫生组织年会通过一项决议，宣布克隆人类的行为是"不能接受的"；同年，联合国教科文组织通过了《世界人类基因组与人权宣言》，其中第 11 条宣布克隆人是对人类尊严的侵犯；1998 年联合国大会批准了上述文件，其中明文规定禁止人类的生殖性克隆。但是，世界仍有少数人扬言要克隆人。目前，全世界已有 30 多个国家制定了各种法律以禁止人的生殖性克隆。我国在上述的《人胚胎干细胞研究指导原则》中第四条明确提出"禁止进行生殖性克隆人的任何研究"。

测试题

一、名词解释题

1. 干细胞
2. 成体干细胞
3. 胚胎干细胞
4. 克隆

二、选择题

1. 在下列各项中，属于全能干细胞的是
   A. 受精卵
   B. 脐带血中的干细胞
   C. 胚泡中的内胚层细胞
   D. 骨髓中的干细胞
   E. 胎盘血中的干细胞

2. 在下列各项中，属于成体干细胞的是
   A. 受精卵两次分裂后的细胞
   B. 胚泡的内胚层细胞
   C. 胚泡的外胚层细胞
   D. 羊水干细胞
   E. 皮肤干细胞

3. 在我国，用于研究人胚胎干细胞不能通过下列方式获得的是
   A. 体外受精时多余的配子或囊胚
   B. 自然或自愿选择流产的胎儿细胞
   C. 自愿捐献的生殖细胞
   D. 体细胞核移植技术所获得的囊胚和单性分裂囊胚
   E. 将人的生殖细胞与其他物种的生殖细胞结合产生的囊胚

4. 在我国，下列各项中允许用于人胚胎干细胞研究的是
   A. 克隆出的胚胎已发育到16天
   B. 将人的生殖细胞与羊的生殖细胞结合
   C. 将克隆人的胚胎置入到牛的子宫中
   D. 将已用于研究的人胚干细胞的人的囊胚植入人的子宫中
   E. 用人捐献的配子而形成的囊胚

5. 在我国，进行人胚胎干细胞研究不应该
   A. 认真贯彻知情同意的原则
   B. 认真贯彻知情选择的原则
   C. 经过伦理委员会审查
   D. 购入不孕症夫妇进行胚胎移植后剩余的胚胎进行研究
   E. 保护受试者的隐私

6. 在下列各项提法中，错误的是
   A. 克隆人的思想古已有之
   B. 克隆人的思想产生于"多莉"羊诞生
   C. 我国支持治疗性克隆
   D. 我国反对生殖性克隆
   E. 克隆人不等于复制人

三、问答题

1. 简述人胚胎干细胞研究的价值。
2. 人胚胎干细胞研究伦理争论的焦点是什么？
3. 克隆人与复制人是一回事吗？
4. 克隆技术不成熟是禁止克隆人的伦理理由之一吗？

四、案例题

据某报载：广州某医科大学教授用一名 7 岁男孩的皮肤体细胞核植入去核兔卵母细胞内，"克隆出 100 多个人类胚胎，这些胚胎与男孩的基因相合度超过 99.999%，可以用做治疗性克隆研究途径，进而获取具有全能分化潜能的人类胚胎干细胞。"这一研究成果，即"使用皮肤细胞而并非有生命的受精卵克隆出人类胚胎，由此开展各种治疗性克隆的研究不涉及伦理学争议"。（吴素香主编．医学伦理学．广东高等教育出版社，2006 年 2 月第一版第二次印刷，P169）

请问：1. 克隆出的"人类胚胎"，获取的是"人类胚胎干细胞"吗？这些干细胞可用于治疗人类疾病吗？

2. 案例中的做法"不涉及伦理学争议"吗？

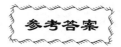

参考答案

一、名词解释题

答案略。

二、选择题

1. A　2. E　3. E　4. E　5. D　6. B

三、问答题

1. 答：人胚胎干细胞研究具有巨大的潜在价值，包括再造人的各种细胞、组织和器官，以使人体衰老、病变的细胞、组织和器官得以修复或替代，达到治疗一些疑难病的目的；若与基因治疗相结合，还可以解决众多遗传疾病。另外，还可以通过在体外研究人胚胎发育的过程、机制和非正常发育以及发现人的新基因、研究疾病的发生发展机制、用于药物筛选和致畸实验等。如果克隆自身胚胎或改变胚胎干细胞的某些基因，还可以避免免疫排斥反应而利于细胞、组织和器官移植。

2. 答：人胚胎干细胞研究伦理争论较为激烈，有三种观点，其争论的焦点集中在胚胎是不是生命、是不是人？胚胎是否具备"道德人格"和道德地位以及对其应持的态度。

3. 答：克隆人与复制人是两回事。但是，有些人将克隆人与复制人等同，这是错误的。因为，从目前的技术水平看，克隆人是可能的，即人的遗传物质是可以复制的，但人的知识、性格、思维等是不能克隆的，这与后天的环境、教育、营养等有关，因而人是不能复制的。

4. 答：根据《赫尔辛基宣言》的精神，在人体实验中维护受试者的利益是重要的伦理原则。因此，当克隆动物还不成熟的情况下，就轻易去做克隆人实验，这显然违背了上述原则。从这个意义上说，克隆技术不成熟可以暂时作为禁止克隆人的伦理理由之一。然而，是否克隆技术一旦成熟，就不能禁止或反对克隆人呢？恐怕不一定。所以上述提法并没有揭示出禁止克隆人的深层次的伦理、法律和社会问题。

四、案例题

案例分析：该案例中克隆出的胚胎，虽然与男孩的基因相合超过 99.999%，但毕竟还有少量兔的基因，因为在兔卵母细胞的胞浆中含有少量兔的遗传基因。因此，不能认为克隆出的胚胎就是人类胚胎，从而获取的干细胞也不完全是人类干细胞，不能用它治疗人类的疾病，否则会将兔的基因带入人的体内，这是很危险的。这种研究如果作为基础研究不应过多指责，但作为人的治疗性克隆不行，因此在国内引起了强烈的争议，不像案例报道称"不涉及伦理争议"。

第十六章　基因诊断和基因治疗的伦理

学习目标 ●━━━━━━━━━━━━━━━━━━━━━━━━

通过本章学习，掌握常规基因诊断和常规基因治疗引发的伦理问题；熟悉产前基因诊断和产前基因治疗引发的伦理问题；了解基因技术的进展和临床意义。

对于遗传现象，大概每个人都不陌生，即这种现象的本质是生物特性从个体或者物种的一个世代那里传递给另一世代。但是，尽管存在对这个现象的认识，直到孟德尔（Gregor Mendel）的研究成果问世之后，人类才对遗传规律具有一定了解。又经过大约 100 年之后，随着沃森（Watson）和克里克（Crick）发现了 DNA 的分子结构，人类对遗传本质的认识开始进入前所未有的深度，也打开了生物时代的大门。不仅如此，随着人类基因组计划（human genome project，HGP）的完成和后基因组计划、蛋白质等研究的实施和深入，以及 DNA 重组和相关技术的发展，人类不仅更为清楚地认识到了生物性状与基因的关系，而且已经有能力对基因进行改造。借助于这些技术的发展，临床的诊疗也得到了有力的促进和提升。现在，科学家已经能够在分子或基因层次上提示更多疾病的发生、发展和变化的本质和机制，为遗传疾病和一些疑难疾病的攻克带来新的希望。然而，一些新的伦理问题也随着技术的发展开始出现在人们的视野之中。

第一节　基因与基因性疾病

一、基因的含义

前面已经谈到，生物界存在着某个性状（也就是生物特征）从一个世代传递到另一个世代的现象。那么我自然会问，是什么东西在实现这种传递呢？1866 年，现代遗传学的奠基人孟德尔在豌豆研究的基础上提出了遗传因子学说来说明这种传递现象，并对遗传因子的性质作了最早论述。而到 1909 年，乔汉森（Johansen）将遗传因子改称为基因，并提出基因型和表现型的区分：基因型指的是逐代传递下去的成对遗传因子的集合（因子中一个来源于父本，另一个来源于母本），也就是生物体内遗传因子的结构；表现型指的是一些容易区分的个体特征的总和，也就是生物体（或者植物）表现出来的某个方面的特点，比如豌豆的皮是皱的还是光滑的，头发的颜色是黑色的还是黄色的等等。在一定的程度上可以说，基因型决定着表现型，有什么样的基因型，就有什么样式表现型得以展现（当然，隐性基因和显性基因的表达条件并不相同）。1944 年艾沃雷（Avery）等学者通过实验证实基因是由 DNA 组成的，并正式确定了基因的化学性质。1953 年沃森和克里克发现了 DNA 的双螺旋结构，还提出了 DNA 复制的假说。现在人们已经普遍接受：基因就是含有生物信息的 DNA 片段，根据这些信息可以编码具有生物功能的产物，包括 RNA 和多肽链，而这些产物构成了生物体某种外在特征（也就是表现型）的基础；当然，在繁衍后代的过程中，这些信息可以通过两性生殖细胞的结合而世代相传。或者简单地说，基因是控制生物性状的遗传物质的功能和结构单位，是具有遗传信息的 DNA 片段。

二、基因性疾病

在上面对基因描述的基础上，我们可能会产生这样的联想：一种病变是否也可以是一种受着基因型控制的生物特征呢，也就是说是一种表现型呢？的确是这样。大量的研究证明，人类的很多疾病都与基因的变异有直接或间接的关系，如恶性肿瘤、心脑血管疾病、糖尿病、神经性疾病、风湿病、免疫性疾病等。可以说，基因的变异是疾病发生的分子基础，这包括基因结构的变异和基因表达的异常，如肿瘤的发生、发展与癌基因的激活、抑癌基因的丢失或失活有密切关系。进一步说，与疾病相关的基因变异是由于先天遗传背景的差异和后天的内、外环境的作用（包括物理因素、化学因素和生物因素等）以及体内 DNA 修复的缺陷所致，如各种物理和化学的致突变因素作用于 DNA 分子，改变了 DNA 的碱基排列顺序，导致蛋白质的结构发生相应改变、相应的改变遗传特征，从而导致疾病发生，比如很多白血病。那么，由于这些疾病的"表达"与基因结构之间的关系，在过去，这给医务工作者带来了额外的困难：一方面，由于其发生机制是分子水平的结构改变，因此对它们的诊断并不容易，这也使得疾病预防处于被动的位置；另一方面，由于这种疾病的造成是基因结构的某种改变或者缺陷而引发的，在治疗上同样令人束手无策。而基因技术飞速发展给基因性疾病的诊治带来了新的希望。首先，将基因技术用于临床诊断可以帮助我们预知某些以前无法预知的疾病，我们还可以在胎儿出生之前进行诊断，如果发现异常可以进行选择性流产，避免产生不健康的胎儿；另一方面，我们可以通过改变基因结构的方式来对这些疾病进行治疗，甚至可以改变性细胞或者未完全分化的胎儿的疾病基因，彻底根除某些遗传性疾病。因此可以说，基因技术的发展使得我们有可能更为根本地认识疾病的发生、发展原因，并且制定合理的防治措施，为临床医学带来了前所未有的发展机遇。但是就像我们已经指出的，基因技术在临床诊断和治疗上的应用同样也带来了很多新的伦理问题。下面我们就将对此展开论述。

第二节　基因诊断及其伦理问题

一、基因诊断的含义和意义

基因诊断（gene diagnosis）就是指利用分子生物学的技术，直接检测人体内 DNA 或 RNA 的结构或水平变化，从而对疾病做出诊断的方法。使用这种技术也能追踪疾病的发展状态或进行疗效的监测，意味着对疾病的诊断由整体水平、器官水平、细胞水平达到了分子水平。随着近十多年来基因诊断在临床的逐步应用，基因诊断的适应证范围已经涵盖了遗传性疾病、感染性疾病以及肿瘤等疾病，得到了广泛的应用。与以往的诊断方式相比，基因诊断具有很多的优点：比如以特定的基因为目标，能够直接检测导致疾病发生的基因变化，因此特异性强；由于采用了先进的方法，如分子杂交技术和聚合酶链反应，因此具有很高的诊断灵敏度；此外，基因诊断开可以在胎儿出生之前进行，在疾病尚无临床症状时做出早期判断，也适合于特殊人群的大规模普查或筛检。但是与这些优点相伴生的则是大量新的伦理问题。

二、常规基因诊断的伦理问题

在基因诊断的应用中存在着两种略显不同的情况，一种是产前基因诊断，也就是对还未出生的胎儿进行诊断，而另一种则是对出生之后的对象进行诊断。这种差异尽管看起来只是一种出生与未出生的分别，但是二者却带来了性质不同的伦理问题。因此，为了论述方便，我们把出生之后的诊断称为常规基因诊断，并与产前基因诊断分开来讨论。首先来看常规基因诊断的伦理问题：

（一）个人隐私与"基因歧视"

诚然，基因诊断让我们有可能窥探到以前无法知晓的一些个人"秘密"，但是这也引发了一个困难的问题，那就是，这种诊断有可能会引发新的社会歧视。

在临床诊疗中，患者的疾病信息通常作为一种个人隐私而得到尊重和保护，这也成为普遍认同的伦理准则。因为患者病情的泄露常常会造成周围人群对他们的歧视，比如像艾滋病患者、乙肝患者等在今天所遭遇的对待一样。当然，这种歧视是一个社会本身，或者人类自身需要去反省与克服的"道德缺陷"。但是医务工作者对个人隐私的尊重，同样也是避免歧视发生的保障之一。

不过从另一个角度看，在一定的程度上向患者之外的个人或团体传达一些疾病信息，这实际上也是无法避免的，甚至是为了当事人或者社会的利益。假设你在寻求飞行员的职业，那么你具有先天性心脏疾病的信息就应该而且必须传达给供职方，否则这有可能给你自己和他人的生命带来危险；同样，一个红绿色盲患者显然不适合当一个交通警察，而这个疾病信息也不应该向供职方保密；许多具有传染性疾病的人也是如此。那么，鉴于大多数人根深蒂固的对不同事物另眼相待的本性，这种"歧视"在很多时间成了不可避免的生活困难。当然，一些为了当事人利益着想的"另眼相待"或许算不上歧视，比如拒绝选择红绿色盲的人当交通警察，但是其他的很多区别对待则构成了不折不扣的歧视，比如一些传染病患者或者残疾人经常遇到的情况。

那么，常规基因诊断在这一点上产生的问题是：它带来了新的、原本可能不会存在的歧视，因为这种诊断将会发现原本不会被发现的疾病信息，也就是 DNA 上有不利基因或致病基因。这种信息一方面由于医务工作者的疏忽或者是违反临床伦理的有意泄露而传达给第三方；另一方面，出于比如上面提到的安全考虑，这些信息会在求职或者其他场合被第三方获知。隐私的这种"泄密"带来了区别对待，也就是所谓的"基因歧视"。这是一种新的歧视，因为在以往的人类社会中这样的歧视还不具有发生的条件。因此在反对者眼里，基因诊断实际上揭开了通向新歧视的"潘多拉魔盒"。这在今天的就业、保险等领域也已经露出了端倪。这种歧视因此也构成了反对基因诊断的重要理由之一。

但是我们仔细看一下就会发现，这种理由忽视了其他的考虑。首先，就像前面提到的，歧视可能是人类社会有待克服的一个痼疾，而不是基因诊断本身带来的。换句话说，如果我们的生活里根本就不存在差别对待的传统、习俗或者心理，那么基因诊断当然不会带来什么歧视。因此应当受到指责的是歧视本身，而不是基因诊断；反过来，如果基因诊断应该受到谴责，那么其他任何手段无法逃避这样的责难。当然，反对者回应说，歧视固然难以克服，但是这里的要点不在于基因诊断带来了歧视，而在于它带来了"新"的歧视。即使这一点是对的，我们也不要忘记另一个要点，那就是基因诊断所带来的益处。如果没有基因诊断技术，很多疾病可能无法被提早预知，因此丧失治疗良机；很多携带致病基因的人可能会因为从事高风险职业而罹患重症，甚至丢失性命。那么，考虑到基因诊断所带来的福音，单纯因为"基因歧视"而指责该项技术就显得过于激进了。总之，利与弊的平衡大概是考虑多数生物技术带来的伦理问题时都无法回避的，也是一个难题，并不像反对者认为的那样一目了然。当然不管怎样，基因诊断带来的歧视问题确实值得相关工作者的进一步反思。

（二）患者的精神负担

基因诊断面临的另一个伦理问题是给"患者"带来了额外的精神压力。基因诊断往往是在没有症状的患者身上发现致病基因，而这些疾病的最终发生还可能受到患者环境因素、生活方式的影响，也就是说在一般情况可能并不必然表现出来。如果告知病人这些信息，那么从积极意义上说，这可以加强对疾病的预防；但是从消极的角度看，这也可能导致病人背上包袱而惶惶不可终日。另外，对于那些已经患病的人而言，基因诊断的结果带来两种可能：接受昂贵的治疗（如果可以治疗的话），但是这会遇到后面将会提到的伦理问题；放弃治疗（或者无法治疗），在无望中等待常常以悲剧结尾的命运。因此，从某个角度说，基因诊断给患者带来了额外的精神负担，这是临床工作者在使用基因诊断技术的时候应该注意的，也构成了反对该项技术的理由之一。

这种反对在一定的程度上具有其合理性，因为正是基因诊断技术为一些人"徒增"了原本可以避免的烦恼。但是同样需要注意，这种反对没有将基因诊断所带来的益处考虑在内，因此有失偏颇。另外，实际上精神负担在临床实践中并不鲜见，也不是基因诊断独有的。一个被诊断为癌症的患者、一个先天的残疾人、一个患有艾滋病的儿童，他们都在经历这种精神负担，而不是基因诊断带来的独特问题。当然，鉴于这种现象的存在，对于临床工作者而言，如何减轻这种负担成为一个新的难题。

（三）带来老龄化社会的压力

基因诊断所带来的另一个伦理问题颇让人始料不及。随着基因技术的普及，人们可以通过基因筛查或诊断获取自己的基因型，然后根据自己的基因型调整自己的生活方式，从而可以预防疾病或对预测到的遗传疾病及早进行治疗，即使发生了疾病也可逐渐得到"治本"的效果，结果导致人的寿命大大延长。如果这样，那么人类社会将面临愈来愈多、寿命愈来愈长的老年人，带来意想不到的老龄化**社会压力**，这是值得关注的一个问题，但还不足以构成反对基因诊断技术的理由。老龄化尽管给社会造成了压力，但同时也因为延长个人寿命带来了更多的福祉。何况，基因诊断也不是造成老龄化的最主要原因。

三、产前基因诊断的伦理问题

与常规基因诊断不同，产前基因诊断针对的是还未出生的胎儿。那么从技术上看，该诊断需要在胚胎出生之前获取胎儿标本，进行基因分析，以此对某些基因性疾病进行相应的诊断。根据胎儿孕周的不同，可以采取不同的方式：绒毛吸取术、羊膜穿刺法、脐带穿刺术。这产生了以下几个伦理问题：

首先是安全性，不管是对胚胎还是母亲，获取胎儿标本都具有一定的风险，因此基因诊断并非没有任何安全上的问题。这成了反对该技术的一个道德理由。但是这种观点也不是决定性的，因为任何一项医疗技术都在一定程度上具有隐患，包括药物的副作用。这里的关键仍然在于利与弊的对比，也就是这种基因诊断的风险有多大，风险的可预见程度有多大，是否值得承受，等等。相比于人类生殖性克隆所面临的无法预知的巨大潜在危险，这里的风险可能还不足以超越诊断所带来的益处。

其次，从理论上看，被诊断为缺陷的胚胎面临两种治疗选择：产前基因治疗和选择性流产。由于产前基因治疗在费用上极其昂贵（后面会看到，产前基因治疗也引发了大量伦理争论），因此这里的胚胎通常面临流产的命运。也就是说，产前基因诊断技术常常与选择性流产联系在一起。那么反对的观点认为，产前基因诊断是一种"杀人"的工具。至少，它促使了原本可以存在的、即使具有缺陷的婴儿的死亡，因此是不道德的。可以看到，这里的争论焦点有两个：第一，生命始于何时，杀死一个胎儿算是"杀人"吗？由前面的论述可以看到这是一个没有定论的问题；第二，生命的存在，哪怕是有缺陷的、短暂的存在，究竟是否比不存在好？有人认为，由于产前基因诊断所针对的大多数疾病不仅对生命本身来说是一种难以忍受的苦难，而且对于他人来说也是一种情感的折磨与负担，因此，与其勉强维持这种痛苦的生命，不如一开始就不要让这种生命存在。但是相反的观点可能认为，不管什么样的存在都是值得的，生命的价值并不因为是否具有缺陷而减低，因此选择性流产在道德上无法被接受。

最后，让我们看一下与知情同意相关的一个有趣问题。在产前基因诊断的情形中，抛开其风险性不谈，当事人的知情同意是进行诊断的前提条件，这也是当前医疗实践的惯例。但仔细看一下就会发现：在这里真正的当事人，也就是接受诊断、甚至有可能经历流产的胚胎实际上根本无法进行"知情同意"。那么，是否可以说产前基因诊断违反了知情同意原则呢？答案是否定的，因为在很多时候，"知情同意"的对象并不一定指的是接受治疗的个体，比如昏迷不醒的、智力有缺陷的、精神错乱的患者，包括那些婴幼儿（很多时候，婴幼儿是不会"同意"接受治疗的），等等。当然，反对者可能会认为，人类的后代有权利依照自己的自然方式存在，哪怕是有缺陷的存在。这也是一个有趣的问题，它涉及的是：我们的后代究竟在生存上具有哪些权利？对此下面还会谈到，不过基本的要点是：即便假定这个权利成立，它也不是绝对的，人类后代同样还拥有其他权利：比如健康地出生。因此，这个反对还需要给出更多的理由。

第三节　基因治疗及其伦理问题

在基因诊断的基础上，基因治疗应运而生。作为一种新的治疗手段，它为一些疑难疾病带来了希望，但是从目前的情况来看，该项治疗仅限于已批准方案的临床试验，而且价格昂贵，可以说并没有普遍开展。尽管如此，基因治疗所引发的伦理问题已经在引起关注，并且在很大程度上成为反对该治疗的理由，这是我们这一节将要关注的问题。鉴于基因治疗所涉及的技术细节与这些伦理问题的密切关系，我们将首先对基因治疗给出简单的介绍。同样，为了方便讨论，我们仍然将产前基因治疗与常规基因治疗分开来进行讨论。这个区分与通常的体细胞基因治疗与性细胞基因治疗的区分具有一点不同，后面将会对此给出说明。

一、基因治疗的含义、分类和作用

1990 年美国的重组 DNA 咨询委员会（RAC）和食品及药物管理局（FDA）批准了布里兹（Blaese）等对一位腺苷脱氨酶缺乏（Adenosine deaminase deficiency）的患者实施基因治疗方案，并取得了成功，这是人类历史上第一例基因治疗的疾病。截止 2001 年 9 月，世界上批准实施的基因治疗方案已达 600 个，病例数达 3494 个。目前，基因治疗已经被应用于肿瘤、传染性疾病、遗传性疾病、心血管疾病、神经系统疾病等广泛的疾病对象。那么，究竟何为基因治疗呢？

基因治疗（gene therapy）有广义和狭义之分。广义地说，基因治疗是应用基因或基因产物治疗疾病的一种方法；狭义地说，基因治疗是把外界的正常基因或治疗基因导入人体的靶细胞，使其发挥生物效应，以达到治疗目的的方法。

从技术上看，基因治疗包括基因的调控治疗和基因的矫正治疗。基因的调控治疗分为两类：一类是应用药物使被抑制的基因重新开放进行表达，或抑制某些基因的表达，达到改善症状的目的，如对 β 地中海贫血的治疗；另一类是通过与 mRNA 剪切，阻断基因的表达，达到抑制肿瘤细胞的增殖，或抑制病原微生物的繁殖、生长，而治疗肿瘤或感染性疾病。基因矫正治疗按照方式的不同又分为基因修补、基因替换和基因修复三类：基因修补是对基因本身不作处理，而对机体输入正常的目的基因，通过增补基因的表达产物调控或纠正细胞的某些功能，达到改善症状或消除疾病；基因替换是指以同源重组方式，将正常的目的基因取代缺陷的基因；基因修复是指突变的基因在原位进行特异性修复，以达到治疗的目的。目前，基因的修补在基因治疗中最常用，而基因替换和基因修复的许多技术正在研究之中。此外，基因矫正细胞的类型又分为体细胞的基因治疗和生殖细胞的基因治疗。其中，体细胞的基因治疗是指将治疗基因转移到体细胞内使之表达基因产物，以达到治疗疾病的目的；生殖细胞的基因治疗是指将一种治疗基因转移到病人的生殖细胞或早期胚胎内的一种治疗方法。

另外值得注意的是，基因治疗的相关技术有可能被用来改变非病理性的人类性状或能力，这种行为被称为基因增强（genes enhancement），包括体细胞的基因增强和生殖细胞的基因增强。由于并非被用于治疗通常认为的一些疾病，加上以往的优生学所引发的伦理争论，基因增强受到了广泛的道德质疑。我们也会在下面对此给出专门讨论。

从临床上看，基因治疗具有一些独特的特征。它涉及多学科的融合与交叉，比如病毒学、免疫学、临床医学等。它具有高度靶向性，也就是能够借助于载体系统定向地导入需要治疗的细胞。当然，作为一项复杂的系统工程，基因治疗也具有高风险性，尤其是用病毒作为载体的安全性问题倍受人们关注，也是伦理争论中反对者经常引用的论据。那么，这些伦理问题究竟都是如何产生的呢？下面就让我们进入这些讨论。

二、常规基因治疗的伦理问题

如前所述，根据对象细胞的不同，可以将基因治疗分为体细胞基因治疗和生殖细胞基因治疗。二者的差异在于，生殖细胞基因治疗的结果将传递给下一代。这种差异带来了特殊的伦理问题，也是需要将二者分开讨论的原因。但是，就像在基因诊断那里遇到的一样，这里存在另一个区分，也就是产前基因治疗与出生后基因治疗的不同。产前基因治疗除了有可能将治疗结果传递给下一代之外（早期未分化胚胎的治疗会带来这个结果），还产生了其他引人注目的伦理问题。因此在这里，我们还是对产前基因治疗进行单独讨论，而将对象为已出生个体的情况统一归为"常规基因治疗"的范围，性细胞基因治疗也将放入这部分论述。

（一）安全性问题

缺乏安全性是常规基因治疗首先遇到的问题，也是从道德上反对这种治疗的重要理由之一。目前，多数基因治疗需要病毒作为载体，将治疗基因带入靶细胞，常用的有反转录病毒（retrovirus，RV）、腺病毒（adwbicurus，Ad）、腺相关病毒（adeno-associated virus，

AAV)、单纯疱疹病毒（herpes simolex virus，HSV）等。但是，使用这些病毒进行基因治疗具有潜在的危险性。首先，病毒中灭活不完全的基因有可能重新被激活，因此再次繁殖，如果这样，不但疾病没有得到治愈，反而使得病毒传染给了患者；而且，一旦重新获得感染力的病毒逃逸出来，或者从实验室泄露出去，这将在公众或者其他动物中传播蔓延，从而给人类社会带来灾难。其次，如果无法保证携带基因的病毒载体准确找到靶子，那么这也将引发严重的后果：一方面，如果这些载体被定位到了重要基因的序列中（而不是需要治疗的那一部分），反而会导致正常细胞的死亡，引发病变；另一方面，如果病毒载体被整合到了到静止的致癌基因上，这有可能反而激活了该基因，使得接受治疗的病人易患癌症。另外，有些基因治疗是在人体细胞中附加正常基因，而有缺陷的基因仍存在人的细胞中，并可以传给后代，这样，以前可能被自然淘汰的基因将会留存下来，长此下去人类基因库中有缺陷的基因数目增加，这是否会造成人类基因的退化呢？

对安全性的这些担忧使得反对者认为基因治疗缺乏道德上的合理性。但是支持者认为，基因治疗对个体病人的危险并不比其他试验性治疗高，何况这些治疗已经在动物身上进行过实验，其有效性和安全性已得到了一定肯定。而且，目前基因治疗的患者不多，对病毒的管理也十分严格，病毒逃逸的情形并不会泛滥。当然，反对者可以继续认为，至少在目前，像定位失误而导致的激活致癌基因和破坏正常细胞的情形并不容易杜绝，也不是动物实验可以完全防止的。对于这种观点，有两个要点需要考虑。

首先，接受基因治疗的很多疾病通常都是没有治愈希望的"绝症"，因此，采用这种尽管有可能带来更大伤害，但是还存在治愈希望的治疗看起来就不是完全不合道德了。也正是因为如此，有人认为：只要基因治疗不会导致病情更糟，即便益处不大、不明显，这也是可以接受的。而且我们还可以看到，由于当前需要避免的伤害的存在，这种治疗所承担的风险并不是无法辩护的。毕竟，任何一种治疗实际上都存在不可回避的风险，区别只在于概率大小而已，或许这也是医学治疗所无法避免的困境。

需要注意的第二点是，在今天，知情同意已经成为临床治疗的通行伦理准则，鉴于此，如果患者在知情的前提下同意接受治疗，那么即使出现了意外这也不应该受到严厉的道德指责，毕竟这种不确定因素是医学临床的治疗、尤其是新兴技术的治疗所难以完全避免的。

因此，如果将以上两点考虑在内，那么对基因治疗安全性的质疑就会得到缓解。不过，病毒逃逸或者泄露所带来的隐患仍然是不容忽视的，这也是基因治疗的支持者需要更多思考的问题。

（二）性细胞基因治疗与人类多样性的改变

随着基因治疗开展，性细胞的基因治疗也会提到日程上来。与体细胞基因治疗不同，该项治疗是通过对生殖细胞的基因操纵而达到治疗和预防疾病的目的。由于这种治疗不仅改变了细胞内的 DNA 程序，而且可以将这种改变传递给未来人们对性细胞治疗的兴趣或动力。不过，性细胞基因治疗也带来了人们额外的道德顾虑，比如这种治疗的增多可以改变人类的多样性，并有可能使后代成为某种疾病的易感者，因此存在风险；也有人认为，我们没有权利改变后代的基因，或者说这种治疗实际上扮演了上帝的角色，因此是不道德的。这些顾虑是否足以构成反对性细胞基因治疗的理由呢？在产前基因治疗中我们还将遇到这一类问题，因此我们将在那里对此给出更为详细的讨论。

（三）利弊的权衡

基因治疗为临床带来的福音是不言而喻的，但是道德的考虑往往关注于这种益处是否会压倒它所带来的不利。前面提到的安全性问题正是这种利弊对比的例子之一，在那里，我们为基因治疗给出了有限程度的辩护。但是基因治疗问题上的利弊对比并没有被穷尽，至少还有两个弊端值得考虑。

首先，从当前的情况来看，基因治疗需要花费大量的人力、物力和财力，虽然取得了一定的治疗效果，但有些疾病尚不能彻底治愈。因此，这种高昂投资与孱弱回报之间的不平衡使得人们对开展这种治疗的道德性表示质疑，因为，与其将大量的金钱花费在这种本来就没有治愈希望，而现在也没有确定效果的治疗，还不如将这些资源用于那些更为可行的医疗行为中，比如疾病的预防。当然，支持者则认为，基因治疗为遗传疾病、疑难疾病的治疗带来了希望，而且一旦成熟就将成为一种便宜的治疗方法，因此在临床试验阶段的高投资毕竟是可以理解的。

其次，由于这种治疗所需费用昂贵，这引发了新的不平等问题，也就是说，基因治疗仅仅只是为少数付得起治疗费用的人带来了治愈希望，而对于大多数人来讲没有什么帮助。因此，鉴于医学活动对大众健康的承诺，这种不平等在很大程度上是不道德的。可以说，这个理由适合于很多新兴的医学治疗技术，我们也会在后面继续谈到这一点。这里需要指出的是：并非基因治疗本身带来了不平等，任何一项需要高昂费用的治疗（尤其是一项新的治疗技术）都可能带来这个不平等，与其说这些事实是新技术带来的不平等，不如说它们是我们无法回避的道德困境。而且如前所述，在技术成熟之后，这种治疗费用昂贵的情况将会得到改善，因此这种不平等不是必然的，加之这种治疗方式所带来的前景，我们还是可以在一定程度上回应这种从不平等角度出发的指责。

（四）基因治疗与基因增强

就像前面提到的，随着基因技术的发展，我们有可能将这些技术用于非医学的目的，比如让正常身高的人变得更高，也就是用于基因增强或基因修饰（后者又称基因美容），而不是基因治疗。从某种程度上说，这种使用当然也给当事人带来了益处，但是进一步看，这种使用带来了更为严峻的伦理问题。

首先，就像在基因治疗的安全性问题那里提到的一样，基因增强的后果难以预料，如增长身高会不会引起身体的不平衡，增强记忆会不会引起人的情绪不稳定，等等。尤其是，由于这里的使用并不是为了治愈疾病，而只是增强一些本来就属正常的身体特征，那么这种不确定性就无法得到更为有力的平衡，也就是说基因增强在利弊的对比上难以令人满意。其次，基因增强也将会加剧上面提到的不平等：把本来将给临床疾病的治愈带来希望的技术用于疾病之外的目的，这使得那些不需要治愈疾病的有钱人可以享用这种资源，同时那些亟须治疗而无法支付费用的人却只能看着这项技术的"浪费"，这凸现了贫富群体之间在医疗资源使用上的不平等。最后，基因增强本身反映了一种价值取向，也就是认为某些身体特征，比如身高不足或者是秃头是一种"缺陷"，因此，将基因技术用于改进这些特征将会促进一种社会歧视，同时彰显某种人类特征的优越，导向希特勒式的优生学。

这种伦理问题当然是不容忽视的，也引发了人们对基因技术使用的道德质疑。但是需要注意的是：首先，基因技术带来什么样的后果并不必然取决于技术本身，而取决于使用者，将基因技术用于增加人的某些特征固然存在道德疑问，但这并不表明不可以将它用于一些可以带来好结果的情况，比如基因治疗。另外，虽然要区分哪些状况是需要治疗的缺陷有时候确实比较困难，比如：身高过矮或者体重过大是否可以算作缺陷？但是要区分什么样的缺陷影响到了一个人的生存状况并不会这么困难。因此，如果我们采用是否影响一个个体的生存状况来区分是否需要基因治疗，那么这个区分就可以把基因增强的使用排除在外。也就是说，将基因技术用于基因增强当然存在道德问题，但这并不是反对基因治疗的充分理由；而且，如果能够通过一定的区分来加强对基因增强的控制，那么上述问题也会得到一定的回避。当然，不管怎样，如何有效地防止将基因技术用于基因增强，或者退一步说为如何基因增强给出更多的道德辩护，这仍然是需要注意的问题。

三、产前基因治疗的伦理问题

与前面提到的基因治疗不同，在有些情况下，基因技术被用来治疗还未出生的对象或者还未完全分化的胚胎。这种治疗通常被称为产前基因治疗（prenatal genetic therapy，PGT），又被称为产前基因干预（prenatal genetic intervention，PGI）和人类种系治疗（human germline therapy，HGLT）。这种使用尽管还不普及、也不够成熟，但是它已经引发了人们热烈的伦理思考，其中反对的声音占据了主导的地位。因为在多数情况下，由于这种治疗针对的是未完全分化的胚胎，因此治疗结果将会世代相传，也就是说，一个人后代的基因也被改变了，那么有些人认为这是不道德的，它侵犯了后代的自主性。其实这样的反对大概是划时代技术通常都会遇到的情景，毕竟它们给人们的常识带来了过于强烈的冲击。但是，情感反应不能代替理性思考。因此下面，就让我们看看这些反对理由都是如何提出的，又具有多大的力度。

（一）利弊的对比

利弊对比仍然是首先遇到的。这种对比与常规基因治疗具有很大的相同之处，尽管存在一些自己的特征。因此我们对这个问题只给出简要的讨论。

首先是不平等，也就是说，作为一项昂贵的技术，产前基因治疗在富人和穷人之间造成了对医疗资源享用的不平等。其次是优生学问题，即支持产前基因治疗最终会促使这种技术在优生领域的应用，因此导致可怕后果，比如用基因治疗来提高人的智力、体貌、甚至改变性格等等；当然，这种使用也加剧了上面提到的不平等。不过如前所述，我们可以找到回应这两个反对理由的方式，尽管它们确实值得我们关注。

第三种利弊对比也与前面类似。根据这种对比，尽管产前基因治疗为一些曾经无法治愈的疾病带来了新的希望，但是它有可能会具有安全性的隐患。而且不同的是，这里的安全性问题具有一些新的特征，也就是不利的结果将会传递给下一代，因此带来无法挽回的损失。这是一个新的问题，显然也是一个严峻的问题。但是我们可以以同样的方式来对此给出回答，即尽管我们可能将这种不利结果传递给下一代，但我们同样有可能让下一代免于某些病痛的折磨。也就是说，这种延续到了下一代的利弊对比实际上并没有带来新的问题，而只是扩展了问题的范围。这是反对者需要注意的。

（二）代际义务

这是产前基因治疗所独用的，也是前面提到的性细胞基因治疗将会遇到的。

来自代际义务的反对观点认为：与体细胞基因治疗不同，产前基因治疗的对象往往是还未完全分化的胚胎，它的作用结果因此将遗传给下一代。那么，这种治疗不仅改变了有缺陷的基因本身，而且实际上已经令这种改变世代相传。而问题在于：我们并没有权利改变后代的基因。让后代健康出生当然是人类的一种义务，但是让后代的基因不被控制同样也是一种义务。况且，这种控制还会给后代带来不可知的后果，因此将向他们施加一种本来可以避免的负担。这些问题的存在使得产前基因治疗的道德基础遭到质疑。

不过，我们还是可以对这些疑问提出一些不同看法。首先，关于我们对后代究竟负有什么义务的问题并不是确定的。在健康出生与保证基因的自然遗传二者之间，哪一方的义务更为根本？这个问题本身就需要解答，而不是已经有了一致的结论。更为重要的是，针对胚胎的其他治疗手段也可能为胚胎将要成为的个体带来有害后果，如果坚持认为产前基因治疗是不道德的，那么所有针对胚胎的治疗都应该是不道德的。除非可以说明基因治疗带来的有害后果与其他治疗带来的有害后果有什么不同。

（三）人类尊严的问题

这是另一个产前基因治疗独有的，也是前面提到的性细胞基因治疗遇到的。

反对产前基因治疗的另一理由认为：这种治疗是对人类尊严的侵犯，因为它使得每个人所独有的遗传基因被改变，这导致人类沦为了可以被人工操纵的对象。这个观点需要回答的问题是：什么是人类尊严？依照这种观点，作为种系存在与延续的特质基础，人类基因具有某种内在的价值，人类基因的完整性也体现了人类本身所具有的一种尊严，因此不容侵犯。但是我们可以问：有缺陷的基因、或者说一个有缺陷种系的存在是否也具有内在价值，是否也体现了人类的尊严呢？反对者当然可以回答说，这种缺陷正是自然的一部分，是人类存在的一部分。不过问题在于：如果我们有能力改变这种缺陷，而且我们并不是在改变所有的人类基因，我们有什么理由不去这么做呢？如果一种自然特性的存在将会毁灭人类，这难道也是我们需要尊重的一种内在价值吗？

当然，反对者可以继续对此进行反驳，我们就此打住。因为上述讨论想要表明的仅仅是，对于产前基因治疗的种种争论仍然是开放的。此外，上面的论述更多地关注于对反对观点的回应。这并不是在表明这些反对观点是不成立的，或者说产前基因治疗就应该被允许。之所以如此展开论述是因为在产前基因治疗上反对的观点占据了主导地位，从这些观点展开可以更为清楚展现这种争论的焦点所在。

测试题

一、名词解释题

1. 基因
2. 基因诊断
3. 基因治疗
4. 基因增强

二、单选题

1. 首先发现 DNA 的双螺旋结构的是
   A. 孟德尔
   B. 乔汉森
   C. 艾沃雷
   D. 沃森和克里克
   E. 默里和托马斯

2. 在下列各项中，不属于基因治疗的是
   A. 基因增强
   B. 基因调控
   C. 基因修补
   D. 基因替换
   E. 基因修复

三、问答题

1. 常规基因诊断带来哪些伦理争论？
2. 产前基因诊断带来哪些伦理争论？
3. 常规基因治疗带来哪些伦理争论？
4. 产前基因治疗带来哪些伦理争论？
5. 基因增强带来哪些伦理问题？

四、案例题

Jesse Gelsinger，18 岁，男性，患有轻度鸟氨酸转移酶缺乏症（OTC），但利用药物治疗和低蛋白饮食使疾病得到了控制。1999 年 9 月，Jesse 自愿参加了宾夕法尼亚大学人类基因治疗研究所（IHGT）针对 OTC 的基因治疗 I 期临床试验，这项试验是针对患有致命的 OTC 的婴儿进行的研究，……。9 月 13 日，JW 研究小组将含有 OTC 基因的腺病毒载体注入 Jesse 的肝脏（他被分配在最大剂量组）。但不久就出现了严重的不良反应，并于四天后抢救无效死亡。随后，美国食品和药物管理局等有关部门对此事件进行了调查，发现该试验受试者选择不当，Jesse 试验前的身体状况不适合进行试验；……研究者隐瞒了在动物试验中曾出现过严重的不良反应，有两只猴子曾在类似的试验中死亡，先期参加者也曾出现严重的肝脏中毒等不良反应。更深层的原因是……OTC 试验的项目负责人 James Wilson 博士是 Genovo 公司的创建者。Genovo 是一家私人的基因转移研究公司，Wilson 在公司持有 30％ 的股份。Genovo 在五年内用两千万美元的等值股票来资助 IHGT。Jesse 参加的试验在基因转移过程中使用了腺病毒载体。Wilson 博士与作为宾州大学的高级官员批准这项试验的 Wiffiam Keffey 博士，都拥有腺病毒载体技术的专利权，如果腺病毒载体使用成功，他们可以得到专利使用费。……［摘自：谢广宽，硕士研究生论文：临床试验中研究者的经济利益冲突研究——美国的经验与启示，P3］。

请问：（1）上述案例中为什么说受试者的选择不当？

（2）上述案例中受试者知情同意存在什么缺陷？

（3）研究者使用受试者作为受试对象的深层次原因究竟是什么？这种原因能不能避免和如何避免？

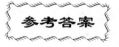

参考答案

一、名词解释题

答案略。

二、单选题

1. D　2. A

三、问答题

1. 答：常规基因诊断带来的伦理争论有：（1）个人隐私的暴露与基因歧视，即基因诊断有可能探到以前无法知晓的一个人的"秘密"，因此这种诊断会不会引发新的社会歧视；（2）基因诊断可以发现没有症状患者的致病基因，对此是否会给患者带有额外的精神压力；如果要进行治疗会带来经济压力，放弃治疗也会带来额外的精神负担；（3）基因诊断明确，接着开展预防和治疗，这都会导致人的寿命处长，那么是否给社会带来老龄化的压力。

2. 答：产前基因诊断带来的伦理争论有：（1）产前基因诊断对胎儿和母亲是否安全；（2）产前基因诊断发现缺陷的胎儿如何处置；（3）胎儿的处置而其自身有否知情同意权。

3. 答：常规基因治疗带来的伦理争论有：（1）目前，多数基因治疗需要病毒作为载体，那么对患者和社会是否安全；（2）性细胞的基因治疗是否会给后代造成影响和引起人类多样性的改变；（3）基因治疗的利弊权衡问题。

4. 答：产前基因治疗带来的伦理争论有：（1）利弊对比的问题；（2）代际义务的问题；（3）人类的尊严问题。

5. 答：基因增强带来的伦理问题有：（1）基因增强的后果是否弊大于利；（2）贫富间会不会产生不平等；（3）会不会促进一种新的社会歧视，以及导向希特勒式的优生学。

四、案例题

案例分析：Ⅰ期临床试验应该在健康人体上实验，以进一步了解试验药物的毒副作用，上述的Ⅰ期临床试验用的是患者且其疾病用药物和低蛋白饮食已得到了控制，所以受试者选择不当。不仅如此，该试验将上述的患者作为受试者，尽管患者是自愿参加，但由于研究者对受试者隐瞒了在动物试验中曾出现过严重的不良反应，还有两只猴子曾在类似的试验中死亡，先期参加者也曾出现严重的肝脏中毒等不良反应，所以这种受试者愿意参加是在不完全知情的情况下，即受试者知情同意是存在缺陷的。当然，研究者使用受试者作为受试对象的深层次原因是存在着利益关系，因为批准者之一，既是项目的负责人，又占有研究所的股份，并且他和另一个批准官员都可以得到试验成功后的腺病毒专利使用权。其实这种原因是可以避免的，只要排除研究者、批准者与项目的利益冲突即可避免；如在伦理审查该项目时，如果研究者、批准者是伦理委员会成员，那么在审查、批准时应回避。

第十七章　临终关怀和人体死亡的伦理

学习目标 ●────────────────────────

　　通过本章学习，掌握临终关怀的伦理意义和伦理要求，以及实施脑死亡标准的伦理意义和伦理原则；熟悉临终关怀的含义和特点，以及安乐死的含义、分类和立法状况；了解判定脑死亡的标准，以及安乐死的伦理争论。

────────────────────────●

　　濒临死亡者的临终过程，虽然各人长短不一，但都以死亡告终。如何对待临终病人，病人选择什么死亡方式及用什么标准判定人体死亡，都存在一些伦理问题。

第一节　临终关怀的伦理

一、临终关怀的含义和特点

（一）临终关怀的含义

　　现代意义的临终关怀（hospice care）是一种特殊服务，即对临终病人及其家属所提供的一种全面照护，包括医疗、护理、心理、伦理和社会等方面，目的在于提高临终病人的生存质量，使之能够在舒适和安宁中走完人生的最后旅程，并使其家属得到慰藉和居丧照护。也即"对临终病人和家属提供姑息性和支持性的医护措施"。

（二）临终关怀的特点

　　1. 临终关怀的主要对象为临终病人，特别是晚期癌瘤等身心遭受折磨的病人；

　　2. 临终关怀不以治疗疾病为主，而是以支持疗法、控制症状、姑息治疗与全面照护为主；

　　3. 临终关怀注重病人的尊严与价值，它不以延长病人的生存时间为主，而以提高临终阶段的生存质量为宗旨；

　　4. 临终关怀提供家庭式的爱抚与关怀，即它是面向整个家庭单位，既为病人又为家属提供服务；

　　5. 临终关怀服务虽以医务人员为主，但已成为社会志愿者积极参与的公益事业。

二、临终关怀的伦理意义

　　自 1967 年英国的桑德斯博士（D·G· Saunders）创建圣克里斯多弗临终关怀医院以来，临终关怀事业受到世人的关注和支持，并迅速发展。这是因为它具有以下伦理意义：

（一）它是人道主义在医学领域内的升华

　　长期以来，作为救死扶伤场所的医院，把治愈疾病、维护病人生命健康看作是自己的唯一宗旨，但是却忽略了一个重要的事实，即有些疾病是无法治愈的，生命是不可能无限延长的。一旦确信有些病人无法救治，他们大多数被拒之于医院的大门外，有些病人虽有幸在医院度过临终期，但也只是延长更加痛苦的生命，却不能得到更多的、真正的关心和照顾。更多时候是病人得到一定的护理，而家属却被忽视和遗忘。病人的临终期影响着家属、亲人的感情、情绪以及精神状态，实际上活着的人对死者留恋带来的精神痛苦和为照料病人所承担的躯体、心理等方面的痛苦有时超出临终者的自身体验。然而，这一切通常被医务人员理所当然地忽视了。临终关怀从思想到实践改变了原来的做法：首先，把临终病人作为其工作的对象，不以延长病人的生命为目标，而主要是满足临终病人的生理、心理、伦理和社会等方面的需要，使病人在一个舒适的环境中有尊严地、无忧无虑地离开人间；其次，临终关怀把对家属、亲人的关心也作为他们工作的一部分，使临终病人亲属的心灵在病人临终期及死后得到慰藉；最后，临终关怀工作调动了整个社会中有爱心的力量关爱临终病人。所以说，人道主义在临终关怀事业中得到了深化和升华。

（二）它体现了人的生命神圣、质量和价值的统一

临终关怀让人们直面死亡、正视临终，而不是选择回避。当死亡来临时，没有人能够回避。同时，与存在很多伦理问题的安乐死相比，临终关怀更体现了生命神圣、质量和价值的统一。每一个临终病人都曾为自身、他人、社会及后代创造过价值，当其生命临终时理应受到社会、亲人和他人的关心、照顾，在一个舒适、无痛苦的环境中度过临终阶段，不应仅是因为难耐的疼痛并由此导致的所谓尊严的丧失而选择安乐死。临终关怀的目的是使生命有价值、有质量地存在直到自然死亡，有价值、有质量的生存才是生命神圣的真正彰显。选择安乐死的方式结束生命，常常是因为低下的生存质量和看起来失去价值的生命的无奈选择。

（三）它展示了人类文明的进步

经济的发展只是人类社会文明进步的标志之一，人的精神境界、道德品质等整体素质的提高才是社会文明进步的关键。临终关怀所倡导的对社会弱势群体予以关爱的思想，正在吸引着社会上愈来愈多的个人和团体关心并参与这项事业，付出自己的财富、时间以及感情，给临终病人及其家属以全面的关怀，也使临终病人的家庭、亲人、朋友给予临终病人更多照顾和爱心，使愈来愈多的临终病人享受临终关怀的温暖，这是人类社会文明进步的表现。随着世界老龄化社会的到来，尊敬老人、善待临终病人将成为各个国家社会生活中一个很重要的主题，临终关怀的作用和价值将越来越明显。

三、临终病人的特点和临终关怀的伦理要求

（一）临终病人的特点

1. 临终病人的生理特点

临终病人（尤其是晚期癌瘤病人）的生理状态中，最主要的是疼痛。疼痛，是一种复杂的生理感受与精神折磨，有时会达到难以忍受的地步。临终病人的病程越长，疼痛越难以忍受，并会伴随或诱发精神上的痛苦。由于大多数器官的衰竭或老化，临终病人往往伴随口干、吞咽困难、消化功能下降、呕吐、便秘、呼吸困难等躯体症状。这些症状直接导致了虚弱、食欲缺乏、焦虑和抑郁等。

2. 临终病人的心理特点

美国医学博士 E. 库布勒—罗斯（E. Kubler-Rose）1968 年发表的《论死亡和垂死》一书，将临终病人的心理过程分为五个阶段：

（1）否认：病人不承认自己患了"绝症"或病情在恶化，认为可能是医生的诊断错误，企图逃避现实，表现为心神不定，一般的反应是对真实症状的害怕和恐惧，同时夸大身体的变化或对周围发生的几乎所有事情过分警觉。病人的典型反应是"不，我不会的，那绝不可能"。

（2）愤怒：病人已知病情或预后不佳，但又不理解命运为何这样捉弄自己，为将失去健康、生命而感到愤怒。不相信是多数病人的初始反应，然后愤怒（有时指向医生和家庭成员）、悲伤、抑郁和个人受伤害感都可能随之而来，焦虑、无助、无望、自责、失眠、易怒和无法集中注意力、被害的感觉、过度否认、失望、抑郁、寻求医学以外的其他治疗等在这段时间里是正常的。病人的典型反应集中表现为"不，不是我"和"为什么是我"。

（3）乞求：病人承认疾病的严重后果，期待医护人员能妙手回春或延长生命，以便完成未了的心愿和活动，他们忐忑不安，时而平静，时而烦躁。病人的典型反应往往表现为内心的申诉："假如你再让我活一年，我一定当好基督徒"或"假如你再让我活一年，我愿意捐献我的器官"。

（4）抑郁：病人已知治疗无望，必死无疑，他们为将要离开人世和未竟的事业而感到极度的伤感、抑郁。此时病人的典型反应已由愤怒阶段的"不，不是我"变成了"是的，是我"。

（5）接受：一旦到了这个阶段，病人常常意识到病情的进展和不可逆转性，面对死亡的现实，对后事有了准备，反而平静安宁。病人的典型反应是"我现在完成了我未完成的一切工作，我已经说了我应该说的话，我准备走了"。

上述五个阶段在不同的临终病人身上可能都会发生，但不一定遵循这一先后顺序。五个阶段可能有时交错，有时可逆，时间长短也不完全一样。

（二）临终关怀的伦理要求

1. 认识和理解临终病人

医务人员在认识临终病人的生理、心理特点及行为反应的基础上，对病人的某些行为失常、情绪变化要予以理解。虽然医务人员的辛勤劳动也改变不了病人死亡的命运，但是面对身心巨大痛苦的病人仍应积极履行其道德义务，并以最真挚、亲切、慈爱的态度对待他们。同时，还要宽容大度，满足其合理要求，使病人始终得到精神上的安抚，在生命的最后时刻享受到优良的照护，让其在极大的宽慰中逝去。

2. 保护临终病人的权益

有些临终病人未进入昏迷状态，仍具有情感、思维和想象力等，仍有自己的个人利益和权利。因此，医务人员应格外注意尊重与维护他们的利益和权利，如允许保留自己的生活方式，参与治疗、护理方案的决定，在允许的范围内选择死亡方式，保守隐私的权利等。即使病人已处于昏迷状态，医务人员也要尊重临终病人清醒时留下的意愿和家属的代理或监护权。

3. 尊重临终病人的生活

尽管死亡是生命运动发展的必然过程，但是临终病人仍有生活的权利，任何人都有尊重他们生活的道德义务。临终也是生活，只不过是一种特殊的生活状态。尊重临终病人最后生活的需求实质是对病人人格的尊重，不能认为临终病人只是等待死亡而生活毫无价值。因此，医务人员要认识病人最后阶段生活的意义，并利用频繁与病人接触的机会进行交谈，指导病人理解生命弥留之际的意义，安慰和鼓励病人，使希望充满他们的最后生活。同时，医务人员要照顾临终病人的日常生活，给他们更多的选择自由，尽量满足合理要求；增加或安排病人与家属会面的机会和时间，让他们说完自己的心里话；让他们参加力所能及的活动，尽量帮助实现自我护理，以增加生活的乐趣，至死保持人的尊严等。总之，医务人员要像对待其他可治愈的病人一样，平等地对待临终病人，赋予他们临终生活的价值。

4. 同情和关心临终病人的家属

在临终关怀中，医务人员有时会面对家属的应激情绪和行为，此时要能够设身处地地予以理解和同情，使他们的伤感情绪得以缓解。同时，医务人员还要关心和体贴其家属，真心实意地帮助他们解决一些实际问题，如针对他们悲伤的原因，采取相应的措施冲淡忧郁的气氛；帮助他们安排好陪伴病人期间的饮食、休息，以减少精神和体力上的疲劳。另外，针对家属希望自己亲人在临终阶段得到最好的照顾和尽到"孝心"、"爱心"的愿望，医务人员要做好病人身心两方面的照护，让家属放心，并对家属提出的愿望尽力满足，如支持并指导家属为病人做些力所能及的护理工作，让其心灵受到慰藉，病人也享受到了天伦之乐；安排适当的时间和地点，让病人和家属谈谈心里话、交代遗言等，充分表达相互的感情，使其感到满足而心中无憾。

第二节　人体死亡标准的伦理

一、人体死亡标准的历史演变

长期以来，人们判定一个人死亡是以心肺功能的停止作为标准。但是，心跳和呼吸停止的病人有些经抢救得以"死而复生"，无抢救条件的也有个别病人没有真死而被放弃抢救；相反，有些病人虽然心脏尚未停止跳动，可是他们的脑功能已发生不可逆丧失。以上说明心肺功能停止作为判定死亡标准有一定的局限性，于是促使医学家探索新的死亡标准。1968 年召开的世界第 22 届医学大会上，美国哈佛大学医学院死亡定义审查委员会提出了"脑功能不可逆性丧失"作为新的死亡标准，即将脑死亡作为判断人体死亡的标准。具体标准是：①出现不可逆性昏迷，即对外部的刺激和内部需要没有接受性和反应性；②自主的肌肉运动和自主呼吸消失；③诱导反射缺失；④脑电波平直。以上四条标准持续 24 小时观察及反复测试结果无变化，而且要排除低体温（<32.2℃）或刚服用过巴比妥类药物等中枢性抑制剂的病例，即可宣布死亡。继哈佛标准后，国际医学科学组织理事会、北欧、一些国家也先后提出脑死亡的标准，并且许多国家已立法确认。我国也已提出了脑死亡标准并征求修改意见，相信不久也会通过和实施脑死亡的标准及法规。

二、执行脑死亡标准的伦理意义

（一）更科学地判定人的死亡

有些病人，特别是服毒、溺水、触电、冷冻及服用中枢神经抑制剂自杀的假死者，运用呼吸、心跳停止的死亡标准，一般检查方法不易鉴别假死状态。其中，有些病人经抢救得以"死而复生"；也有一些病人被误认为真死而放弃抢救，甚至当成尸体处理。这在古今中外都屡见不鲜。如：1919 年 10 月 27 日，德国护士米娜·布朗吞服中枢神经抑制剂自杀，经检查心跳、呼吸消失而确定为死亡，装殓入棺 14 小时之后警察例行开棺照相时，发现"死者"喉部有轻微活动，于是立即送医院抢救，复苏成功。1994 年 11 月 6 日的《北京晚报》报道天津一位 80 多岁的老人因患心脏病"死"在某医院，家属将"死"者接回家穿好寿衣，通知殡葬工前来办理防腐及火化事宜。女殡葬工杨秀英在向"死"者动脉注射防腐药剂前发现"死"者面色反常，轻压脉搏发现心脏还在跳动，于是告诉家属将老人送往医院抢救，使老者死而复生。上述案例的"死而复生"，不过是死亡判断上的错误，说明了以呼吸、心跳停止作为判定死亡的标准的局限性。现在，世界上不少国家把脑死亡作为判定死亡的标准，其研究和大量的临床实践表明，真正的脑死亡病人是无法复苏的。如，英国曾有 16 位学者对 1036 名临床确诊为脑死亡患者的研究报告，对于这些病人虽经全力抢救，但无一例生还。因为，脑是人的思维载体，脑死亡后作为人的本质特征的意识和自我意识已经丧失，有意义的生命个体就不复存在了。因此，脑死亡的标准更科学，以其判定人的死亡可以避免把假死者视为真死，从而救护了人的生命。

（二）维护了死者的尊严

脑死亡意味着病人进入临床死亡，但是心脏是一个自主性较强的脏器，拥有一套独立支配心脏收缩、舒张的起搏和传导系统。因此，病人脑死亡后，在人工呼吸等支持的情况下，心跳可以暂时不停。如果依照呼吸、心跳停止判定死亡的标准，那么医务人员仍需对脑死亡的病人不遗余力地救治，除非医务人员向家属交代病情后，少数家属放弃救治者。救治脑死亡病人，除了仪器设备的监护外，还要使用救治的器械和药物，且死者身上插着不同用途的管子，但这些措施都不能使之死而复生，反而却有失死者的形象和尊严，因而也是不人道的。如果实施脑死亡的标准，并得到病人生前或死后其家属的认同，病人一旦达到脑死亡状态，就可以放弃救治，从而维护了死者的形象和尊严，也是真正的人道主义之举。

（三）有利于节约卫生资源和减轻家属的负担

现代人工维持病人呼吸、循环功能的医学高技术，可以使进入脑死亡状态的病人维持呼吸和心跳。但是，这是在维持一个毫无意义的"生命"，并且其代价超过了可以救治病人的数倍。其结果：一方面浪费了大量的卫生资源，增加了家属的经济和心理负担；另一方面也影响了卫生资源的公正分配，即有些死人在无意义地消耗卫生资源，而我国广大农村的农民无力门诊就医和需要住院而不能住院的病人为数还不少，显然这是不公正的。如果实施脑死亡的标准，在死者生前或死后家属能接受的情况下，当病人进入脑死亡状态后，就可以宣布病人临床死亡而不再救治，哪怕是只有部分公众接受，也可以节约不少卫生资源或将卫生资源用于极需的普通患者。这样既有利于社会的公共利益，也有利于死者家属的利益和维护死者的尊严，可见具有明显的伦理价值。

（四）有利于器官移植

目前，器官移植遇到的最大难题是器官来源的困难。如果病人有生前意愿或遗嘱自愿死后捐献器官用于器官移植，那么从死者身上摘取器官越早也越新鲜，而被移植的器官也越容易成活。如果按照呼吸、心跳停止作为死亡判定的标准，不但呼吸、心跳停止后还要抢救一段时间，而且宣布死亡后还要躲过死者家属一段悲痛期，这样才能摘取器官，那么由于死者的血液循环停止时间过长而难以达到被移植器官的成活。如果实施脑死亡的标准，当病人已达到脑死亡状态，即可宣布病人临床死亡，此时死者的心脏可能还在跳动，易于摘取活器官而使被移植的器官成活。尽管脑死亡病人可用于器官移植者有限，然而也可以挽救不少等待器官移植的病人。如在英国，一个人捐献的器官和组织，可以帮助 30～40 个需要进行不同类型移植的病人；日本《器官移植法》生效后，1999 年 3 月 1 日首例脑死亡者作为器官移植供体，其心、肝、肾分别移植给 4 名患者，其角膜移植给 2 名眼疾患者，手术都非常成功。因此，实施脑死亡的间接效果也有利于器官移植，进而促进社会的精神文明。

上述（一）和（二）是执行脑死亡标准的动机和直接目的，而（三）和（四）是实施脑死亡的间接效果。

三、实施脑死亡标准的伦理原则

（一）生命自主原则

几千年来，人们把心脏视为爱和生命的象征，因而接受的是可以直观地呼吸、心跳停止的死亡标准。当病人已脑死亡而心跳尚未停止，医务人员就宣布病人已经死亡，在我国一般人尚难接受这个事实，要转变观念和消除一些错误认识还需要一个过程。然而，鉴于实施脑死亡有上述的伦理意义和伦理争论，既不能等待所有的公众都理解和接受后实施，但也不能不考虑国情而强制实施。为此，在一段时期内可以采用两种死亡标准的双轨制，以体现生命自主原则，即尊重人的生前意愿（living will）或遗嘱对两种死亡标准的选择以及死后是否愿意捐献器官，并签署知情同意或知情选择书，同时保证有随时退出的自由；如果健康时没有表明意愿或患病达临终时也未立下遗嘱，并且也没有选择死亡标准和捐赠器官的表示，应尊重其家属代表或代理人的选择。如果病人或病人家属代表或代理人选择了呼吸、心跳停止作为判定死亡的标准，那么一旦病人进入脑死亡状态而心跳仍未停止，那么这个原则还应包括此时如何救治的选择。总之，生命自主是医务人员实施脑死亡应遵循的首要原则。

（二）动机纯正原则

制定和实施脑死亡标准的动机或直接目的是维护人的生命和死亡者的尊严，实现医学的人道主义。同时，也间接获得了节约卫生资源、减轻家属的经济和心理负担的效果，并且也有利于器官移植的开展。然而，我们不能将间接所获的效果和利于器官移植作为制定和实施脑死亡标准的动机或直接目的。否则，病人和病人家属都会担心尚未真正死亡被判定为脑死亡而放弃救治或摘取器官用于移植，病人家属也会背上不孝的名声而良心不安。病人和病人家属的担心也是有根据的，如2002年5月14日健康报报道，五年前泰国首都曼谷一家医院的3名医生和一位管理人员利欲熏心、合谋摘取病人的肾脏而被控告共同谋杀罪。在这个事件中，3名医生的罪状是为了获取2名因车祸脑部受伤病人的肾脏，他们于1997年有意将处于昏迷状态的两位病人诊断为脑死亡。这3名医生中的两人同时被控与医院一名管理人员伪造两位病人家属同意捐出肾脏的文件，而且这3名医生中只有两名对两位病人进行脑死亡的诊断，其中一名还是从事器官移植的医生。这违背了泰国的法律规定和泰国医学会制定的准则，即只有病人被确诊为脑死亡后才能摘取他们的器官，确诊脑死亡必须对病人进行两次检查，两次间隔为6小时；同时还必须有3名医生作出一致结论，而且这3名医生不能是从事器官移植者。从上看出，实施脑死亡标准必须动机纯正，为避免嫌疑，从事器官移植的医生不能参与脑死亡的判定。

（三）严谨和审慎的原则

人的生命是神圣的，死亡的判定关系每个人的生死界定问题。因此，脑死亡的判定要十分严肃、严谨和审慎，以确保其准确而不至于使有一线希望的患者误失抢救时机。因此，认定能够实施脑死亡标准的医疗单位、医疗科室和判定脑死亡资格的医生，以及判定和实施脑死亡标准的程序等，都要严格遵照卫生部制定并将公布的《脑死亡判定技术规范》、《脑死亡判定管理办法》等。未被认定实施脑死亡标准的医疗单位、医疗科室和不具有判定脑死亡资格的医生不能擅自确诊脑死亡。即使被认定实施脑死亡标准的医疗单位、医疗科室也不能因地制宜地放宽确诊脑死亡的条件和简化其实施程序，更不能任意篡改确诊脑死亡的条件和实施程序；即使取得脑死亡判定资格的医生，也要严格地遵守规章制度和操作规程，实施脑死亡判定时要有真实完整的原始记录，并不得去未获得许可开展脑死亡判定的医疗机构中从事脑死亡的判定等。否则，就违反了严谨和审慎的原则，甚至是违法行为。另外，在实施脑死亡过程中，如涉及伦理问题，还应提交医院伦理委员会审议。

综上所述，只有遵循上述的伦理原则，才能使脑死亡得到顺利实施，使接受脑死亡标准的公众会愈来愈多，并且可以预防和减少由实施脑死亡而引发的医疗纠纷。

第三节　安乐死的伦理

一、安乐死的含义和分类

（一）安乐死的含义

安乐死（euthanasia）是指那些在目前医学条件下患有不治之症、濒临死亡且非常痛苦的病人，其本人或家属诚恳委托医生使用药物或其他方式以尽可能在无痛苦状态下结束生命的一种临终处置。

（二）安乐死的分类

根据安乐死实施中"作为"与"不作为"分为主动（积极）安乐死与被动（消极）安乐死。前者是指对符合安乐死条件的病人，医生使用药物或其他方式尽快结束病人痛苦的生命，对此争议较大；后者是指对符合安乐死条件的病人，医生停止抢救措施而仅给适当的维持治疗或者撤除所有的治疗和抢救措施，这在医疗实践中早有实施，争议也较少。安乐死还有其他分类方法，如根据患者是否表示过同意，又将安乐死分为自愿安乐死和非自愿安乐死。

二、安乐死的伦理纷争

在世界范围内，安乐死的纷争由来已久，是一个争议较大的伦理难题。支持者的观点：安乐死帮助病人结束生命，免除了临终难以忍受的痛苦，这是符合人道主义的；人有生的权利，也应有选择死亡方式的权利，这是社会进步和人类文明的标志；安乐死有利于卫生资源的公正分配，也减轻了家庭的经济和心理负担。反对者的观点：安乐死是变相杀人，与医务人员救死扶伤的神圣职责是背道而驰的；只有法律部门才能量罪结束一个人的生命，任何其他部门或个人，特别是医务人员没有这个权利；实施安乐死在一定程度上使医务人员放弃探索"不治之症"的责任，并有可能导致一些病人错过转危为安的机会，医学科研也会受到影响。

在我国，1980年开始安乐死的讨论，1986年陕西汉中市发生了首例"安乐死"案件，1988年就该案例在北京召开了医学哲学界学者关于安乐死的座谈会，中央人民广播电台播了录音。尔后，第一个以听众身份致函电台的邓颖超同志说："今天你们勇敢地播出了关于'安乐死'的问题并希望展开讨论，我很赞成。我认为'安乐死'这个问题是唯物主义的观点，……"在此背景下，同年在上海召开了全国第一次安乐死学术讨论会，引起了社会的强大反响；1994年又在上海召开了第二次安乐死学术讨论会，并显示我国赞成安乐死的人数愈来愈多，而且也有了实施主动安乐死的报道。所以，在全国或地方人民代表大会上有代表先后提过关于安乐死立法的议案，虽然都没有被通过，而它却反映了部分公众的立法要求。

总之，无论是在国外还是国内，目前对安乐死除了不同的观点继续争论以外，还面临一些难以解决的问题，如：怎样定义安乐死，统一的标准是什么？患者要求安乐死，由谁执行？安乐死涉及医学、哲学、社会舆论，关系到病人、家属、医务人员、社会，没有一定的法律程序和一定的社会基础，很难在实践中付诸实施。然而，随着人们科学文化水平的提高和社会文明的进一步发展以及立法的解决，安乐死可能会被越来越多的人理解和接受。

三、安乐死伦理争论的趋向是立法

在上述纷争的基础上有些国家开始立法，如：1977年美国40个州通过了《死亡权利法案》，该法案要求医生尊重病人的权利，尊重其临终时不采用人工手段延长其生命的意愿；同年，美国的俄勒冈州也开始实施有条件的主动安乐死；1995年5月澳大利亚北部地区议会通过并于1996年7月正式生效的《垂危病人权利法》，允许医生实行有条件的安乐死，但在9个月后联邦参议院废止了这部法律；2000年荷兰议会下议院通过了《安乐死法案》，2001年荷兰议会上议院也通过了该法案，这标志着荷兰成为世界上第一个安乐死合法的国家；2002年比利时通过一项法案，允许医生在特殊情况下对病人实行安乐死，成为世界上第二个安乐死合法化的国家；2009年瑞士也通过了安乐死立法。

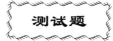

测试题

一、名词解释题

1. 临终关怀

2. 安乐死

二、单选题

1. 临终关怀的最主要目的是
   A. 延长病人的寿命
   B. 治愈病人的疾病
   C. 缓解病人家属的精神负担
   D. 提高病人的生存质量
   E. 减轻病人家庭的经济负担

2. 世界上第一个临终关怀机构创建在
   A. 美国
   B. 英国
   C. 法国
   D. 德国
   E. 波兰

3. 1968年，美国哈佛大学医学院死亡定义审查委员会提出的脑死亡标准不包括

A. 出现不可逆性昏迷
B. 自主的肌肉运动和自主呼吸消失
C. 心脏停止跳动
D. 诱导反射缺失
E. 脑电图平直

4. 生命自主的原则是指
   A. 病人本人的自主
   B. 病人家庭的自主
   C. 病人单位的自主
   D. 病人社区的自主
   E. 病人所属党派的自主

5. 实施脑死亡标准的动机和直接目的是
   A. 开展器官移植
   B. 节约卫生资源

C. 减轻脑死亡者家庭的经济负担

D. 减轻脑死亡者家属的心理负担

E. 维护脑死亡者的尊严和更科学的确定死亡

6. 医务人员"有作为"的实施安乐死，称为

　　A. 主动安乐死

　　B. 被动安乐死

　　C. 自愿安乐死

　　D. 非自愿安乐死

　　E. 自杀安乐死

7. 世界上第一个实施安乐死合法化的国家是

　　A. 瑞典

　　B. 丹麦

　　C. 奥地利

　　D. 荷兰

　　E. 古巴

8. 我国第一例"安乐死"案件发生在

　　A. 陕西汉中市

　　B. 山西太原市

　　C. 四川成都市

　　D. 上海市

　　E. 云南昆明市

三、问答题

1. 简述临终关怀的伦理意义。

2. 临终关怀的伦理要求是什么？

3. 简述实施脑死亡标准的伦理意义。

4. 实施脑死亡标准应遵循哪些伦理原则？

四、案例题

陈莉是苏北淡庄村村民，她于1985年与杜梅芝结婚，婚后感情一直很好，并育有一子。1993年7月，杜梅芝不幸被发现患了肝癌。陈莉到处求医，然而虽然经积极治疗，但杜梅芝的病情越来越重，已经到了无法救治的晚期。杜梅芝多次想自杀，他曾把菜刀、剪刀藏在枕头下面，也曾企图用腰带上吊自杀，但都被发现而自杀未成。晚期癌症的疼痛使杜梅芝不堪忍受，他多次请求早点结束这一切，请求早死。1994年1月3日晚，杜梅芝不断陷入昏迷，于是陈莉用棉被蒙住了杜梅芝的头，用布带套着他的脖子，洗衣板抵押着他的咽喉，不久杜梅芝死去。

请问：（1）上述案例中杜梅芝符合安乐死条件吗？

　　　　（2）陈莉给杜梅芝实施的是安乐死吗？如果实施的是安乐死，陈莉是否会受到法律制裁？

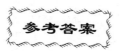

参考答案

一、名词解释题

答案略。

二、单选题

1. D　2. B　3. C　4. A　5. E　6. A　7. D　8. A

三、问答题

1. 答：临终关怀的伦理意义是：它是人道主义在医学领域内的升华；它体现了生命神圣、质量和价值的统一；它展示了人类文明的进步。

2. 答：临终关怀的伦理要求有：认识和理解临终病人，保护临终病人的权益，尊重临终病人的生活，同情和关心临终病人的家属。

3. 答：实施脑死亡标准的伦理意义是：更科学地判定人的死亡，维护了死者的尊严，有利于节约卫生资源和减轻家属的负担，有利于器官移植。

4. 答：实施脑死亡标准应遵循：生命自主原则，动机纯正原则，严谨和审慎的原则。

四、案例题

案例分析：（1）根据安乐死的概念，案例中杜梅芝符合安乐死的条件。

（2）案例中陈莉给杜梅芝实施的不是"安乐死"，而是残酷致死。即使陈莉实施的是安乐死，因为我国尚未对安乐死立法，所以陈莉会以谋杀罪受到法律制裁。

第十八章 医学道德的教育、修养和评价

学习目标 •————————————————

通过本章学习，掌握医学道德教育的过程和方法，医学道德修养的目标、途径和方法以及医学道德评价的具体标准和依据；熟悉医学道德教育、修养和评价的意义以及医学道德评价的方式；了解医学道德教育的特点、医务人员的医学道德境界，以及医学道德评价标准的特点。

————————————————————————— •

医学道德的教育、修养和评价是医学道德活动的重要内容，在医学道德体系中占有十分重要的地位。三者之间相互作用、互相影响，共同作用于医务人员的医学道德品质和医学道德行为，从而对增强其医学道德意识、培养良好的医学道德品质和行为、树立优良的医德医风、促进社会的精神文明建设有非常重要的意义。

第一节 医学道德教育

一、医学道德教育的含义和意义

（一）医学道德教育的含义

医学道德教育是为了把医学道德的原则和规范内化为医学生、医务人员的医学道德品质并自觉地履行医学道德义务，而对其有组织、有计划地进行医学道德的基础理论和基本知识的系统教育活动。它是医学道德活动的一种重要形式。

（二）医学道德教育的意义

1. 它是形成医学道德品质的外在条件

医学道德品质是一定的医学道德原则、规范和要求在医学生、医务人员个体思想和行为中的体现，是在日常的医疗卫生保健活动中形成并表现出来的一种稳定的道德倾向和心理特征。医学道德品质不是自发形成的，既与个人的医学道德修养有关，同时也离不开医学道德教育。前者是医学道德品质形成的基础，后者是医学道德品质形成的外在条件。缺乏医学道德教育的医学道德修养，个人的医学道德品质难以达到应有的高度；同样，仅有医学道德教育而忽视医学道德修养，而医学道德教育对个人医学道德品质的形成和提高也难以取得成效。因此，两者是相辅相成的，缺一不可。

2. 它是形成良好医德医风的重要环节

医德医风是指医学生、医务人员在医疗卫生保健实践中医学道德和工作作风的展现，它是医疗卫生保健机构精神文明的窗口。开展医学道德教育，把医学道德的原则和规范传达给医学生、医务人员，提高其医学道德认识，激发其医学道德情感，锻炼其医学道德意志，树

立其医学道德信念，并把医学道德原则和规范转化为自己的医学道德行为和习惯，从而形成良好的医德医风，这有利于改善医患关系和不断地提高医疗卫生保健质量，有利于促进医疗卫生保健机构和社会的精神文明。

3. 它是发展医学科学的重要措施

随着生物医学科学的迅猛发展，在生物医学研究和应用中产生了许多伦理问题或伦理难题，如人类辅助生殖技术和克隆技术的伦理问题、安乐死的伦理难题等。科研人员如果不重视这些问题，其成果要么不被社会接受，要么危害人类的生存和发展。然而，医学道德教育有利于提高科研人员的伦理意识和分析、判断伦理问题或伦理难题的能力，从而使科研人员明确应该做什么、不应该做什么以及如何做，以使生物医学研究和应用顺利进行、健康发展，从而促进医学科学的进步。

二、医学道德教育的过程

医学道德教育的过程是对构成医学道德的要素施加影响的过程，即从提高医学生、医务人员的医学道德认识开始，进而陶冶他们的医学道德情感，锻炼其医学道德意志，树立其医学道德信念，养成良好的医学道德行为和习惯，最终使他们形成优良的医学道德品质。这一过程既符合人的心理认知规律，也反映了医学道德教育的一般规律。

（一）提高医学道德认识

医学道德认识是指医学生、医务人员对医学道德关系以及调节这些关系的医学道德原则、规范的认知、理解和接受。认识是行为的先导，医学道德行为总是以一定的医学道德认识为基础或前提的。希腊哲学家德谟克利特曾经说过："对善的无知是犯错误的原因"，有一些医务人员的医疗卫生保健行为不符合医学道德的要求，这与缺乏正确的医学道德认识有关。因此，通过各种有效的手段和方式，提高医学生、医务人员的医学道德认识，这是医学道德教育的首要环节。

（二）陶冶医学道德情感

医学道德情感是指医学生、医务人员对医疗卫生保健事业及病人所产生的爱慕或憎恨、喜好或厌恶等态度的内心体验和自然流露。医学生、医务人员的医学道德认识提高为选择医学道德行为提供了基础，但如果没有践履医学道德原则和规范的热情，也不能有良好的医学道德行为。通过医学道德教育，激发医学生、医务人员对病人的同情感，对医疗卫生保健活动的责任感以及对发展医疗卫生保健工作的事业感，即陶冶其医学道德情感，可以促使其形成优良的医学道德行为。因此，陶冶医学生、医务人员的医学道德情感是转化为医学道德行为的重要环节。但是，改变医学道德情感要比提高医学道德认识困难得多，要常抓不懈。然而，医学道德情感一旦形成又有较大的稳固性。

（三）锻炼医学道德意志

医学道德意志是指医学生、医务人员在履行医学道德义务过程中自觉克服困难和障碍的能力和毅力。具备了医学道德认识和医学道德情感的医学生和医务人员，在医学道德的实践活动中也会遇到各种各样的干扰、困难和障碍，这其中既有来自个人惰性方面的原因，也有来自社会习惯势力等方面的阻力，加之医疗卫生保健服务的特殊性，没有坚强的医学道德意志，是很难真正践履医学道德义务的。通过医学道德教育培养和锻炼医学生、医务人员的自制力以及履行医学道德义务的自觉性、坚持性和坚定性，引导其排除各种干扰和障碍，在困难中知难而进、锲而不舍，以及抵制不良行为的诱惑，始终不渝地履行自己的医学道德义务。医学道德意志是医学道德行为的杠杆，是转化为医学道德行为的关键环节。

（四）树立医学道德信念

医学道德信念是指医学生、医务人员根据医学道德认识、医学道德情感和医学道德意志而确立起来的对医学道德理想、目标坚定不移的信仰和追求。因此，它是推动医学生、医务人员产生医学道德行为的动力，也是医学道德认识转化为医学道德行为的中心环节，并且它使医学道德行为具有坚定性、稳定性和持久性。通过医学道德教育，可以启迪医学生、医务人员树立医学道德信念，不断强化和巩固医学道德信念，使之不仅能够按照自己所信仰的医学道德原则和规范去评价自己和他人的医疗卫生保健行为的善恶是非，而且能够坚定不移地依其信仰自觉地履行医学道德义务。所以，医学道德教育工作者要着力使医学生、医务人员笃之以念，这是医学道德认识、情感和意志转化为医学道德行为的最后环节。

（五）养成良好的医学道德行为和习惯

医学道德行为是指医学生、医务人员在一定的医学道德认识、情感、意志和信念支配下所采取的实际行动；而医学道德行为习惯是指上述行动形成的一种经常的、持续的和自然而然的行为。医学道德行为和习惯是医学道德教育的最终目的，也是衡量医学生、医务人员医学道德水平高低的标志。通过医学道德教育，在提高医学道德认识、陶冶医学道德情感、锻炼医学道德意志和树立医学道德信念的基础上，使医学生、医务人员转化为医学道德行为和习惯，这既是医学道德教育的出发点，也是医学道德教育的归宿和最终环节。

综上所述，医学道德教育的过程就是晓之以理、动之以情、炼之以志、笃之以念、导之以行的过程。

三、医学道德教育的特点

医学道德教育是一项复杂的系统工程，但仍有规律可循，它具有自身的特点。正确地认识和掌握医学道德教育的特点，是实施医学道德教育的依据，也是选择医学道德教育方法的客观基础。医学道德教育具有以下特点：

（一）专业性与综合性

医学道德是适应医学职业特殊要求的产物。因此，在医疗卫生保健部门进行医学道德教育具有较强的专业性，它区别于一般的思想政治教育。尽管在一般的思想政治教育中可以贯彻医学道德的有关内容和要求的精神，但不能代替医学道德教育，后者是联系医学职业的要求并贯穿在医学职业教育的全过程。然而，医学道德作为一种社会意识又不能与医学生、医务人员的人生观、世界观、价值观等相脱节而孤立存在。因此，医学道德教育又具有较大范围的综合性，并且它还要同日常思想政治教育、民主和法纪教育等相结合；要同卫生改革、医院管理、规章制度建设、医学科学的研究和应用等相结合，从而纳入一个完整、综合的系统之中，进行"综合治理"才能取得更好的效果。

（二）同时性与层次性

医学道德教育的过程包括五个环节，理论上讲五个环节具有一定的前后顺序，实际上各个环节是交互作用的。因此，医学道德教育必须兼顾到医学生、医务人员医学道德的认识、情感、意志、信念和行为诸要素的综合发展，使之各种品质同时形成，不可顾此失彼。所以，单纯就某个要素进行教育是不够的，而必须兼顾各要素相互之间的联系，即医学道德教育具有同时性。然而，医学生、医务人员的层次不同，他们的医学道德状况、对医学道德的需求以及对他们的医学道德要求都是有差异的。故而，医学道德教育应对不同层次的受教育者采取不同的教育措施，提出不同的医学道德要求，即分层次地进行医学道德教育，切忌"一刀切"，这样才能达到预期的教育效果。

（三）长期性与渐进性

环境的变化、社会的进步和医学科学的发展等因素决定了医学道德教育要长期、反复不间断地进行，不能指望一劳永逸，否则不能适应上述的变化。同时，就每个受教育的医学生、医务人员的个体而言，其良好的医学道德品质和行为习惯的形成是一个不断积累、由低到高、从量变到质变的渐进过程。因此，医学道德教育除了坚持长期外，应耐心细致，不能操之过急，重视受教育者医学道德水平的任何细微进步，即坚持循序渐进地开展教育，不断提高受教育医学生、医务人员个体的医学道德水平。

（四）理论性与实践性

理论是实践的指南，没有医学道德理论指导的医学道德实践是盲目的、放任自流的。同时，实践也是检验理论正确性的唯一标准，脱离医学道德实践的医学道德理论是空洞的、软弱无力的。因此，医学道德教育既要重视医学道德基本理论、基本知识的灌输，以指导医学生、医务人员的医学道德实践；又要密切联系社会实践的客观需要（卫生改革、医疗卫生保健事业的发展、纠正医疗卫生保健行业中的不正之风等）和医学生、医务人员的需求，避免把医学道德教育变成空洞的说教或无用的空谈而防止他们产生抵触情绪、甚至逆反心理。从而不断地提高医疗卫生保健单位和医学生、医务人员的医学道德水平。

四、医学道德教育的方法

医学道德教育的方法是指运用有效的教育形式或措施，去组织实施对医学生、医务人员的医学道德教育。好的教育方法可以使医学道德教育收到事半功倍的效果。下面介绍的医学道德教育方法是经过长期实践摸索出来的，也是最常用的。

（一）案例讨论，以理导人的方法

案例讨论是指选择那些与教育内容有关、发生在医疗卫生保健活动中的真实、正反两面的个案，让医学生、医务人员从多个角度进行伦理分析讨论，然后教育者对讨论的意见进行归纳，并以深刻的道理、理论进行引导和提升并从中吸取经验或教训。这种医学道德教育的方法不但能调动医学生、医务人员参与教学的积极性，显得生动、活泼，而且使他们感到真切和有身临其境的感觉，对医学道德理论的理解也深刻且难以忘怀，故而通过案例讨论再上升到理论比单纯的讲授理论知识更有利于指导或引导医学生、医务人员的医学道德实践。

（二）积极疏导，以情动人的方法

积极疏导是指在医学道德教育中，教育者从提高医学生、医务人员的医学道德认识入手，通过摆事实、讲道理，对他们进行正面引导，为其医学道德品质的形成指明方向。为此，教育者要尊重医学生、医务人员的人格，平等、真诚地对待和信任他们，使先进的医学道德思想成为多数人的精神动力。同时，对良好的医德医风要进行表扬，对不良的医德医风要进行批评和帮助，对医德医风转变较慢者要耐心等待，对医德医风有进步者要及时予以鼓励等。总之，正面引导，表扬与批评，帮助与鼓励，评议与分析等都要耐心细致、循循善诱，以情感打动人心，使之自觉自愿地接受医学道德教育和调动自我教育的积极性。因此，要避免家长式或训导式的教育，更要避免讽刺、挖苦、侮辱等粗暴的教育方式或压服手段。

（三）典型引导，以形感人的方法

典型引导是指在医学道德教育中运用医疗卫生保健单位的典型模范医务人员的先进事迹

对医学生、医务人员进行引导。典型榜样不仅为医学生、医务人员指明了方向，而且可以激发其爱慕、向往之心和学习热情，并调节和影响他们的医学道德言行，从而更好地履行医学道德义务。因此，医学道德教育要运用典型人物的模范作用，尤其本地区、本单位的先进事迹和模范人物，以形感人，可架起医学道德理论教育和实践之间的桥梁，使医学道德教育收到更好的效果。

（四）舆论扬抑，以境育人的方法

舆论扬抑是指在医学道德教育中利用集体的医学道德舆论，肯定或否定在集体中出现的言论和行为，促进医学生、医务人员控制和调节医学道德行为的一种教育方法。集体舆论是集体中占优势的言论和意见，它也是集中共同意志的体现。健康的集体舆论是培养医学生、医务人员良好医学道德品质、制止不良医学道德行为的一种强有力的教育力量。在医学道德教育中，就是要造就健康的集体舆论，创造一个良好的医德医风环境，哺育医学道德高尚、医疗技术精湛的医学生和医务人员，即以境育人。

综上所述，医学道德教育要坚持以理导人、以情动人、以形感人、以境育人的方法，经验证明可收到较好的效果。

第二节 医学道德修养

一、医学道德修养的含义和意义

（一）医学道德修养的含义

医学道德修养是指医务人员在医学道德方面所进行的自我教育、自我锻炼和自我陶冶的过程，以及在此基础上达到的医学道德水平。它是医学道德活动的另一种形式，与医学道德教育重在从外在培养医务人员的医学道德品质不同，但是两者的目标又是一致的。

（二）医学道德修养的意义

1. 它有助于医学道德教育的深化

医学道德教育是促成医务人员高尚医学道德品质和良好医德医风形成的外在力量或条件，但是最终是否取得成效，还取决于医务人员的主观努力和接受程度，即医学道德修养的能力和水平。因此，医学道德修养是医学道德教育的基础，也是医学道德教育深化的条件。

2. 它是形成医学道德品质的内在根据

医务人员医学道德品质的形成，一靠医学道德教育，二靠医学道德修养。通过医学道德教育提高医务人员的医学道德意识，然后再通过医学道德修养将医学道德意识外化为医学道德行为和形成医学道德品质。由此可见医务人员医学道德品质的形成，医学道德教育是外在条件，而医学道德修养是内在依据。两者相辅相成，共同培育医务人员的医学道德品质和理想人格（ideal character）。

3. 它有助于形成良好的医德医风

在医疗卫生保健服务中，由于患者医学知识的贫乏，很难对医务人员的行为进行全面监督。因此，医务人员医疗卫生保健服务质量的优劣，主要取决于医务人员的医学道德修养水平。医务人员自觉地进行医学道德修养，并严格地要求自己，将有助于良好医德医风的形成，进而可以不断地提高医疗卫生保健服务质量和形成和谐的医患关系。

二、医学道德修养的目标和境界

（一）医学道德修养的目标

医务人员进行医学道德修养的目标是不断地提高医学道德水平，以更好地履行为人民健康服务的职责。

（二）医学道德修养的境界

境界意指事物的水平高低或程度深浅，而医学道德修养的境界是指一个医务人员经过医学道德修养所达到的医学道德水平状况或高低，也称医学道德境界。各个医务人员的医学道德境界是不同的，大致可以分出四个层次。

1. 大公无私的医学道德境界

这是医学道德境界的最高层次，是共产主义道德的体现。具有大公无私医学道德境界的医务人员，以有利于病人、集体和社会为行为准则；凡事均首先为病人、集体和社会着想，并把维护病人、集体和社会的利益作为自己的天职；对病人、同事极端热忱，对工作极端负责，对技术精益求精，全心全意为人民的健康服务；时时、事事、处处体现毫不利己、专门利人的精神；把病人的康复、医疗卫生保健事业的发展作为自己的追求和幸福等。从现实上看，处在这一医学道德境界的医务人员是少数，但应该大力提倡，尤其是共产党员和先进分子应力争步入这一医学道德境界，并且也应成为医务人员的努力方向或职业理想。

2. 先公后私的医学道德境界

这种医学道德境界是社会主义道德的体现，也是大多数医务人员的医学道德境界。具有先公后私医学道德境界的医务人员，虽然也考虑个人利益，但总是把病人、集体和社会的利益放在个人利益之上，即做到先病人、集体和社会而后自己；关心病人的疾苦，对同事严于律己而宽以待人；对工作认真负责，愿意多作贡献而不计较报酬；当个人利益与病人、集体和社会的利益发生冲突时，他们不惜牺牲个人的利益等。处于这一医学道德境界的医务人员，只要坚持医学道德修养，就会向大公无私的医学道德境界发展。

3. 先私后公的医学道德境界

这种医学道德境界是非社会主义道德的表现，也是少数医务人员的医学道德境界。具有先私后公医学道德境界的医务人员信奉"利己行医，行医利人"的信条，在医疗卫生保健服务中主观上多少还考虑病人、集体和社会的利益，在满足个人私利的情况下也在一定程度上为病人、集体和社会的利益着想。但是，当个人利益与病人、集体和社会的利益发生冲突时，他们会变得犹豫不定，最终可能以牺牲病人、集体和社会的利益而满足个人的利益。

4. 自私自利的医学道德境界

这种医学道德境界原本是私有制社会的产物，它与社会主义道德是不相容的，是极少数医务人员的医学道德境界。具有自私自利医学道德境界的医务人员把医疗卫生保健服务作为获得名利的资本和手段，如：他们盯住了病人的钱包，设法从病人身上索取钱财；他们不经过病人的知情同意，随意获取生物、遗传材料而进行研究、扬名等。因此，这类人虽少而影响极坏，很容易引起病人和社会的关注和舆论谴责，也败坏了医疗卫生保健服务行业的名声，属于最低层次。

综上所述，医务人员的上述高低不同层次的医学道德境界是客观存在的，不过不同层次的医学道德境界是可以相互转化的。通过对医务人员进行医学道德教育和他们自身的医学道德修养，处于较低层次医学道德境界的医务人员可以上升到较高层次的医学道德境界；相反，不接受医学道德教育和不注意医学道德修养的医务人员，久而久之较高层次的医学道德境界也可以滑向低层次的医学道德境界，甚至出现违法行为。

三、医学道德修养的途径和方法

医务人员进行医学道德修养必须通过正确的途径和采取适当的方法，这样才能收到较好的效果。长期以来，人们总结出很多进行医学道德修养的途径和方法，下面介绍几种医务人员最常采取的途径和方法。

（一）坚持实践

医务人员进行医学道德修养，首先必须坚持医疗卫生保健实践，这是医学道德修养的正确途径，也是医学道德修养的重要方法。这是因为：（1）医疗卫生保健实践是产生高尚医学道德的源泉。医学道德是调整医疗卫生保健领域内人与人、人与社会利益关系的行为原则和规范。因此，医务人员只有在为人民医疗卫生保健服务的实践中，尤其是在处理人与人、人与社会的利益关系时，才能认识到哪些行为是符合医学道德的，哪些行为又是违反医学道德的；才能运用医学道德的原则和规范调整和指导自己的行为，使自己的行为符合医学道德的原则和规范的要求，从而使自己的医学道德境界不断提高。脱离医疗卫生保健实践的"闭门思过"、"修身养性"等，难以实现医学道德修养的目标。（2）医疗卫生保健实践是医学道德修养的目的。医务人员进行医学道德修养并不是目的，而是通过医学道德修养提高医学道德水平，更好地进行医疗卫生保健实践，以达到维护和促进人类的健康。因此，医疗卫生保健实践才是医学道德修养的目的，离开了医疗卫生保健实践的医学道德修养，仅仅为了装装门面或清谈，也就失去了医学道德修养的意义。（3）医疗卫生保健实践是推动医学道德修养的动力。随着社会的进步、医学的发展和卫生改革的深入，在医疗卫生保健实践中出现了很多新的伦理道德问题，同时原来的医学道德观念也有些不太适应。因此，医疗卫生保健实践就不断地推动医学道德的发展和变化，从而也要求医务人员及时了解、掌握，并指导自己的医学道德修养，调整自己的医学道德观念和行为，以适应医学道德发展和变化提出的医学道德要求。所以说，医疗卫生保健实践是推动医学道德修养的动力。（4）医疗卫生保健实践是检验医学道德修养效果的标准。医务人员医学道德修养的效果如何，不是靠主观的感觉，而是靠医疗卫生保健的实践来检验和评判。通过医疗卫生保健实践，并对照医学道德原则和规范的要求，肯定医学道德修养的成效，并找出不足或差距，从而不断地加强道德修养。反之，医学道德修养也会促进医疗卫生保健实践。医务人员应在医疗卫生保健实践与医学道德修养相互促进中提高自己的医学道德水平。

（二）贵在自觉

医务人员的医学道德修养是一种自我改造、自我陶冶、自我锻炼、自我培养和自我教育的活动，因此，它来自个人的医学道德需要和强烈的愿望，也是自觉、自愿和自主的行为。

要做到自觉，第一，要认真学习医学道德的理论知识，以掌握医学道德的原则、规范等的要求，可以指导自己的医学道德修养和实践；同时，向医学道德的楷模、身边的典范人物学习，以他们为榜样，显得更直接、生动，而且目标明确、标准也高，有助于进行医学道德修养。第二，要积极开展自我批评，敢于解剖自己。医学道德修养实质上是在自己的头脑中进行善与恶、正与邪、是与非的两种道德观念的斗争，并通过自我的反省、检查和自我批评，以善、正、是战胜恶、邪、非，使自己的医学道德水平不断提高，以完善自我。第三，要敢于对不道德的观念和不道德的言行进行斗争和批评。现在我国处于社会主义初级阶段，但是有些旧的医学道德观念和当前市场经济的负面作用影响着医务人员的医学道德。因此，医务人员提高医学道德修养，就必须对没落、腐朽的医学道德观作斗争，抵制其渗透和影响；同时，对现实中的一些不道德的言行，如"金钱第一"，以医谋私等展开批评。敢于斗争和批评是医学道德修养自觉性的要求，也有助于医学道德修养升华。

（三）持之以恒

由于社会的进步和医学的发展，医学道德的内容也在不断变化。因此，医务人员的医学道德修养是一种长期的、不断修炼、提高的过程，必须坚持不懈、持之以恒，以适应上述变化。特别是在遇到困难和障碍时，更需要具有坚定的意志，才能够坚持下去；同时在一些不良医德医风的侵袭下，也不要动摇自己的意志而随波逐流。

（四）追求"慎独"

"慎独"（self-watchfulness）是指医务人员在单独工作、无人监督时，仍能坚持医学道德信念，按照医学道德的原则和规范的要求行事。医务人员的许多诊断、治疗和护理措施的执行，特别是一些细小的工作，常常是在无人监督的情况下进行的，工作的好坏和行为善恶全凭自己的良心评判，但它却直接关系到病人的生命安危。因此，"慎独"是对医务人员医学道德水平的考验，应在医学道德修养中培养"慎独"精神。医务人员要培养"慎独"精神，首先要提高认识，自觉自愿地进行"慎独"修养。只有认识到"慎独"的重要性，才可能追求"慎独"修养和达到"慎独"的医学道德境界。其次，培养"慎独"精神必须打消一切侥幸心理。因为，任何侥幸的心理都会损伤医学道德修养的成果。最后，培养"慎独"精神不要忽略任何小事。因为，每件小事都是对医务人员医学道德品质的考验，而且更能体现医学道德的修养水平。因此，要注意"积小善而成大德"，不要"恶小而为之"、"善小而不为"。总之，"慎独"不仅是医学道德修养的方法，也是医学道德修养的目标和标准。

第三节　医学道德评价

一、医学道德评价的含义、类型和意义

（一）医学道德评价的含义和类型

医学道德评价是指在医学道德活动中，人们或医务人员自身依据医学道德的原则、规范，对医疗卫生保健服务的行为作出的是非、善恶的价值判断以及表明的褒贬态度，以达到"扬善抑恶"的目的。

医学道德评价又分自我评价和社会评价。自我评价是医务人员对自身的医疗卫生保健服务行为所作出的医学道德评价；社会评价是指医务人员个体以外的其他人，包括同行、领导、病人以及社会上的其他人对医务人员个体、医疗卫生保健单位的医疗卫生保健服务行为所作出的医学道德评价。自我评价一般通过内心信念来实现，属于医学道德的自律（autonomy）；社会评价一般通过社会舆论和传统习俗来完成，属于医学道德的他律（heteronomy）。

（二）医学道德评价的意义

1. 它是培养医务人员医学道德品质和调整其行为的重要手段

通过医学道德评价，对医务人员行为的议论、分析和判断，都明确地将医学道德的善恶标准与是非准则传达给医务人员，使医务人员明确什么是道德的，什么是不道德的，从而规

劝和帮助医务人员划清道德与不道德的界限。同时，医学道德评价还深入到医务人员的内心，引起良心上的反省，唤醒道德良心和激发道德责任心、自尊感，使之自觉地调整以后的行为，拒恶从善，抑恶扬善。因此，它是培养医务人员医学道德品质和调整其行为的重要手段。

2. 它是医学道德他律转化为医学道德自律的形式

医学道德原则、规范只是向医务人员提出了怎样行动的价值目标和行为准则，这些目标和准则在未深入到医务人员的内心以前尚属于他律。医学道德评价的过程，是宣传、灌输和推行医学道德原则、规范的过程，也是医务人员接受一定医学道德要求的进程，从而促进医学道德他律向医学道德自律的转化。因此，医学道德评价是医学道德他律向医学道德自律转化的一种重要形式。

3. 它可以创造良好的医学道德氛围，调节医学职业的道德生活

医学道德评价借助于社会舆论、传统习俗和内心信念的评价方式，使符合医学道德原则、规范的行为得到肯定和赞扬，并得到广泛传播和较多医务人员的仿效；相反，使违反医学道德原则、规范的行为受到否定和谴责，引起人们良心上的共鸣，使这些行为受到约束和控制。由此可见，医学道德评价对于创造良好的医学道德氛围、调节医学职业的道德生活具有重要作用。

4. 它可以促进医疗卫生保健单位、社会的精神文明和医学科学的健康发展

医学道德评价使医务人员个体和群体的医学道德水平提高，无疑可以促进医疗卫生保健单位和社会的精神文明建设。并且，医务人员医学道德水平的提高，有助于医务人员实现医疗卫生保健技术与伦理的统一，从而有利于解决医学科学发展给医学带来的新的医学道德问题和伦理难题，进而促进医学科学的健康发展。

二、医学道德评价的标准

（一）医学道德评价标准的含义

医学道德的评价标准是指在医学道德评价中衡量被评价者时，评价主体所运用的参照系统或价值尺度，即评价医务人员的医学道德行为的准则。

（二）医学道德评价标准的内容

医学道德评价的标准是道德评价的善恶标准在医学道德活动中的具体化，即医学道德规范体系中医学道德原则和规范对医务人员的要求。具体地说，医学道德评价可以参考以下标准：（1）是否有利于患者疾病的缓解和康复；（2）是否有利于人类生存和环境的保护和改善；（3）是否有利于优生和人群的健康、长寿；（4）是否有利于医学科学的发展和社会进步。

（三）医学道德评价标准的特点

1. 客观性与主观性的统一

医学道德的评价标准是在一定的社会和医学背景下医学道德关系对医务人员提出的医学道德要求的反映，因而它是客观的，不以医学道德主体的意志为转移。但是，它作为客观的医学道德关系和医学道德要求的反映形式，又必然包含着医学道德主体的抽象、概括等主观思维活动，并必然以主观的形式固定下来。因此，它是客观性与主观性的统一。

2. 稳定性与变动性的统一

医学职业有稳定性职业内容、价值目标，那么与之相应的医学道德评价标准也具有相对

的稳定性，不能朝令夕改。但是，社会的进步和医学的发展，又提出了一些新的伦理道德问题，并对传统的医学道德评价标准提出了挑战，因此，医学道德评价的标准又不是僵化的，需要不断地修改或补充原有的医学道德的评价标准，所以它又是变动的。由此可见，医学道德的评价标准是稳定性与变动性的统一。

三、医学道德评价的依据

在评价医务人员的行为时，究竟是看行为的动机还是看行为的效果，是看行为的目的还是行为的手段，这就是医学道德评价的依据问题。

（一）动机与效果

所谓动机，是指激励医务人员行为的意识中的动因，可以比喻为医务人员行为的"发条"或"启动器"，它标志着医务人员进行医学道德行为选择时对某种价值目标的追求，既可以产生在医务人员行为之前，也可以产生于医务人员行为之中。所谓效果，是指医务人员行为产生的客观后果，它标志着医务人员行为过程的终结和行为价值的最后证据。

动机往往是由需要引起的，由于人的需要复杂多样，因而动机也不是单一的。效果既由动机决定，又受主客观条件的制约。因此，在分析医务人员的动机与效果时，不能简单化。在某一行为中，好的动机中夹杂一些不良动机是经常存在的，因而必须在复杂的动机中找出哪一种是主要的、起支配作用的动机，并注意动机是如何发展变化的。同样，效果也具有复杂性：既有直接效果，也有间接效果；既有眼前效果，也有长远效果；既有局部效果，也有整体效果；既有好的效果，也有坏的效果。因此，在判断效果时，要综合分析、分清主次。如果治疗效果是主要的，而毒副作用是次要的，那么就应判断这种效果是好的，否则是不好的。

在医学道德评价中，我们反对以单纯的动机论或单纯的效果论为依据，而坚持马克思主义动机论与效果论的辩证统一理论为依据。因为，单纯的动机论认为人们行为的道德价值只存在动机中而与效果无关，故而主张以动机评价人们行为的道德价值。这种观点虽然看到了动机对行为本质和道德价值的影响，但它一味地追求动机的纯洁性而否定效果的作用，这样必然导致对"好心办坏事"的绝对宽容，其结果促使在道德生活中人们对其自身行为后果的忽视和不关心，这就在客观上削弱了人们的道德责任感，而且离开了行为的效果也难以准确地评价人们的行为性质。相反，单纯的效果论认为人们行为的道德价值取决于效果，而动机无关紧要，故而主张以效果评价人们行为的道德价值。这种观点虽然看到了效果对行为性质及道德价值的重要作用，但是抹杀了动机对行为的指导作用，这就必然导致人们对道德生活中某些复杂的道德现象的评价缺乏公正，往往把一些居心不良、歪打正着的人视为好心人，这无疑会损害人们的道德情感，打击人们的道德积极性。马克思主义反对将动机论或效果论作为道德评价的唯一依据，主张将动机与效果统一起来作为评价道德的依据。实质上，动机是人们行为的起点而总是指向一定的效果，而效果是人们行为的终点而总是体现一定的动机，动机与效果在人们行为的过程中是相互依赖不可分离的。在人们的社会生活中，从来不存在无动机的单纯行为（除非因病引起的不自主行为），也不存在无效果的纯粹动机和行为（除非潜意识的心理活动）。因此，在医学道德评价中，坚持从动机上看待效果，从效果上检验动机，并把动机与效果统一到医疗卫生保健的客观实践中去。

运用动机与效果辩证统一的观点为依据评价医务人员的行为，一般地说，医务人员良好的动机常常能够产生好的效果，不良的动机往往产生坏的效果，即动机与效果是一致的，这似乎以单纯的动机论或效果论就可以评价医务人员的行为。但是，由于医务人员受到主客观因素的制约，故而有时行为出现"曲线"或"偏差"，而致使动机与效果发生背离现象，即好动机引起坏效果，而坏动机引出好效果，这就增加了评价的难度。此时，要把动机与效果联系起来统一全面分析，可以避免评价的片面性，好的动机产生坏的效果时，要引导医务人员分析原因和总结经验教训，避免孤立地以效果否定动机；同样，坏的动机产生好的效果时，要联系动机分析效果，有助于对这种效果作出实事求是的评价。同时，对动机的检验不要仅注意效果，而且还要坚持在实践中考察。好的动机产生坏的效果，可以在以后的实践中纠正；坏的动机产生好的效果时，虽然在一两件事上把真实的动机隐藏起来，但必定会在以后的实践中暴露出来，从而得到澄清。

（二）目的与手段

在医学道德评价的依据中，我们坚持动机与效果的辩证统一。但是，在实践的过程中医务人员的动机要转化为效果时，还必须经过一个目的与手段的中间环节。因此，动机与效果的统一，还必须通过目的与手段来实现。所谓目的，是指医务人员经过努力后期望达到的目标；所谓手段，则是指为了达到目的所采用的各种措施、途径和方法。

在医学道德评价中，我们反对目的决定论或手段决定论，而坚持马克思主义目的与手段辩证统一的理论。因为，目的决定论认为评价人的行为好坏只需看目的是否高尚和是否符合道德即可，至于为达到这个目的而采取何种手段是无关紧要的。在这种观点看来，只要目的是道德的，采用何种手段来达到它都是允许的。如，为了维护集体荣誉，可以夸大成绩而隐瞒缺点。显然，这种观点是错误的。相反，手段决定论认为评价人的行为好坏目的难以知晓，主要看手段的道德性质，手段就是一切。在这种观点看来，为了保持手段符合道德，目的是无关紧要的，如以道德和劝善的方式对待恶势力。显然，这种观点也是错误的。马克思主义反对目的决定论或手段决定论，主张将目的与手段统一起来作为道德评价的依据。实质上，目的与手段也是一致的：目的决定手段，手段服从目的，没有目的的手段是不存在的；同样，目的不能脱离一定的手段，而且手段也决定目的，因为手段的不道德性也会影响目的的道德性质，手段是否有效也会影响目的能否得以实现。在对医务人员的行为进行医学道德评价时，要从目的与手段的统一出发，不仅要看是否有正确的目的，而且还要看是否选择了恰当的手段，避免目的与手段相背离而得出片面性的结论。

在医疗卫生保健的服务中，为确保医学目的与医学手段的统一，而选择适合医学目的的手段，医务人员应遵循以下原则：（1）有效原则，即医务人员选择的医学手段对被服务者来说是有效的；（2）最佳原则，即医务人员所选用的医学手段在当地当时的条件下是效果最好、安全度最高、痛苦最小和耗费最少；（3）社会原则，即医务人员所采用的医学手段必须考虑社会后果且对社会负责。

四、医学道德评价的方式

（一）社会舆论

社会舆论即众人对医务人员的医疗卫生保健服务的行为发表的各种议论、意见和看法，表明的倾向态度和褒贬情感。其中，既包括人们自发产生、自然传播的非官方舆论，也包括有领导、有目的地通过舆论工具所传播的正式社会舆论。由于社会舆论具有大众化、普遍化、无孔不入的特点，因而能够形成一种医学道德氛围，无形地影响着医务人员的言行举止等方面。社会舆论通过表扬肯定或谴责否定形成一种精神力量，对医务人员的行为起着调整、指导作用。因此，在医学道德评价中，应充分利用社会舆论督促医务人员反省自己的行为。同时，医务人员也要关心社会舆论对自己的评价，对符合社会舆论的行为应感到精神上的满足，反之应感羞辱，并根据社会舆论的要求去纠正自己不道德的行为。但是，我们还处在社会主义的初级阶段，由于旧思想、旧观念的影响还存在，社会舆论并非都是正确的，特别是自发的社会舆论。因此，医务人员对社会舆论也要有识别能力，不让落后的社会舆论蒙蔽自己的眼睛和腐蚀自己的心灵。

（二）传统习俗

传统习俗是人们在漫长的历史发展过程中逐渐积累形成和沿袭下来的习以为常的行为倾向、行为规范和道德风尚，也称传统习惯。传统习俗源远流长，常同民族情绪、社会心理交织在一起。传统习俗在医学道德评价中的功能表现为：它是评价医疗卫生保健服务行为的医学道德价值最初、最起码的标准；它是每次医学道德评价作出的价值判断和准则得以巩固和流传的外在形式。因此，它对医务人员的行为起着约束和评价作用。但是，应当指出，传统习俗除了包括一些优秀的传统美德外，也包含有一定的历史沉渣和惰性。故而，对传统习俗要有批判的眼光和分析的态度，免得使不健康的传统习俗成为形成新的医学道德风尚的阻力。

（三）内心信念

这里提的内心信念是指医学道德信念，即医务人员发自内心地对医学道德义务的真诚信仰和强烈的责任感，是对自己行为进行善恶评价的精神力量。在医学道德评价中，第一，内心信念作为一种强烈的责任感，是推动医务人员对行为善恶价值评价最直接的内在动力；第二，内心信念作为深入到内心的医学道德意识和准则，也是医务人员医学道德评价的直接标准；第三，内心信念包含着医学道德情感和意志等因素，可以作为一种"强制力"迫使医务人员接受善恶判断的赞许或谴责；第四，它可以使医学道德评价的成果变为个体内在的稳定因素。因此，医学道德评价的成果，只有成为每一个医务人员的内心信念或日常的行为习惯时，才能达到预期的目的。

综上所述，社会舆论、传统习俗和内心信念三种评价方式各有其自己的特点：社会舆论是现实的力量，具有广泛性；传统习俗是历史的力量，具有持久性；内心信念是自我的力量，具有深刻性。同时，三种评价方式又是紧密联系、互相渗透和相互补充的：医务人员内心信念的形成，离不开社会舆论和传统习俗的评价；而社会舆论和传统习俗在医学道德评价中作用的发挥，必须通过医务人员的内心信念来实现等。因此，医学道德评价必须综合运用各种方式，才能使医学道德评价发挥更好的作用。

测试题

一、名词解释题

1. 医学道德教育
2. 医学道德认识
3. 医学道德意志
4. 医学道德信念
5. 医学道德行为习惯

6. 医学道德修养
7. 医学道德境界
8. 医学道德理想
9. 慎独
10. 医学道德评价

11. 社会舆论

12. 内心信念

13. 传统习俗

二、单选题

1. 医德信念使医务人员的行为具有
   A. 坚定性与稳定性
   B. 反复性与灵活性
   C. 广泛性与协调性
   D. 社会性与渐进性
   E. 现实性与理想性

2. 在下列各项中，不属于医德教育特点的是
   A. 理论性与实践性
   B. 同时性与层次性
   C. 变动性与稳定性
   D. 长期性与渐进性
   E. 专业性与综合性

3. 医务人员进行医德修养要坚持
   A. 集体性
   B. 组织性
   C. 实践性
   D. 强制性
   E. 机动性

4. 下列关于医学道德评价的提法中，错误的是
   A. 医学道德评价包括社会评价和自我评价
   B. 医学道德评价是改善医疗卫生保健机构医德医风的有力武器
   C. 医学道德评价是针对医务人员、医疗卫生保健机构行为的社会经济价值
   D. 自我评价是指医务人员、医疗卫生保健机构对自身的评价
   E. 社会评价是指病人、社会其他成员对医务人员、医疗卫生保健机构的评价

5. 下列关于医学道德评价具体标准的提法中，错误的是
   A. 是否有利于患者疾病的缓解和康复
   B. 是否有利于优生和人群的健康、长寿
   C. 是否有利于老龄化社会的早日到来
   D. 是否有利于人类生存环境的保护和改善
   E. 是否有利于医学科学的发展和社会进步

6. 医学道德评价应坚持
   A. 动机与目的的辩证统一
   B. 动机与手段的辩证统一
   C. 动机与效果的辩证统一
   D. 目的与效果的辩证统一
   E. 手段与效果的辩证统一

7. 在医学道德评价中，我们应坚持
   A. 单纯的动机论
   B. 单纯的目的论
   C. 单纯的效果论
   D. 动机与目的的统一论
   E. 目的与手段的统一论

8. 下列关于传统习俗的提法中，正确的是
   A. 传统习俗具有持久性的特点
   B. 传统习俗是一种现实的力量
   C. 传统习俗是人们的一种偶见的行为倾向
   D. 传统习俗不是人们的行为规范和生活方式
   E. 传统习俗基本上都是人们落后的生活习惯

三、问答题

1. 简述医学道德教育的过程。

2. 简述医学道德教育的方法。

3. 为什么说坚持医疗卫生保健实践是医学道德修养的根本途径和方法？

4. 医务人员如何培养"慎独"精神？

5. 医学道德评价有哪些具体标准？

6. 你如何理解一个人的行为动机与效果是辩证的统一？

7. 在医疗卫生保健服务中，医务人员如何选择适合医学目的的手段？

8. 医学道德评价有哪些方式，各自的特点是什么？

四、案例题

案例：某医院内科病房，治疗护士误将甲床病人的青霉素注射给乙床病人，而将乙床病人的庆大霉素注射给甲床病人。当她发现后，心理十分矛盾和紧张，并对乙床病人进行严密观察而没有发现青霉素过敏反应。该护士原想把此事隐瞒下去，但反复思虑还是报告给护士长，同时作了自我检查。

请问：（1）治疗护士为什么打错针？她刚发现打错针时的做法对否，为什么？

（2）治疗护士原想把事情隐瞒下去，但后来她转变了，为什么？

（3）治疗护士发生了差错，那么应不应该告诉病人真相而采取补救措施？

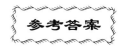

参考答案

一、名词解释题

答案略。

二、单选题

1. A　2. C　3. C　4. C　5. C　6. C　7. E　8. A

三、问答题

1. 答：医学道德教育的过程包括提高医德认识、培养医德情感、锻炼医德意志、树立医德信念和养成良好的医德行为习惯，这是一个渐进的过程，符合人的心理认知规律，同时这个过程中的各个环节互相影响、彼此促进。

2. 答：医学道德教育的方法有：案例讨论，以理导人的方法；积极疏导，以情动人的方法；典型引导，以形感人的方法；舆论扬抑，以境育人的方法。以上方法不是固定不变的，教师在医德教育过程都可以摸索和总结一些行之有效的方法。

3. 答：医学道德源于医疗卫生实践，反过来又指导医疗卫生保健实践。也就是说，医疗卫生保健实践是产生高尚医学道德的源泉和推动医学道德修养的动力，并且医疗卫生保健实践也是医学道德修养的目的和检验医学道德修养效果的标准。在医疗卫生保健实践与医学道德修养互相促进中，医务人员才能不断提高医学道德水平。因此，医疗卫生保健实践是医务人员进行医德修养的根本途径和方法。

4. 答：医务人员要培养"慎独"精神，首先要提高对"慎独"重要性的认识，从而自觉自愿地进行"慎独"修养；其次，培养"慎独"精神必须在医疗卫生保健实践中打消一切侥幸心理；否则任何侥幸心理都会损伤医学道德修养的成果；最后，培养"慎独"精神不要忽略任何小事，要"积小善而成大德"。

5. 医学道德评价的标准是道德评价的善恶标准在医学道德活动中的具体化，即医学道德规范体系中医学道德原则和规范对医务人员的要求。具体地说，医学道德评价可以参考以下标准：①是否有利于患者疾病的缓解和康复；②是否有利于人类生存环境的保护和改善；③是否有利于优生和人群的健康、长寿；④是否有利于医学科学的发展和社会进步。

6. 答：动机与效果是进行道德评价的重要依据。动机是医务人员行为活动的主观原因或意向，通常表现为兴趣、爱好、愿望、意图等形式。效果是医务人员行为活动后所产生的客观后果。在医学道德评价中既要看行为的动机，也要依据于行为的效果，要从效果上检验动机，从动机上看待效果。一般而言，医务人员的良好动机产生好的效果，不良的动机产生不好的效果。但是，由于主客观因素的影响，动机与效果并不总是一致的，有时好的动机也会产生坏的效果，坏的动机反而产生了好的结果。出现这种情况，如果不能作出正确的医学道德评价，必然会打击医务人员的积极性或助长他们的侥幸心理。要想作出正确的医德判断，必须把动机和效果结合起来分析，特别是要把医务人员的行为放到全部医疗实践活动中来考察，才能作出公正的评价。

7. 答：在医疗卫生保健服务中，医务人员选择适合医学目的的医疗手段，可以按照以下原则：①有效原则，即医务人员所选用的医疗手段对患者来说必须是有效的。②最佳原则，即医务人员所选用的诊疗手段必须是效果最佳的。③一致原则，即医务人员所选择的诊疗手段要与病情的发展程度相一致。④社会原则，即医务人员所选择的诊疗手段必须考虑社会后果。

8. 答：医学道德评价有社会舆论、传统习俗和内心信念三种方式，每一种方式都有自己的特点。其中：社会舆论是现实的力量，具有广泛性；传统习俗是历史的力量，具有持久性；内心信念是自我的力量，具有深刻性。

四、案例题

案例分析：治疗护士打错针的原因是未坚持查对制度。当她发现打错针时的做法是错误的，因为未及时报告给主管医生或护士长并采取预防青霉素过敏的必要措施，而是抱着侥幸心理仅进行观察。后来，患者虽然未发生青霉素过敏，然而治疗护士原想把事情隐瞒下去，只是良心发现而报告给护士长。至于治疗护士发生了该差错，应该告诉病人真相而采取补救措施，否则是对患者自主性的不尊重，但是这也有可能促使患者提出补偿或其他的要求。

参考文献

1. 诺贝尔奖金获得者传. 编委会. 诺贝尔奖金获得者传. 湖南科学技术出版社，1983

2. 罗国杰等编著. 西方伦理思想史. 中国人民大学出版社，1985

3. 杜冶政编著. 医学伦理学纲要. 江西人民出版社，1985

4. 何兆雄主编. 医学伦理学概论. 江苏科学技术出版社，1986

5. 周辅成. 西方伦理学名著选集（下）. 商务印书馆，1987

6. 邱仁宗编著. 生命伦理学. 上海人民出版社，1987

7. 郭继志等主编. 现代医学社会学. 陕西科学技术出版社，1989

8. 崔以泰、甘兰君编著. 临终关怀学——生命临终阶段之管理. 中国医药科技出版社，1991

9. 曹开宾等主编. 医学伦理学教程. 上海医科大学出版社，1992

10. 奕荣生等主编. 实用医院管理伦理学. 学苑出版社，1992

11. 李文鹏主编. 医学伦理学. 山东大学出版社，1993

12. 魏英敏主编. 新伦理学教程. 北京大学出版社，1993

13. 罗国杰主编. 伦理学. 人民出版社，1993

14. 何登极主编. 医学伦理学. 成都科技大学出版社，1994

15. 冯建妹编著. 现代医学与法律研究. 南京大学出版社，1994

16. 石大璞等主编. 健康责任与卫生政策. 陕西师范大学出版社，1995

17. 施卫星、何伦、黄钢等编著. 生物医学伦理学. 浙江教育出版社，1998

18. 李义庭、李伟、刘芳等编著. 临终关怀学. 中国科学技术出版社，2000

19. 张鸿铸等主编. 中国医德规范通览. 天津古籍出版社，2000

20. 陈晓阳、曹永福著. 医学伦理学. 山东大学出版社，2002

21. 陈元方、邱仁宗著. 生物医学研究伦理学. 中国协和医科大学出版社，2003

22. 邱仁宗、翟晓梅主编. 生命伦理学概论. 中国协和医科大学出版社，2003

23. 刘德培主编. 医学分子生物学. 人民卫生出版社，2003

24. 罗超权主编. 基因诊断与基因治疗进展. 河南医科大学出版社，2003

25. 李玉珍、蔡金华主编. 医学与生命伦理. 科学出版社，2003

26. 郭照江主编. 医学伦理学新编. 人民军医出版社，2003

27. 杜冶政、许志伟主编. 医学伦理学辞典. 郑州大学出版社，2003

28. 刘俊荣著. 医患冲突的沟通与解决. 广东高等教育出版社，2004

29. 联合国教育、科学及文化组织. 人的克隆伦理问题（中文），2004

30. 伍天章主编. 医学伦理学. 广东人民出版社，2005

31. 郑修霞主编. 护理学基础（第二版）. 北京大学医学出版社，2006

32. ABM 基金，ACP2-ASM 基金和欧洲内科医学联盟倡议. 新世纪的医师职业精神——医师宣言［J］. 中华医学教育杂志. 2006，26（2）

33. 吴素香主编. 医学伦理学. 广东高等教育出版社，2006

34. 杨建兵、王传中主编. 生物医学伦理学导论. 武汉大学出版社，2007

35. 李本富、李曦著. 医学伦理学十五讲. 北京大学出版社，2007

36. 张树峰主编. 医学伦理学. 人民军医出版社，2007

37. 丘祥兴、孙福川主编. 医学伦理学. 人民卫生出版社，2008

38. 李立明. 预防医学科（专业）发展战略报告. 第二届北京国际医学院校长高峰论坛等会议资料. 人民卫生出版社，2009

39. 廖申白著. 伦理学概论. 北京师范大学出版社，2009

40. 杨豹. 德性伦理学的特征与维度. 道德与文明. 2009（03）

41. ［古希腊］柏拉图. 郭斌和、张竹明译. 理想国. 商务印书馆，1986

42. ［德］伊曼纽尔·康德著. 韩裕文译. 道德的形而上学基础. 西方伦理学名著选集（下）. 商务印书馆，1987

43. ［德］弗里德里希·包尔生著. 何怀宏，廖申白译. 伦理学体系. 中国社会科学出版社，1997

44. ［古希腊］亚里士多德著. 苗立田译. 尼各马克伦理学. 中国社会科学出版社，1999

45. ［美］罗伊·波特等编著. 张大庆等译. 剑桥医学史. 吉林人民出版社，2000

46. ［美］H. T. 恩格尔哈特著，范瑞平译. 生命伦理学基础. 北京大学出版社，2006

47. ［法］雅克·安德烈著. 杨洁，吴树农译. 古罗马的医生. 广西师范大学出版社，2006

48. ［美］雷蒙德·埃居、约翰·兰德尔·格罗夫斯著，应向华译. 卫生保健伦理学——临床实践指南. 北京大学医学出版社，2007

49. Reich，W. ed. Encyclopedia of Bioethics. New York The Free press，1978

50. Tom L，Beauchamp，James Childress. Principles of Biomedical Ethics. London Oxford University Pess，1989

51. Erich H. Loewy，MD. Textbook of Medical Ethics. U. S. A Plenum Publishing Corporation，1989

52. John F. Kilner. Who Lives? Who Dies. U. S. A Yale University Press，1990

53. Raanan Gillon. Philosophical Medical Ethics British. Wiley&Sons Publishings，1992

54. Tom L. Beauchamp，Leroy Walter，eds. Contemporary，Issues in Bioethics. U. S. A Wadsworth Publishing Company，1994

55. Robert Baker，eds. The Codification of Medical Morality. Neth erland Kluwer Academic Publishers，1993

56. Reich W. ed. Encyclopedia of Bioethics. 2nd ed. New York，Macmillan Press，1995